CRITICAL SCIENCE
クリティカル サイエンス

遺伝子組み換え食品の争点

緑風出版編集部 編

緑風出版

目　次●遺伝子組み換え食品の争点

S C I E N C E

第Ⅰ部 分析

SCIENCE

第Ⅱ部　資　料

第Ⅰ部　分　析

第1章　いま明らかになる遺伝子組み換え食品の危険性

増え続ける遺伝子組み換え食品、その現状と問題点

天笠啓祐

拡大する作付け面積

遺伝子組み換え作物は、一九八〇年代前半から開発が進められてきた。八〇年代後半には野外での栽培実験が始まり、最初に消費者が口にした作物が、アメリカで九五年に販売が始まった「日持ちをよくしたトマト」である。

遺伝子組み換え技術を用いると、従来の品種の改良では考えられない新しい性質を、作物にもたせることができる。現在、もっとも多い性質が、除草剤耐性である。ラウンドアップやバスタのように、植物を無差別に根こそぎ枯らす有機リン系の除草剤に抵抗力を持たせた作物である。作物にこのような除草剤に抵抗力をもたせると、除草剤が一つですみ、撒く回数が減らせることから、省力効果によるコストダウンが可能になる。それを武器に作付け面積を拡大してきた。

次に多い性質が、殺虫性である。作物自体に殺虫能力をもたせ、虫が作物をかじると死ぬ仕組みにした作物である。このような性質を持たせると、殺虫剤を撒かなくてすんだり、使用回数を減らすことができる。除草剤耐性と同様に、省力化・コストダウンが可能であり、これまた作付け面積を拡大してきた。いずれもアメリカ大陸のように、広大な面積にひとつの作物をつくる農業に向いた作物だといえる。逆に、日本のように、家族経営で小規模で行なっている農業では、ほとんどメリットがない作物である。

遺伝子組み換え作物の作付け面積が増え続けている。九六年には、まだわずか一七〇万ヘクタールだったが、九八年には二七八〇万ヘクタールにまで拡大している。二年で約一六倍の広がりを示した。最も多く作付けしている国がアメリカ合衆国で、全体の七四パーセントに達している。ついでアルゼンチンで一五パーセント。カナダ一〇パーセント。オーストラリア一パーセントとなっている。

なぜアルゼンチンが、第二位に位置しているかというと、規制がほとんどないことに加えて、北米の企業がアルゼンチンの種子企業を買収したからだと考えられる。アルゼンチンのダイズ畑の過半数の面積で遺伝子組み換えダイズが作付けされている。そのアルゼンチンを含めて、事実上、北米大陸が中心になってつくられている作物といえる。

次はブラジルである。かなり北米の企業による種子企業買収が進んでいることもあって、まもなくブラジルでの遺伝子組み換え作物栽培が開始することになりそうだ。なお中国では、タバコの作付けが進んでいる。どれほどの広さに作付けされているか、公表されていないが、かなり拡大していると見られている。ヨーロッパではまったく栽培されていない。そこに作物にたいする欧米の差を見ることができる。

遺伝子組み換え技術がもたらした、最も多い性質が除草剤耐性で、全面積の七一パーセントにまで達している。次に多い性質が殺虫性の二八パーセントで、両者で九九パーセントになる。その他（日持ち向上など）はまだ一パーセントである。

日本人が最も口にしている？

作物としては、ダイズが多く、全体の五二パーセントと過半数を占めている。次に多い作物がトウモロコシで、三〇パーセントである。ワタ、ナタネがそれぞれ九パーセントで、その四作物でほとんどを占めている。ジャガイモは一パーセント以下である。

ダイズ、トウモロコシを合わせただけで八二パーセントと、この両者がほとんどを占めているが、その大半が、家畜の飼料か、輸出用である。現在、遺伝子組み換え作物のほとんどがアメリカ大陸で作付けされているが、アメリカやカナダでは、食用油以外で口にする人は少なく、ヨーロッパへの輸出もほとんどない。そのため、家畜以外では、自給率が低く、食糧を北米大陸に依存している日本人が、いま最も遺伝子組み換え食品を口にしていると思われる。

いま研究・開発中の作物は、コムギやイネなど穀物を中心に、あらゆる作物が開発の対象になっている。最近では、とくに、開発が技術的に難しいコムギよりも、イネの開発が活発である。アメリカでは、日本市場を狙った、除草剤耐性の

資料1　これまで厚生省が「安全性評価指針に適合」していることを確認した遺伝子組み換え食品

品目	性質	申請者	開発国
(1996年8月)			
ダイズ	除草剤耐性	日本モンサント（株）	アメリカ
ナタネ	除草剤耐性	日本モンサント（株）	アメリカ
ジャガイモ	殺虫性	日本モンサント（株）	アメリカ
トウモロコシ	殺虫性	日本モンサント（株）	アメリカ
ナタネ	除草剤耐性	ヘキスト・シェーリング・アグレボ（株）	カナダ
ナタネ	除草剤耐性	ヘキスト・シェーリング・アグレボ（株）	ベルギー
トウモロコシ	殺虫性	日本チバガイギー（株）	アメリカ
(1997年5月)			
トウモロコシ	殺虫性	日本モンサント（株）	アメリカ
ジヤガイモ	殺虫性	日本モンサント（株）	アメリカ
ワタ	殺虫性	日本モンサント（株）	アメリカ
トウモロコシ	除草剤耐性	ヘキスト・シェーリング・アグレボ（株）	ドイツ
ナタネ	除草剤耐性	ヘキスト・シェーリング・アグレボ（株）	ベルギー
ナタネ	除草剤耐性	ヘキスト・シェーリング・アグレボ（株）	ベルギー
ナタネ	除草剤耐性	ヘキスト・シェーリング・アグレボ（株）	ベルギー
ナタネ	除草剤耐性	ヘキスト・シェーリング・アグレボ（株）	ドイツ
(1997年12月)			
ワタ	除草剤耐性	日本モンサント（株）	アメリカ
ワタ	除草剤耐性	日本モンサント（株）	アメリカ
ナタネ	除草剤耐性	ヘキスト・シェーリング・アグレボ（株）	ベルギー
ナタネ	除草剤耐性	ヘキスト・シェーリング・アグレボ（株）	ドイツ
トマト	日持ち向上	キリンビール（株）	アメリカ
(1998年11月)			
ナタネ	除草剤耐性	アグレボ・ジャパン（株）	ベルギー
ナタネ	除草剤耐性	アグレボ・ジャパン（株）	デンマーク
ナタネ	除草剤耐性	ローヌ・プーラン油化アグロ（株）	カナダ
ワタ	除草剤耐性と殺虫性の組合わせ	日本モンサント（株）	アメリカ
テンサイ	除草剤耐性	アグレボ・ジャパン（株）	ドイツ
トウモロコシ	除草剤耐性	日本モンサント（株）	アメリカ
トウモロコシ	除草剤耐性	日本モンサント（株）	アメリカ
トウモロコシ	除草剤耐性	日本モンサント（株）	アメリカ
ナタネ	除草剤耐性	アグレボ・ジャパン（株）	ベルギー

コシヒカリまでもが開発されている。

九八年、北米大陸での全作付け面積に対する遺伝子組み換え作物の割合は、ダイズが約一四～一八パーセント、トウモロコシが約一三パーセント、ワタが約二五パーセント（以上がアメリカ合衆国）、ナタネが約二五～三三パーセント（カナダ）に達している（農水省の推定）。

同年の日本の遺伝子組み換え作物の輸入額は、ダイズが約五四〇億円で輸入総額約一八八〇億円の二九パーセントに達している。豆腐を一〇個食べると、三個がまるごと遺伝子組み換え大豆でつくった豆腐を食べることになる。

トウモロコシが約五〇〇億円で、輸入総額約二七七〇億円の一八パーセントに達している。ワタが約一八〇億円で、輸入総額約七二〇億円の二五パーセントに達している。ナタネが約三三〇億円で、輸入総額約八九〇億円の三七パーセントに達している。ナタネ油を三つ買うと、一つがまるごと遺伝子組み換えナタネでつくった油を食べることになる（輸入額も推定）。

これらの遺伝子組み換え作物の輸入額を総計すると、一五五〇億円に達している。作付け面積も輸入額も増えている。日本は最大の輸入国である。ジャガイモは植物防疫法で生(なま)のままで輸入が禁止されているため、加工された後、主に冷凍ポテトの形で輸入されており、実態が掌握されていない。

現在、輸入が認められている作物は、ダイズ、トウモロコシ、ワタ、ジャガイモ、ナタネ、テンサイの六つの作物で、さまざまな食品となって、私たちの食卓にすでに登場している。ダイズは食用油やマーガリン、豆腐、醤油、味噌などに。トウモロコシは、食用油、コーンスターチ、ポップコーンなどに。ワタは、食用油、マーガリンなどに。ナタネは、食用油、マヨネーズなどに。ジャガイモは、フライドポテト、ポテトチップなどになって、登場している。まもなく輸入が始まるテンサイは、砂糖の原料である。

以上が九八年の現状である。九九年にはさらに作付け面積が拡大していると見られるが、ヨーロッパ、日本などの表示問題によって、二〇〇〇年以降は予測が難しくなっている。

遺伝子組み換え技術とは

遺伝子組み換えとは、生命活動の最も基本である遺伝子を操作する技術である。この技術を用いると、従来不可能だった種の壁を越えて遺伝子を導入することができる。人間からは人間以外の生物が誕生しないように、種の壁を越えて遺伝子は移動しない。微生物を例外として成り立っている、自然界の秩序である。

生物が長い歩みの中で進化と適応の過程で構築してきた、

資料2　これまで厚生省が「安全性評価指針に適合」していることを確認した遺伝子組み換え食品添加物

1994年9月	キモシン（チーズを固める酵素）	ファイザー（株）	アメリカ
	キモシン（チーズを固める酵素）	ロビン（株）	オランダ
1996年8月	キモシン（チーズを固める酵素）	（株）野沢組	デンマーク
1997年5月	α－アミラーゼ（デンプンを加水分解する酵素）	ノボノルディスクバイオインダストリー（株）	デンマーク
1997年12月	リボフラビン（ビタミンＢ２）	日本ロシュ（株）	スイス
1998年11月	α－アミラーゼ（デンプンを加水分解する酵素）	ノボノルディスクバイオインダストリー（株）	デンマーク

資料3　現在出回っている遺伝子組み換え食品

ナタネ	食用油、マヨネーズなど、（油の絞り滓は肥料）
ダイズ	食用油、豆腐、醤油、味噌など、（油の絞り滓は飼料）
トウモロコシ	食用油、コーンスターチなど、（大半を飼料として輸入）
ジャガイモ	フライドポテト、ポテトチップなど（直接輸入は禁止、加工輸入）
ワタ	食用油、マーガリンなど
トマト	生食用（しばらくは市販されない）
テンサイ	砂糖（大半を飼料として輸入）

資料4　日本に入っている組み換え作物（金額で割り出す（98年））

ダイズ	540億円（輸入総額1880億円の29％）
トーモロコシ	500億円（輸入総額2770億円の18％）
ワタ	180億円（輸入総額720億円の25％）
ナタネ	330億円（輸入総額890億円の37％）
	計1550億円

	96年	97年	98年
ダイズ	20億円	150億円	540億円
トーモロコシ	20億円	150億円	500億円
ワタ	50億円	60億円	180億円
ナタネ	0億円	190億円	330億円
計	90億円	550億円	1550億円

この絶対的な秩序である、種の壁を越えて遺伝子を入れられるのが、遺伝子組み換え技術の威力である。トマトやジャガイモなどの作物に、動物や魚、昆虫、微生物などの遺伝子を入れて品種の改良が行なえるようになった。その結果、これまで考えられなかった新しい性質をもった作物を作り出すことができる。

画期的である反面、マイナス面の大きさが指摘されてきた。これまで種の壁の範囲内での、交配によって行なわれてきた遺伝子交換とは異なり、生物学的には不必要な遺伝子が導入されることになる。しかも、その外来遺伝子には、導入した生物の遺伝子の影響を受けず独立して働き、しかも絶えずそれが強く働くような遺伝情報が付け加わっているため、不必要な蛋白質が、無理やりつくられ続けることになる。

それが導入された生物に負担を強い、生態系を脅かす要因となり、食品となった際には安全性に危惧をもたらすことになる。いま遺伝子組み換え食品の安全性が世界中で問題になっているが原因が、そこにある。

近い将来登場する予定で、注目されている作物に、ターミネーター技術を応用した作物がある。ターミネーターとは、映画の題名にもなったが「終わらせるもの」という意味で、市民グループが名付けた。その名の通り次の世代をつくらせない技術である。この技術を用いると、種子までをつくることはできるが、その種子が発芽を開始しようとすると、自殺毒素が致死量に達し、発芽しないようにしたものである。種子の流用を防ぎ、毎年種子を買わせるなど、企業支配を強めるために開発された。企業の論理が露骨に前面に出た作物の開発である。

企業の論理が優先され、環境への影響、食品としての安全性、第三世界の農業などを犠牲にする作物、それが遺伝子組み換え作物である。

新世代遺伝子組み換え食品

「脱コモディティ」という言葉が、いま遺伝子組み換え作物を開発している産業界の中で盛んに使われている。脱汎用品、すなわち通常の作物ではなく高付加価値の作物をつくるのが狙いである。すでに述べたように、これまで遺伝子組み換え作物でもっとも数多く開発されてきたのが、除草剤耐性作物と、殺虫性作物である。これらの遺伝子組み換え作物が第一世代である。これら第一世代組み換え作物は、主に微生物の遺伝子を用い、きわめて単純な機能を持つようにしたものである。

しかも、これらの作物は、ダイズやトウモロコシなど一般の作物であり、作る側の省力化・コストダウン効果を狙ったものが多く、消費者にはメリットがないものがほとんどである。

まもなく日本に入ろうとしている、デュポン社が開発した栄養改良作物の高ステアリン酸ダイズは、ちょうど、第一世代と第二世代の過渡期の作物に当たる。遺伝子は単純だが、第二世代が目指している栄養性と薬理性をもたらす、高付加価値作物として開発されている。モンサント社やデュポン社などは、その他にも高ラウリン酸ナタネ、高オレイン酸ダイズといった、飽和脂肪酸の含まれる割合を変えた栄養改良作物を開発している。肉食中心の食生活で崩壊した脂肪酸のバランスを正し、肥満対策のために開発した製品である。通常の食用油やマーガリン以外にも、医療食などでの応用を考えているようだ。

第二世代の作物として、次のようなものが開発されている。必須アミノ酸を増やした栄養価の高い作物。脂肪酸のバランスを変えることで肥満対策を可能にする作物。アミロースやアミロペクチンの含有量を変えることで味覚や機能性をアップさせた作物。ビタミンなどを多くした健康食品などである。

この新しく開発された新世代作物は、高付加価値種子として販売し、その収穫物とＩＰハンドリング（作物を別個に流通させるシステム）を組み合わせることによって、巨大な市場が生じると見ている。

日本でもいま、機能性食品の分野で特定保健食品や病者用食品の開発が活発化しているが、医薬品と食品の中間に位置する高付加価値の食品の開発を行なえば、利益率が高くなると同時に、消費者の反対運動の矛先をそらすことにもつながる。

しかも、この次世代の組み換え作物は、複雑化、多様化している。複数の遺伝子を導入したり、人工合成した遺伝子を駆使する手法も取られ、後で述べる「実質的同等性」という安全性の基本からいっても相入れない、自然界にはなかったさまざまな作物の開発が進められている。

アメリカのスクリップス研究所は、フランスやイスラエルの研究グループと共同で、イネに外来遺伝子一三個を、一緒に入れるのに成功している。このように、多量の遺伝子を導入したり、人工合成した遺伝子を導入することで、新作物開発を進めている。

導入する遺伝子が増えれば増えるほど、作物に与える影響も複雑になり、新しい毒性が生じる危険性が増す。しかも世代を重ねることによって、突然変異が起きやすく、他の染色体と組み換えが起きやすくなる。作物は、とくに農薬という突然変異を引き起こす化学物質に絶え間なくさらされるため、突然変異の蓄積が起きやすい。

資料５　遺伝子組み換え作物の作付け面積（除く中国）

1996年	1.7（100万ヘクタール）
1997年	11.0（100万ヘクタール）
1998年	27.8（100万ヘクタール）
アメリカ合衆国	74％（98年）
アルゼンチン	15
カナダ	10
オーストラリア	1
ダイズ	52％（98年）
トーモロコシ	30
ワタ	9
ナタネ	9
ジャガイモ	1以下
除草剤耐性	71％（98年）
殺虫性	28
その他	1

遺伝子組み換え作物の開発が進めば進むほど、安全性に疑問が生じる作物が増え続けることになる。

化学企業が開発

現在、遺伝子組み換え作物を支配している企業は主に七社である。先行した四企業が、モンサント社（米）、ヘキスト・シェーリング・アグレボ社（独）、ゼネカ社（英）、デュポン社（米）で、いずれも巨大・多国籍化学メーカーである。なかでもモンサント社は、「モンスター」という異名をもち、遺伝子組み換え作物では独占的な地位を築いてきた。

この四社を追いかけているのが、ダウ・ケミカル社（米）とノバルティス社（スイス）、そしてローヌ・プーラン社（仏）であり、いずれも各国を代表する化学メーカーである。すなわち化学企業が業界を挙げてバイオテクノロジーに転換を進めている現状がよくわかる。

これらの企業間での合併や提携も活発である。ドイツのヘキスト社とフランスのローヌ・プーラン社が合併し、アベンティス社となった。ゼネカ社もスウェーデンのアストラ社と合併して、アストラゼネカ社となった。穀物メジャー・ナンバー1企業のカーギル社とモンサント社とが共同でレネセン社を設立などの動きがある。日本の企業では、三井化学、三菱化学、日本たばこ産業などが積極的に取り組んでいる。日本たばこ産業はアストラゼネカ社とイネの開発で合弁会社オリバ社を設立している。

これらの化学企業の戦略の一つは、遺伝子特許の確保を中心においた知的所有権戦略と、そのためのベンチャー企業の買収である。もう一つが、種子会社買収による販路拡大である。

モンサント社は、カーギル社の海外種子事業を買収したのに始まって、アメリカ大手ワタ種子企業のデルタ&パインランド（DPL）社を買収、同社と共同で、アメリカ国内はもとより、メキシコやオーストラリアでワタの種子を販売している。また、アルゼンチンのCIAGRO社と合弁企業を設立、中国河北省種子公司と合弁企業を発足させている。モンサント社単独でも、ブラジルの大手トウモロコシ種子企業のセメンテス・アグロセレス社を買収、すでに買収したダイズ種子企業のモンソイ社と合わせて、ブラジル市場への進出を果たしている。モンサント社だけを見ても、世界中に種子を販売していく戦略が活発化しているのが分かる。

種子企業買収とならんで過熱化しているのが、特許戦略である。九八年、ついにアメリカのベンチャー企業、インサイト・ファーマシューティカルズ社が、推定のみで、正確な機能の分からないDNA断片の特許を取得した。EST（cD

資料6　現在の遺伝子組み換え作物開発主要メーカー

四大メーカー
モンサント（米）、ヘキスト・シェーリング・アグレボ（独）、ゼネカ（英）、デュポン（米）
追いかけている
ダウ・ケミカル（米）、ノバルティス（スイス）、ローヌ・プーラン（仏）（いずれも巨大・多国籍化学（農薬）メーカー）
日本の主要開発企業
三井化学、三菱化学、日本たばこ産業、キリンビールなど
（ノバルティス社はチバガイギー社とサンド社が合併してできた。ヘキスト・シェーリング・アグレボ社は、ヘキスト社とシェーリング社の農薬部門が合併してできたバイオ企業。そのヘキスト社とローヌ・プーラン社が合併、アベンティス社に。ゼネカ社はスウェーデンのアストラ社と合併、アストラゼネカ社に）

NA断片配列）特許といわれるものである。従来は、機能が解明されないと特許にはならないと考えられていた。EST特許はそれをくつがえした。

このEST特許問題に加えて、新しいベンチャービジネス、セレーラ・ジェノミクス社の登場が、特許戦争の火に油を注ぐ形となった。九八年五月に設立された同社は、最新鋭の機器を並べて、ゲノムの構造解析を短期間で行なうことを宣言、世界中を驚かせた。九八年九月二十八日、アメリカ科学財団（NSF）は、植物ゲノム解析に五年間で総額八五〇〇万ドル投入することを発表した。モンサント社は、米ミレニウム・ファーマシューティカルズ社との共同研究で、植物ゲノム解析に五年間に一億八〇〇〇万ドルを投入することを決めている。デュポン社は、世界最大の種子企業パイオニア・ハイブレッド・インターナショナル社と提携して、トウモロコシ・ゲノム解析を進めるなど、モンサントに対抗して活動範囲を拡大している。ダウ・ケミカル社は、米バイオソース・テクノロジー社と提携し、新会社アグリトレイツ社を設立し、ゲノム解析を進めている。ノバルティス社は、ゲノム解析で遺伝子発現解析技術をもつ米アケイシア・バイオサイエンス社と提携することを決めた。しかも植物ゲノム解析に一〇年間で総額六億ドルを投じることを、九八年七月二十一日に発表している。日本でも、農水省が中心になってイネゲノム解析プロジェクトに巨額の投資が行なわれている。

食品として安全か？

一方で、活発な開発や販売が進められているが、他方で、遺伝子組み換え作物をめぐっていま、次々と環境への影響や食品の安全性に関して、「安全とはとてもいえない」という知見が発表されている。遺伝子組み換え作物は、いってみれば生命の本質である遺伝子を、経済効率に併せて改造したも

のである。経済性を追い求めれば、環境や人間への安全性はおろそかにされることは必然である。

遺伝子組み換え作物の安全性を評価する方法は「実質的同等性」という考えかたに基づいている。従来からの作物でそれに類似の作物があれば、それと実質的に同等かどうかを考察することであり、実質的に同等と決定されたならば安全性への懸念は問題ない、という考え方によってきた。すなわち、トマトと遺伝子組み換えトマトを比べて実質的に同じと決定すればよい、という考え方である。

遺伝子組み換え食品で最も争点になってきたのが、この「実質的同等性」である。これは、経済協力開発機構（OECD）が打ち出した原則である。OECDが、科学技術政策委員会の中にバイオテクノロジー安全性専門委員会（GNE）を創設したのは、一九八三年。そのGNEが「組み換えDNAの安全性に関する考察」をまとめたのが一九八八年。この考察の中で、遺伝子組み換え技術を用いて遺伝的に改変された生物について、「組換えDNA技術は従来の育種法を拡大したもの」である、という認識が打ち出された。

GNEは一九八八年から、遺伝子組み換え食品の安全性に関する検討を始め、その考え方をまとめたのが一九九二年で、翌九三年に発表された。その考え方の中で打ち出された最も重要な概念が「実質的同等性」だった。同じ作物がある場合、既存の作物と実質的に同じと考えられれば、さらなる安全性又は栄養上の懸念は重要でないとみなされる、としたのである。従来の育種法を拡大したもの、という考え方の延長線上に誕生した概念である。農水省の利用指針や厚生省の安全性評価指針は、この考え方に基づいてつくられた。

その実質的同等性の考え方には無理があることを実証した事件が、それ以前にアメリカで起きていた。一九八八年から八九年にかけて、遺伝子組み換え技術を用いて生産した健康食品によって、多数の死者・病人が発生した「トリプトファン事件」である。昭和電工という日本の企業が、遺伝子組み換え技術でつくったトリプトファン製品が原因で起きた大規模な食品公害事件である。

この事件はアメリカで発生したものだが、それ以外の国でも少数の被害者が発生している。トリプトファンは必須アミノ酸であり、大量に摂取する以外、それ自体健康被害を起こすことはありえない。遺伝子組み換え技術で改造したバチルス・アミロリクファキエンスというバクテリアがつくり出す物質が、除去しきれずに製品の中に不純物となって混入し、それが人間にとって有害性を発揮し、起きた大災害である。

この事件では、好酸球増加・筋肉痛症候群（EMS）によってアメリカを中心に被害者が推定六〇〇〇人発生し、少なくとも三八人が死亡している。このEMSでは、白血球の一つである好酸球の増加、筋肉痛、呼吸困難、咳、発疹、四肢のむくみなど、さまざまな症状が報告されている。この事件は遺伝子工学が産業に応用されて以来、初めて起きた大規模な災害であり、遺伝子組み換え技術が未だ完成されたものではなく、不測の事態が起き得ることを実証した事件だといわれている。

アメリカでは裁判の中で、この事件の原因が、遺伝子組み換え技術を用いた製造工程にあることが明らかになった。その結果、同社は累計で二一一三億円（九〇～九七年）という多額の和解金を積むことになった。和解の際に昭和電工は、被災者に対して、カネを支払う代わりに、原因究明を行なわないよう求めた。その結果、日本において昭和電工は、この事件について一貫して「原因不明」を主張しつづけ、厚生省も追究してこなかった。そのため、この事件の教訓が、遺伝子組み換え食品安全性評価指針づくりの中で生かされていないのである。

実質的同等性の考え方の中で争点の一つになっているのが微量成分の扱いである。OECDの考え方では、微量の類似体の混入が見られるが、主要な構成成分は変わらず、量比も既存のものの変動の枠からわずかにはずれる程度であれば、実質的に同等とみなすことになっている。微量成分は、実質的同等性の考え方の中で切り捨てられる。トリプトファン事件は、その微量成分が引き起こしたものである。

トリプトファン事件は、実質的同等が成立しないことを示した事件だった。最近、イギリスで行なわれた動物実験でも、実質的同等性で安全性が評価できないことが、示されたのである。

プッシュタイ報告の衝撃

九八年八月十日、イギリスのテレビで、遺伝子組み換え食品の安全性に疑問を投げ掛ける新しい知見が発表され、世界的に大きな波紋をもたらした。イギリスのアバディーンにあるローウェット研究所のアーパッド・プッシュタイ博士が、自分が中心になって行なったラットを用いた実験で、遺伝子組み換えジャガイモを食べさせつづけたところ、免疫力の低下や発育不全などを引き起こした、と発表した。

プッシュタイ博士は、植物の蛋白質であるレクチンの研究では世界的に名の知られた科学者である。博士は遺伝子組み換え植物を食品にすることは問題であり、その警告の意味で、発表したものだった。ローウェット研究所はプッシュタイ博士を解雇し、コンピュータをロックし、口を封じた後、同博士の実験を否定する見解を発表した。

しかし、ローウェット研究所が発表した実験内容は、意図的に、事実がねじ曲げられて伝えたものだった。研究所の発表を受けて真っ先に博士攻撃を開始したのが、モンサント社だった。「正式な論文発表も行なわれておらず、内容もお粗末である」というような趣旨だった。その後、「正式な論文発表ではない」という見解が、プッシュタイ博士批判の常套文句になり、日本でも、さまざまな人がいうようになった。モンサント社は、この研究所に資金を提供している有力企業の一つだった。同社が博士の解雇に関与した疑いが強いと、イギリスの多くの人たちが考えている。というのは、プッシュタイ博士の実験で、企業生命を揺さぶられるようなデータが出ていたからである。

プッシュタイ博士が行なった実験の目的は、組み換え作物を投与した時に、内臓や新陳代謝に影響が出ないかを調べるものだった。実験は、一一〇日間の長期のものと、一〇日間の短期のものの二つの種類が行なわれた。実験は、人間やラットには害がないとされている、マツユキソウ由来のレクチン遺伝子を組み換えたジャガイモで行なわれた。

実験の結果、通常のジャガイモや、ジャガイモにレクチンを添加して食べさせたラットにはまったく変化が起きなかったのに対して、遺伝子組み換えジャガイモを食べさせたラットでは、免疫機能の低下、内臓の成長抑制などの影響が生じていた。

レクチンに問題はなく、遺伝子組み換え技術そのものに問題があったのである。そこで、注目されたのがプロモーターであった。

プロモーターとは、遺伝子本体を起動させる役割を果たす遺伝子である。いわば遺伝子のスイッチの役割を果たしている。そのプロモーターには、カリフラワー・モザイク・ウイルスの遺伝子が用いられている。カリフラワーやダイコンなどにモザイク病をもたらすウイルスの遺伝子である。正確には、カリフラワー・モザイク・ウイルス・35Sプロモーターである。遺伝子組み換え作物では、導入した遺伝子がうまく働かないケースが多く、そのため他の遺伝子の影響を受けずに無理やり働かせるために、同ウイルスのプロモーターが使われている。

外来の遺伝子を入れると、導入した生物にさまざまな予知できない問題をもたらす危険性がある。食品としての安全性にも、そのことが起きないか。以前から指摘されていた懸念が、実証されたことになった。

また、プッシュタイ報告を葬り去ろうとした事件の背後には、遺伝子組み換え作物をめぐる巨大企業の戦略が働いていたようだ。このカリフラワー・モザイク・ウイルス・35Sプロモーターの特許をもっているのが、モンサント社である。しかも、このプロモーターは、現在開発・販売されているほとんどの遺伝子組み換え作物に使用されている。

もし、このプロモーターに問題があるとなると、いま開発・販売されているほとんどの遺伝子組み換え作物の安全性に疑問が生じることになる。遺伝子組み換え作物の開発に待ったをかける、実験結果だったのである。

表示は？

世界中で消費者運動が起きた、最大のポイントは安全性が確認されていない上に、表示がないことにあった。とくに、大きな動きを示したのがヨーロッパである。オーストラリア、ニュージーランド、韓国など多くの国々で表示を義務付ける決定を行ない、生産国であるアメリカ合衆国とカナダを除いて、世界各国は表示に向かって動き出した。

国際組織であるコーデックスの食品表示部会もまた表示に関する議論を開始した。コーデックスとは、世界食糧機関（FAO）と世界保健機構（WHO）の合同の組織で、食品の表示の規格を決める組織である。

日本でも東京都議会など一〇〇〇を超える自治体が、表示を求める決議を上げた。国内外のこのような動きに対応して、農水省がJAS法に基づく表示の検討に入り、同省の食品表示問題懇談会が、九八年八月、表示制度の提案を行なった。表示を義務づけるA案と、任意とするB案の二つの案が出され、検討に入り、九九年八月に、二〇〇一年四月からの施行が決められた。

農水省が最終的に打ち出した表示の方法は、「使用」「不使用」「不分別」の三段階の表示と、検証不能な食品には表示の必要がない、というものである。「使用」「不使用」は表示を義務づけ、「不分別」は任意とするものである。「不分別」というのは、現在の状況を肯定した表示方法である。すなわち輸出国の段階で、通常の作物と遺伝子組み換え作物を混ぜて輸出するため、ほとんどの食品に「不分別」という表示がつけられることになる。意味のない表示の方法である。

検証不能な食品には表示の必要がない、というのはインチキ表示を防ぐことができないのが、その理由である。しかし、これによってほとんどの食品に表示する必要がなくなり、現状で表示義務が生じる、豆腐など三〇品目が指定された。また、JAS法の範囲外ということで、種子、飼料、アルコール飲料、食品添加物が表示の対象からはずれた。ほとんどの食品が表示されなくてもよくなった。これは表示の方法としては無責任である。

表示を検討する間にも、次々と遺伝子組み換え食品が市場に流れてきていた。また、二〇〇一年四月からたとえ表示が行なわれたにしても、農水省の表示の方法では日本の消費者は、知ることも選ぶこともできないのが現実である。そのため、遺伝子組み換え食品を使わないと宣言したり、自主表示を行なっている生協、製造企業等が増えている。

また、遺伝子組み換え作物には法律による規制が事実上ない状態である。例えば、殺虫性作物の場合、農薬の主成分である殺虫毒素を作物の中でつくらせるにもかかわらず、遺伝子組み換え作物としての「安全性評価指針」での評価だけでよく、農薬取締法などの法律による規制にひっかからない。指針はあくまでも倫理規定であり、罰則を伴った規制ではない。このように、外から撒くのではなく、植物の内部でつくらせることで、法的規制の網の目を逃れる、実質的な規制緩和となる。

これでは、食品としての安全性が確保できないとして、日本弁護士連合会は、安全性と表示に関する意見書をまとめて、九八年三月に厚生省・農水省に提出している。指針ではなく、法律で規制すべきだというのがその趣旨である。

遺伝子組み換え作物がふえることは、その大半が北米大陸で開発・作付けされているため、輸入作物の増大を招くことを意味する。対抗して、農水省が、民間企業に梃(てこ)入れすればするほど、農政は日本の農業・農家から離れる。というのは、民間企業にとっては企業間競争に勝つことが、最大の目的だからだ。

日本の農業を守る道は遺伝子組み換え作物にはないとして、日本の農業・農家を守り、消費者の安全性を守るために、新しい運動が始まった。安全なダイズを食べたいという消費者の声がきっかけになって始まったダイズ畑トラスト運動である。国産ダイズの作付け面積を増やす運動である。ダイズは、反当たりの収量が低く、コメなどに比べて収入が低く、しかも収穫に手間隙がかかることから、大半を輸入に依存してきた。

ダイズ畑トラストは、消費者側からの呼び掛けで、農家に耕作放棄地や減反田などにダイズを作付けしてもらおうという運動である。生産者は土地を提供し、その土地から取れるダイズを、あらかじめ契約した消費者が買うことになる。種まき、刈り入れなどは生産者と消費者が共同で行ない、収穫のいかんを問わず生産者に収入を保障していくことになる。栽培の条件は、有機無農薬・無化学肥料栽培である。

生産者は、一定の収入が保障され、消費者は安心できる国産ダイズを入手でき、自給率の向上にも役立つことになる。消費者の積極的な援助が広がり、耕作放棄田を何日もかけて畑に戻した農家も出てきている。このように自給率を高めながら安心できる食べ物を確保する運動は新しい可能性を秘めながら、年々、参加者を増やしている。遺伝子組み換え作物拒否の運動は、新しい運動の萌芽も作り出した。

■第Ⅰ部　第1章　いま明らかになる遺伝子組み換え食品の危険性

遺伝子組み換え食品・何が問題か

河田昌東

はじめに

　異種生物の遺伝子同士をつなぎ合わせ、増幅させる広義の遺伝子組み換えの技術的基礎は、一九六八年米国のH・O・スミスらが制限酵素を発見したことに始まる。制限酵素は多くのバクテリアが持つDNA分解酵素の一種で、本来自分のDNAは分解しないが、異種生物のDNAを特定の配列を認識して分解し、種の同一性を確保するのに役立っている。いわゆる遺伝子組み換え技術は、この制限酵素の特性を利用し、本来なら結合するはずのない遺伝子同士を連結して、特定の種の遺伝子に新たな遺伝子配列を持ち込もうとするものである。

　その結果が、生物の世界にいかなる結果をもたらすのか、この技術は有性生殖（雌雄の交配）を基礎にした生物の進化に対する挑戦であり、単に遺伝子組み換え作物を食べる人間や動物に対する安全性の問題にとどまらない大きな問題を含んでいる。

一、組み換え場所の不確定性

　現在の遺伝子組み換え技術の最も大きな困難は、外来遺伝子を組み込む宿主の植物（動物）の遺伝子（染色体）のどこに組み込むか、をあらかじめ特定できないことである。この困難は、宿主遺伝子の全構造が解明されない限り将来にわたってつきまとうだろう。組み換えの方法がプラスミドやウイルス、トランスポゾンなど「ベクター」と呼ばれる感染性の遺伝子を使おうと、あるいはエレクトロ・ポレーション法（電気ショックで遺伝子を宿主細胞に取り込ませる）やパーティクル・ガン法（微少な空気銃で遺伝子を宿主細胞に打ち込む）など物理的な方法を使おうと同じである。後者の場合、この困難はなおさらである。

要するに、遺伝子を散弾銃の弾のように相手の細胞に打ち込み、運良く相手の遺伝子（染色体）のどこかに取り込まれ、期待された機能（蛋白質合成）が発現すればそれで良し、という結果オーライの技術だからである。外来遺伝子を宿主遺伝子の特定の場所に組み込む「遺伝子ターゲッティング」の技術は酵母細胞や哺乳類細胞で基礎研究が始まったばかりである。その多くは、遺伝子の機能を知るために人工的に改変した同種生物の遺伝子を組み込む「標的遺伝子の破壊」を目的とし、現在の「遺伝子組み換え植物創出」におけるような、まったく異なる生物の遺伝子を組み込むことは期待できない。

正確に標的遺伝子を決め、外来遺伝子を組み込む設計が可能なのは、遺伝子の全構造がわかっている大腸菌、酵母菌、線虫などわずかである。人間の全遺伝子構造解明を目指す「ヒトゲノム計画」は現在進行中であるが、世界中で膨大な資金と人材が投入されており、こうしたことを多くの農作物で行なうことはおそらく不可能だろう。

外来遺伝子をランダムに打ち込んでも何とか組み換え体がとれるのは、染色体同士の「非相同組み換え」の結果である。通常、生殖細胞が受精、増殖するさいには二本ある染色体DNAがお互いに対合・組み換え・分離し、正確にその遺伝情報を子孫の細胞に伝えてゆく。この場合ほとんどのDNAの塩基配列は同じである。

しかし、人工的に外来遺伝子を組み込む場合、偶然外来遺伝子のDNAの塩基配列の一部（塩基数にして数個～数十個）が宿主遺伝子の塩基配列に似ていた場合、少ない確率ながらもその部分同士で対合し、大部分の配列が違っていても（つまり、外来遺伝子とまったく違う機能の遺伝子でも）その外来遺伝子を取り込み、あたかも元の遺伝子の一部であったがごとくに複製・増殖する。これが「非相同組み換え」である。

しかし、自然界では多くの場合非相同組み換え体は、元の生物にとってマイナス要因となり、細胞が増殖する過程で再び外来遺伝子が排除されたり、あるいは生化学的に修飾されて不活性化され、目的の組み換え体は手に入れることができない。そこで登場するのが、「組み換え体の選択」技術である。

二、組み換え体選択における異常な遺伝的圧力

通常、新たな外来遺伝子だけを目的とする宿主細胞に組み込むことはできない。その遺伝子は別の生物の染色体から切断分離され、PCR法などで増やした後、プラスミドに組み込んで大腸菌内で増殖される。プラスミドは大腸菌の染色体外で自己増殖する抗生物質耐性遺伝子である。ここで外来遺伝子は大腸菌の抗生物質耐性遺伝子と連結され、以後一体のものとして取り扱われ、宿主生物の遺伝子内にまで持ち込まれる。

なぜこうした回りくどい方法が必要なのか。第一に、非相同組み換えの確率がきわめて低く、細胞一〇〇個～一〇万個に一個ぐらいしか組み換え体は得られない。しかも、組み換え体が安定に持続できるかどうかの保証がない。トマトやとうもろこしを数万本植えて、その中のたった一本しか組み換え体でないとしたら、まったく実用性がない。そうした困難を乗り越えるために、わずかにできた組み換え体細胞をその他大勢の非組み換え体細胞から効率よく選別するために必要なのが「選択マーカー」と呼ばれる大腸菌の「抗生物質耐性遺伝子」である。外来遺伝子と選択マーカー遺伝子を連結し、散弾銃で宿主細胞に打ち込む。細胞の培地にはたっぷりの抗生物質を入れておけば、運良くたまたまとれた組み換え体だけはその抗生物質耐性の性質によって生き残り、その他の細胞はすべて殺されてしまう。こうして、数十万個の細胞から数個の組み換え体細胞を選別できる。繰り返すが、この細胞は、必要な外来遺伝子の他に、選択後は不必要な抗生物質耐性遺伝子も合わせ持っている。こうしてできた組み換え体細胞は、高濃度の抗生物質という遺伝的圧力の異常な環境下で初めて生き残ったいわばモンスター生物である。特定の栄養成分の欠乏や毒物混入などという遺伝的圧力下で突然変異体を分離するという手法は微生物遺伝学では伝統的にとられてきた当たり前の手段である。しかし、こうした異常な遺伝的圧力によって目当ての性質を持った変異体植物を得る、というのはこれまでの品種改良では無かったことである。突然変異を起こさせる手段として、紫外線や放射線、化学物質を使うことはあっても、選択は度重なる交配や多くの目的外の形質を持つ変異体から数少ない優良種を選ぶ、という自然環境に依拠した手法にまかされてきた。そのために、これまでの育種には多大の労力と時間がかかったのである。

遺伝子組み換えの推進論者はしばしば「育種自体が遺伝子組み換え」であると主張するが、それは間違いである。第一に「交配による組み換えは遺伝子の相同組み換えであり、異種遺伝子の組み込みはなかった」、第二に「育種では抗生物

質や除草剤などの異常な遺伝的圧力下での選択はなかった」、第三に「抗生物質耐性のような、不必要な形質の導入はなかった」からである。異常な遺伝的圧力下でつくられた「新たな生物」が自然界でどのような振る舞いをする事になるのか、我々は長期的に観察しなければならない。これは明らかに「生物進化に対する干渉」だからである。

三、選択マーカー遺伝子の安全性

外来遺伝子とともに宿主植物に持ち込まれる「選択マーカー遺伝子すなわち抗生物質耐性遺伝子」は当然組み換え体植物の細胞内で発現される。発現されるからこそこの植物は生き延びたからである。

多くの場合、植物の根から茎、葉、花、種子などすべての組織で抗生物質を不活性化する酵素が生産され、耐性が発揮される。従って、我々は抗生物質耐性遺伝子とともに抗生物質不活性化酵素もトマトやじゃがいもと同時に胃袋に入れることになる。牛や豚、鶏など配合飼料を与えられた家畜も同様であろう。こうした状況はこれまで私たちの歴史上なかったことである。

抗生物質を混入した餌を家畜に食べさせることの安全性はずいぶん前に国会でも議論され、配合飼料に自動的に混入する事は禁止された。耐性菌の出現が恐かったからである。それでは、抗生物質耐性遺伝子や抗生物質不活性化酵素は大丈夫なのか。これは当然大問題である。アメリカの食品医薬品局（FDA）は一九九八年九月にこの問題をめぐって専門家を集めて公聴会を開き、遺伝子組み換え作物を作る企業のためのガイドラインを作成し企業に配布したが、強制ではなくコメント目的だけだとした[1]。

この中でFDAは「組み換え体植物がもつ抗生物質耐性遺伝子は植物のプロモーター（遺伝子のスイッチ）の支配下で機能するほかに、その遺伝子の増幅の際に使われたバクテリアのプロモーターでも機能するようになっているので、組み換え体生産者は抗生物質耐性遺伝子の安全性を評価しなければならない」と述べている。

この問題については、現在アメリカでも研究者による科学研究費獲得のテーマになっており、日本政府や企業が言うように安全性が確保されたとはとうてい言いがたい。ネオマイシンやカナマイシンなどの抗生物質を不活性化する酵素は、もしこうした抗生物質を投与されている患者が体内に取り入れれば、治療を台無しにし患者を危機にさらす可能性がある。FDAは現在認可されている組み換え作物のなかの抗生物質修飾不活性化酵素濃度は低く、体内で分解されてしまうだろうから心配ないと主張しているが、同時にバンコマイシンなど現在最も重要な第三世代の抗生物質に対する耐性は利用すべきでない、とコメントしている。これはいかにも語るに落ちる議論である。アメリカが輸出する遺伝子組み換えとうもろこしやじゃがいも、大豆などを食べるのは、先進国だけでなくアジアやアフリカなどで、ネオマイシンやカナマイシンなど第一世代の抗生物質が重要な治療手段になっている国々の人々である。ＦＤＡは、家畜の飼料にも言及しているが、加工過程でこれらの酵素は失活してしまう可能性が高いので心配いらない、とも言っている。根拠には遺伝子組み換え大手の一つであるカルジーン社のデータを利用した。

家畜飼料への抗生物質耐性遺伝子や抗生物質不活性化酵素の混入は、牛や豚が感染症にかかった場合、抗生物質による治療を困難にし、畜産農家に被害をもたらす危険性も無視できない。抗生物質耐性遺伝子が体内のバクテリアの遺伝子と組み換えを起こし、体内に耐性菌が出現する可能性は大いにある。この公聴会に呼ばれたドイツのＷ・デルフラーはこの分野の世界的権威である。彼は元々ＳＶ40というがん遺伝子の発現と細胞内遺伝子への取り込みを研究していたが、一九九七年に発表した論文で、大腸菌のＭ13という小型のウイルスの遺伝子をマウスに経口摂取させたところ、その一部がマウスの腸内から腸管表皮を通って血液中に入り、白血球や脾臓、肝臓などの遺伝子ＤＮＡに入り込んだ事実を詳細な実験によって突き止めた[2]。もし、こうしたことが遺伝子組み換え作物の抗生物質耐性遺伝子でも起こったら大変である。極論すれば我々自身の体が抗生物質耐性になってしまう。ＦＤＡのこのガイドラインのための公聴会もＷ・デルフラーのこの研究による危機感が原因のようである。ところが、この検討会ではカルジーン社のデータなどを根拠に、体内に取り込まれたＤＮＡは短時間で分解され、腸内細菌との遺伝子組み換えのチャンスは少ない、と結論した。

この結論に大きな力になったのは、遺伝子組み換えに熱心なイリノイ大学の大御所Ａ・セルヤースのようである。同氏はイギリスの有名な科学雑誌『ネーチャー』が遺伝子組み換えに批判的な記事を載せたのに抗議の手紙を書いた（一九九六年）[3]が、ＦＤＡはデータも無い単なる感情的な抗議文をあたかも論文であるかのように引用し、無害説の根拠とした。また、カルジーン社が主張する、ＤＮＡが腸内で早期に分解するという論文は、一九七〇年代や一九八〇年代の古い論文でＤＮＡ検出法が古く、Ｗ・デルフラーらが使った、感度の良い近代的な遺伝子検出法とは比較にならない。結局、ＦＤＡの結論は、今のところ大丈夫だが、選択マーカーに何を使っても良いか悪いかは、個々のケースで判断する、というものであった。可能性のあることは必ず起こる、というのが遺伝子の世界である。今後、多くの抗生物質耐性作物が消費されるようになれば、必ず事件は起こるだろう。

四、「実質的同等性」の落とし穴

遺伝子組み換え作物の安全性の根拠の一つは、宿主、例えばトマトや大豆に新たな遺伝子を導入しても、その外来遺伝子がつくる蛋白質（例えば、除草剤を修飾し働かなくする蛋白質と選択マーカー遺伝子がつくる蛋白質）が宿主蛋白質に追加されるだけで、あとはすべて同じ組成である、という前提である。例えば土壌微生物や枯草菌などのバクテリアの遺伝子を一個（と大腸菌のマーカー遺伝子）追加するだけだから、トマトはトマト、大豆は大豆、というわけである。これをもって「実質的同等性」という。これは、そうとう大雑把な乱暴な主張である。

非相同組み換えの場合、すでに述べたように外来遺伝子は宿主のＤＮＡ塩基配列が少し似ているだけで、無理矢理挿入されてしまう。従って、挿入場所の遺伝子はもちろん、挿入後のＤＮＡの両端周辺の塩基配列はあらかじめ予想も設計もできない。挿入場所は一カ所と限らないし、塩基配列が似ていれば、宿主にとって必要な蛋白質の遺伝子の構造内部に割り込んだりもする。こうした宿主遺伝子配列に対する撹乱は宿主遺伝子の発現に様々な不都合をもたらす。（Ａ）外来遺伝子が宿主の遺伝子構造に割り込めば、その遺伝子の蛋白質は作られず機能破壊が起きてしまう。また、（Ｂ）外来遺伝子の両端の塩基配列とつながった宿主遺伝子の塩基配列によっては、フレームシフトと呼ばれる、遺伝暗号の読みとりのズレが起こる危険もある。新たにプロモーター配列が形成されたり、新たな構造遺伝子が作られて、本来存在しない予想外の新たな蛋白質ができることもあり得る。これが例えばアレルギーを起こす蛋白質であれば大きな被害をもたらす。

現在遺伝子組み換え作物のアレルギー安全性は「既知のアレルゲン物質が見つからない」ことを根拠としている。しかし、この問題を討議したアメリカのＦＤＡ（食品医薬品局）・ＥＰＡ（環境保護庁）・ＤＡ（農務省）の合同委員会（一九九四年）は遺伝子組み換え作物のアレルギー性は、既知のアレルゲンがあるかどうかしかチェックできず、新しい蛋白質がアレルゲンかどうかを未然に知る方法は無い、と明言している[4]。すなわち被害が出てからでなければ分からないのである。実際、アレルゲンとしては低い活性を持つと思われたブラジルナッツの2Sアルブミン蛋白質の遺伝子を大豆に導入したところ、この組み換え大豆の蛋白質は、ブラジルナッツに感受性のある患者の血清と強いアレルギー反応を起こした、という報告がある[5]。さらに、（Ｃ）異種生物間の遺伝暗号の読みとり機構の違いから、目的とする外来遺伝子の生産物のアミノ酸配列が、意図したものと違うものになる危険性もある。それは、特にバクテリアや下等微生物の遺伝子を宿主作物に組み込んだ場合である。遺伝暗号は大半の生物で同じだが、ミトコンドリアや一部の繊毛虫、マイコプラズマ等では遺伝暗号読みとり（遺伝暗号から蛋白質のアミノ酸配列に変換すること）の際、同じ遺伝暗号でも違うアミノ酸に読み込まれることが分かっている。例えば通常CUAという塩基配列はロイシンというアミノ酸の暗号だが、酵母菌のミトコンドリアではスレオニンというまったく違うアミノ酸に対応し、UGAは通常蛋白質合成の終わりを告げるストップ暗号だが、ミトコンドリアではトリプトファンという必須アミノ酸の暗号である。酵母菌にはバリンというアミノ酸の遺伝暗号は二種類あるが、大腸菌ではこのうち片方しか読み込まれない。

人間のインシュリン様成長ホルモン（IGE―1）の遺伝子を大腸菌で発現させたところ、本来アルギニンというアミノ酸の入る場所にリジンという別のアミノ酸が入った、という報告がある。[6] 原因は、生物間で遺伝暗号を読みとる転移RNAの量が違うからである。これはモンサント社の生物科学部門の研究者たちの論文である。人間のインシュリンを大腸菌で作った場合、全部で五一個のアミノ酸のうち、B鎖のカルボキシル末端に近いプロリン（二八番目）とリジン（二九番目）が他のアミノ酸に変わっている。遺伝子の運び屋（ベクター）としてしばしば使われる無毒化されたウイルス遺伝子もこれらのメカニズムで感染性を復活し、他の植物に被害を与える可能性がある。

このように、かけ離れた異種生物の遺伝子同士の結合には相当慎重でなければならない。完全に設計通りの組み換えをやろうとすれば、少なくとも宿主の全遺伝子構造と、挿入する外来遺伝子の全構造が分かっていなければならない。外来遺伝子が微生物の場合、遺伝暗号読みとり機構まで持ち込まなければならない。「実質的同等」というのは、そもそも違うものを同じだと言いくるめる詭弁である。

五、外来遺伝子導入によるＤＮＡの変化

導入された外来遺伝子は、かなり頻繁に宿主の細胞の中でDNAの中のC（シトシン）という塩基にメチル化という化学的修飾を受け5―メチルシトシンという塩基に変わる。通常、植物や動物ではメチル化はがん化や発生過程における遺伝子の発現調節に利用されている大切な機能であることが最近分かってきた。

一方、外来遺伝子に対するこの修飾は宿主細胞が自らの同一性を守るための、いわば植物の免疫反応のようなものであ

る。従って、外来遺伝子はメチル化によって機能を失うかそれが目印になって、細胞分裂を繰り返すうちに宿主遺伝子から排除される。こうした現象を一般に遺伝子のサイレンシング（沈黙化）と言っている。(7)

すでに述べた、外来遺伝子によって割り込まれ、機能を失った宿主遺伝子もメチル化ではないが宿主遺伝子のサイレンシングの一種である。メチル化によるサイレンシングは外来遺伝子だけでなく、宿主の遺伝子にも及ぶことが分かっている。原因は、宿主細胞が外来遺伝子の不活性化のために、メチル化酵素を多量に生産し、その結果自分の遺伝子までメチル化するらしい。こうした場合、必要な遺伝子の機能が失われたり、生育に問題が出たり、動物の場合がん抑制遺伝子が不活化されがん化が起こったりする。この獲得されたメチル化の性質は遺伝する。この場合もまた「実質的同等性」の議論に大きな疑念を提供する。

実は外来遺伝子のサイレンシングは遺伝子組み換えを推進する人々にとっては今でもやっかいな現象である。せっかく外来遺伝子を宿主に挿入しても、細胞分裂が繰り返されるうちに機能不全になったり、排除されてしまい、元の木阿弥になるからである。そうした困難を越えて安定的に組み込まれた外来遺伝子のみが「遺伝子組み換え作物」の中に存在するが、メチル化反応の活性化によって、本来の宿主の遺伝子がどのように修飾され機能が変えられているかなどはまったく無視されている。

六、環境への影響

(A) 異種生物間遺伝子伝達（ホリゾンタル・トランスファー）の危険性

遺伝子の「ホリゾンタル・トランスファー」は最近流行の研究テーマである。異種生物間で遺伝子がやりとりされる現象をいうが、これが進化の原動力かもしれないと考えられているからである。勿論、これが頻繁に起これば「種の同一性」は損なわれるので、通常自然界では外来遺伝子が入り込んでも、宿主に大きな影響を与えることがない場合に限って許されている。

いわゆる遺伝子組み換え作物は、人為的・強制的に遺伝子のホリゾンタル・トランスファーを起こしている。これが問題なのは、組み換え体作物が野外で栽培される結果、その遺伝子が近縁種との交配・摂食・死骸の分解などによって野生動植物や、土壌細菌などに伝搬し、生態系に広く拡散する恐れがあるためである。こうした生態系に与える影響は、人間に対する直接の安全性問題とは別に、長期的にみて生物環境にはきわめて大きな影響があり、生物進化に対する干渉と考えられる。

古典的に知られている遺伝子のホリゾンタル・トランスファーは抗生物質耐性遺伝子の異種バクテリア間伝搬であろう。抗生物質耐性遺伝子は、はじめは少数の細菌の持つ細胞内因子（プラスミド）の突然変異によって出現したと考えられているが、抗生物質が広く使用されるようになった結果、耐性プラスミドは多くの細菌間に伝搬し、耐性菌の蔓延を引き起こす結果となった。これらの細菌にはペニシリン耐性のように分解酵素の遺伝子を持つものや、カナマイシン耐性のように酵素による化学的修飾によって抗生物質を不活性化する遺伝子を持つものもある。最近有名になった病原性大腸菌O―157の持つ「ベロ毒素遺伝子」は、本来この毒素を持つ志賀赤痢菌（*Shigella dysenteriae 1*）から毒素遺伝子が本来無害な大腸菌に伝搬した可能性が高いと言われている。

作物の遺伝子組み換えは、遺伝子の増幅や宿主への導入のために、元々感染性のプラスミドやウイルス、トランスポゾン（細胞間を渡り歩く遺伝子ユニット）を使うために、野外に放出された場合、異種生物の遺伝子に伝搬し組み換えを起こして一人歩きをする可能性がきわめて高い。すでに、除草剤（ＢＡＳＴＡ）耐性遺伝子を組み込んだトウモロコシと菜種の栽培土壌からこの植物の耐性遺伝子（ホスホノスリシン・アセチルトランスフェラーゼ遺伝子 *pat*）を持った土壌菌が多数検出されている。また、多くの海水中のバクテリアがウイルス様粒子（ＶＬＰ）を通じて、その遺伝子を大腸菌に伝達することや、下水処理場でのバクテリア間遺伝子伝達が実験室条件よりも高率で起こることも報告されている。遺伝子組み換え大豆やトウモロコシを食べた人間や動物の腸内で、ホリゾンタル・トランスファーによって抗生物質耐性遺伝子が腸内細菌に伝達される可能性は高い。はじめに述べたＷ・デルフラーらの研究は、感度の高い検出法によって、経口投与されたウイルスのＤＮＡがマウスの白血球や脾臓細胞のＤＮＡに取り込まれていることを示した典型的な例である。

(B)　外来遺伝子の物理的拡散

組み換え遺伝子は、植物の花粉や植物を食べた昆虫、それを食べた鳥や動物の糞などを通じて、物理的にも広く拡散する。そうした被害の典型的な例は最近話題になった、米コーネル大学のＪ・ローシーらによる、殺虫遺伝子（Ｂｔ）を持つトウモロコシの花粉を食べたオオカバマダラ蝶の幼虫の死亡や成長障害の報告であろう。[8] オオカバマダラは北米の主要な蝶であり、Ｂｔ作物は生物多様性維持と生態系に対する大きな脅威である。遺伝子組み換え体植物の花粉が一キロメートル以上も飛散し、類縁種の野生植物と交配してその遺伝子を伝搬した例は、ハツカ大根、[9] ジャガイモ、[10] アブラナでの報告がある。アブラナの場合、花粉は二・五～四キロメートルも先まで飛散して他の近縁種に交配して除草剤（ラウンドアップ）耐性遺伝子を伝達し[11]、またアブラナから野生のラディッシュに伝搬したラウンドアップ耐性遺伝子は四世代にわたって伝達された[12]。

いずれにせよ、組み換え遺伝子が広く環境中にばらまかれた場合に起こる生態系への影響は長期的に見れば生物進化に対する大きな攪乱要因となってその影響は計り知れないものになろう。

七、予想外の物質の生産

遺伝子組み換えによって、細胞内に特定成分のみを多量に作り出すだけでも、細胞は思いがけない反応を示すことがある。それは単に、物質の濃度が高くなったための化学反応の結果であったり、細胞の自衛反応の結果であったりする。

例一　一九八九年、昭和電工（株）がアメリカで健康食品として販売していた必須アミノ酸のトリプトファンをさらに多量に生産できるように、バクテリア（*Bacillus amyloliquefaciens*）に遺伝子組み換えを行なったところ、予期しない不純物（EBT、3AA等、一〇～五〇ppm程度）ができて混入し、これを飲んだ三七名が死亡し一五〇〇名余が回復困難な病気（EMS好酸球筋痛症候群）になった。原因は、トリプトファンの濃度増加と精製過程での不備である[13]。ほとんどすべての生物の細胞内で、必須アミノ酸であるトリプトファンの濃度は非常に低濃度であり、これはトリプトファンの水に対する溶解度がきわめて低いことと関連がある。

こうした自然を無視した組み換え体細胞の中で高濃度になったトリプトファンは、同じく細胞内の通常の成分であるアセトアルデヒドと化学的に反応してトリプトファン二量体（EBT）を生成してしまった。この例は、目的とする遺伝子産物にだけ注目すればよい、という「実質的同等性」の考え方に大きな警鐘を鳴らすものである。遺伝子組み換えが具体的に人体被害を起こした最初の例である。昭和電工は患者側に二〇〇〇億円の和解金を払って裁判を避けた。

例二　大腸菌に豚または牛の成長ホルモン（ソマトトロピン）遺伝子を組み込んだところ生産された成長ホルモンには、本来なら存在しないN-アセチルリジンというアミノ酸が一個含まれていた。本来のリジンをアセチル化（修飾）する酵素が働いたと見られるが、そのメカニズムは分かっていない[14]。

例三　植物油の不飽和脂肪酸の一つであるリノール酸（二重結合二個）の不飽和度をさらに高め、動物や人間に有用なガンマ・リノレイン酸（GLA：二重結合三個）に変えるために、シアノバクテリアの不飽和化酵素（デルタ―6―デサチュラーゼ）の遺伝子を単離し、手始めに（目的は菜種）タバコの細胞に組み込んだ。GLAはできた（全体の一％程度）が、同時にさらに不飽和度の進んだ、オクタデカテトラノエン酸（OTA：二重結合四個）がより多く（全体の一～二・九％）できた。GLAもOTAも通常のタバコには存在しない。これは遺伝子組み換え植物で、予期しない不飽和脂肪酸ができた最初の例である。シアノバクテリアと高等植物のタバコでは遺伝暗号の読みとり方法が違うからかもしれない。あるいは単に、不飽和化酵素濃度が高くなったためかも知れない。OTAは工業原料としては有用だが、人間には毒物である。[15]

例四　酵母菌の発酵能力を高めるために、遺伝子操作を加えたところ、予期しない物質メチルグリオキサールができた。これは組み換え遺伝子の直接の生産物蛋白質ではなく低分子量の毒物であり突然変異源である。[16]

例五　ブラジルナッツの遺伝子を大豆に組み込んだところ、ブラジルナッツにアレルギーを持つ人に対して、強いアレルギーを起こす蛋白質ができた（前述）。

[注]

（1） Guidance for Industry: Use of Antibiotic Resistance Marker Genes in Transgenic Plants. U.S. Food and Drug Administration Center for Food Safety and Applied Nutrition. Office of Premarket Approval (September 4,1998)

（2） Shubbert, R., D. Renz, B. Schmitz, and W. Doerfler: Proc.Natl. Acad. Sci. USA, 94: 961-966 (1997)

（3） A. Salyers, Nature 384:304(1996)

（4） Conference on Scientific Issues Related to Potential Allergenicity in Transgenic Food Crops (US Food and Drug Administration Center for Food Safty and Applied Nutrition, CFSAN Hand out :1994))

（5） J.A. Nordlee et.al., New England Journal of Medicine, 334:726-728 (March 14, 1996)

（6） R. Seetharam et al. Biochemical And Biophysical Research Communication, 155: 518-523(1988)

（7） M.A.Matzke &A.J.M.Matzke , Plant Physiology, 107:679-685(1995)

（8） J.E.Losey, L.S.Rayor, and M.E.Carter, Nature, 399:214 (1999)

（9） T. Klinger , P.E.Arriola and N.C.Ellstrand, Am.J.Bot.,79: 1431-

1435(1992)

(10) I. Skogamyr , Theor. Appl.Genet., 88: 770-774(1994)

(11) T.R.Mikkelsen, B.Andersen and R.B.Joergensen, Nature, 380:31(1996)

(12) A.M.Timmons et al, Nature,380: 487 (1996)

(13) E.A. BELONGIA et al. : The New England Journal of Medicine, 323: 358~365 (1990)

(14) B.N. VIOLAND et al. : Protein Science , 3: 1089-1097(1994)

(15) A.S.REDDY et al. : Nature Biotechnology, 14: 639-643 (1996)

(16) T. INOUE et al., Int. J. Food Science Technology, 30: 141-146(1995)

■第Ⅰ部 第1章 いま明らかになる遺伝子組み換え食品の危険性

新局面を迎えた安全性論争

粥川準二

続々と発表された新知見

遺伝子組み換え食品が日本に輸入され始めてから三年の月日が過ぎた。それ以来、激しい安全性論争が続いてきたが、そのあいだにも安全性に疑問を投げかける科学的成果がいくつも発表され、新たな論点が浮上してきた。

論点の一つは環境（生態系）への影響であり、もう一つは食品としての安全性である。まずは前者から見てみよう。

筆者は前著『遺伝子組み換え食品の危険性』（共著、緑風出版）で、アメリカの科学者グループ「憂慮する科学者同盟」のマーガレット・メロンとジェーン・リスラーが、遺伝子組み換え作物が環境におよぼす危険性について次の四種類をあげていることを紹介した。

(1) 遺伝子組み換え作物そのものが雑草になる。
(2) 遺伝子組み換え作物から遺伝子を伝播された野生植物が新種の雑草になる。
(3) 遺伝子組み換え作物から遺伝子を伝播された野生ウイルスが新種のウイルスになる。
(4) 遺伝子組み換え作物が生産した物質が野生動植物に影響をおよぼす。

メロンとリスラーがこれらの危険性を指摘した著作はその後、『遺伝子組み換え作物と環境への危機』というタイトルで邦訳が出版された（阿部利徳ほか訳、合同出版）。

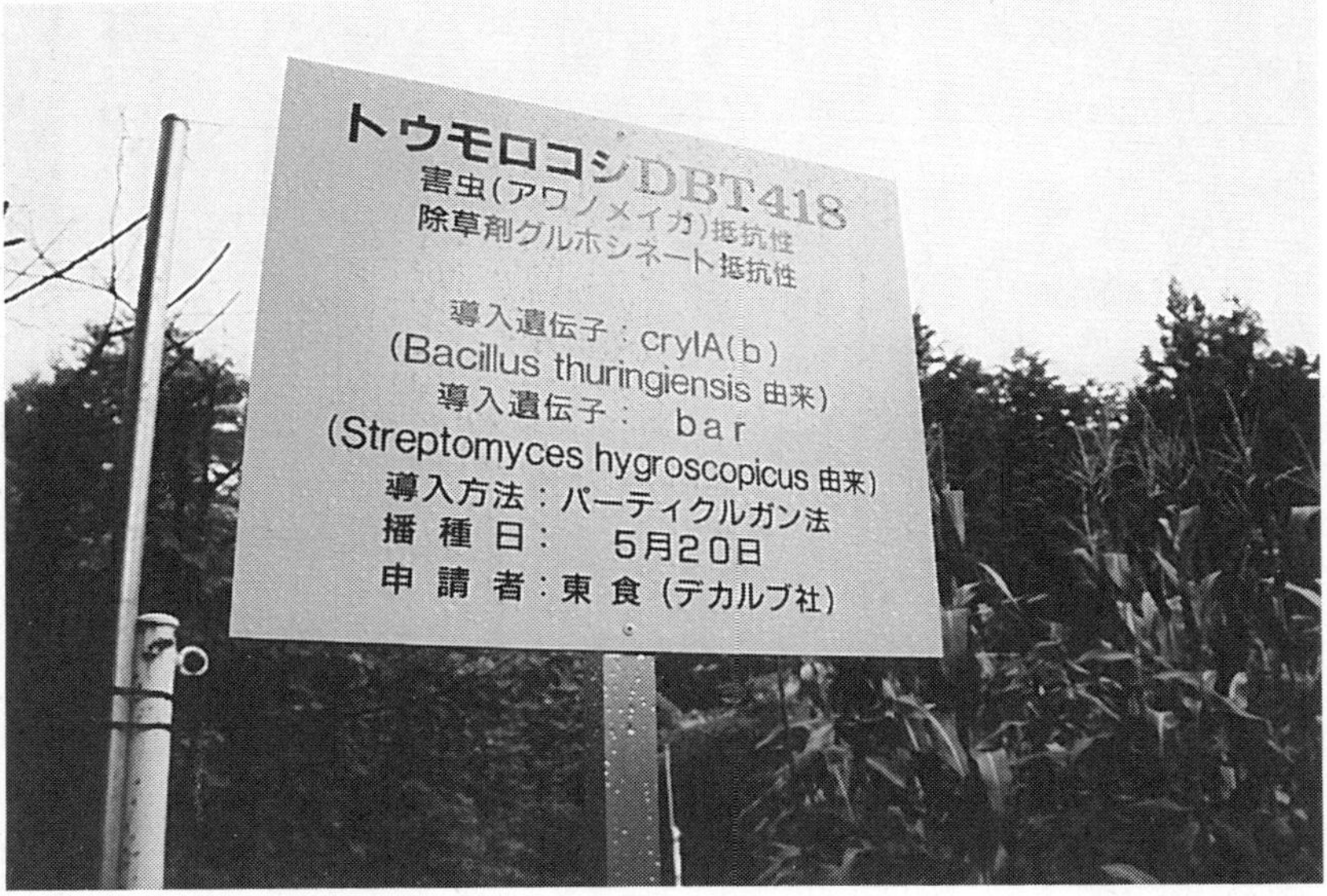
トウモロコシDBT418
害虫(アワノメイガ)抵抗性
除草剤グルホシネート抵抗性
導入遺伝子：cryIA(b)
(Bacillus thuringiensis 由来)
導入遺伝子：　bar
(Streptomyces hygroscopicus 由来)
導入方法：パーティクルガン法
播種日：　5月20日
申請者：東食(デカルブ社)
隔離圃場で生態系への影響を調べられている左記のトウモロコシ（農水省農業環境技術研究所、1997年）。

そのときまでに発表された知見については、『遺伝子組み換え食品の危険性』の拙稿で詳細に紹介したので、そちらを参照していただきたい。ここではそれ以降の新しい知見を紹介したいのだが、スペースの都合ですべてを詳しく紹介することはできない。そこでまず、筆者が見つけることのできた、いくつかの知見を箇条書きに並べてみる。

・除草剤耐性ナタネは最高二・五キロメートルで交配する（『ネイチャー』九六年四月十一日号、論文）。

・BT毒素に耐性を持つ（死なない）害虫が一定の割合でいる。ダイアモンド・バックモスという害虫を調べてみたところ、一カ所の遺伝子の変異で、四種類のBT毒素に対する耐性を持つようになった（『全米科学アカデミー紀要』九七年三月号、論文）。

・プロテアーゼ阻害物質というタンパク質をつくり出す遺伝子が組み込まれている害虫抵抗性ナタネの蜜をミツバチの幼虫に与えると、学習能力と寿命に影響が生じた（『ニューサイエンティスト』九七年八月十六日号、報道）。

・遺伝子組み換えによって作物に組み込まれた遺伝子は、除草剤耐性ナタネでは、雑草と交配するとその四代目の子孫にまで伝わる（『ネイチャー』九七年十月三十日号、論文）。

・マツユキソウの遺伝子を組み込んだ害虫抵抗性ジャガイモ

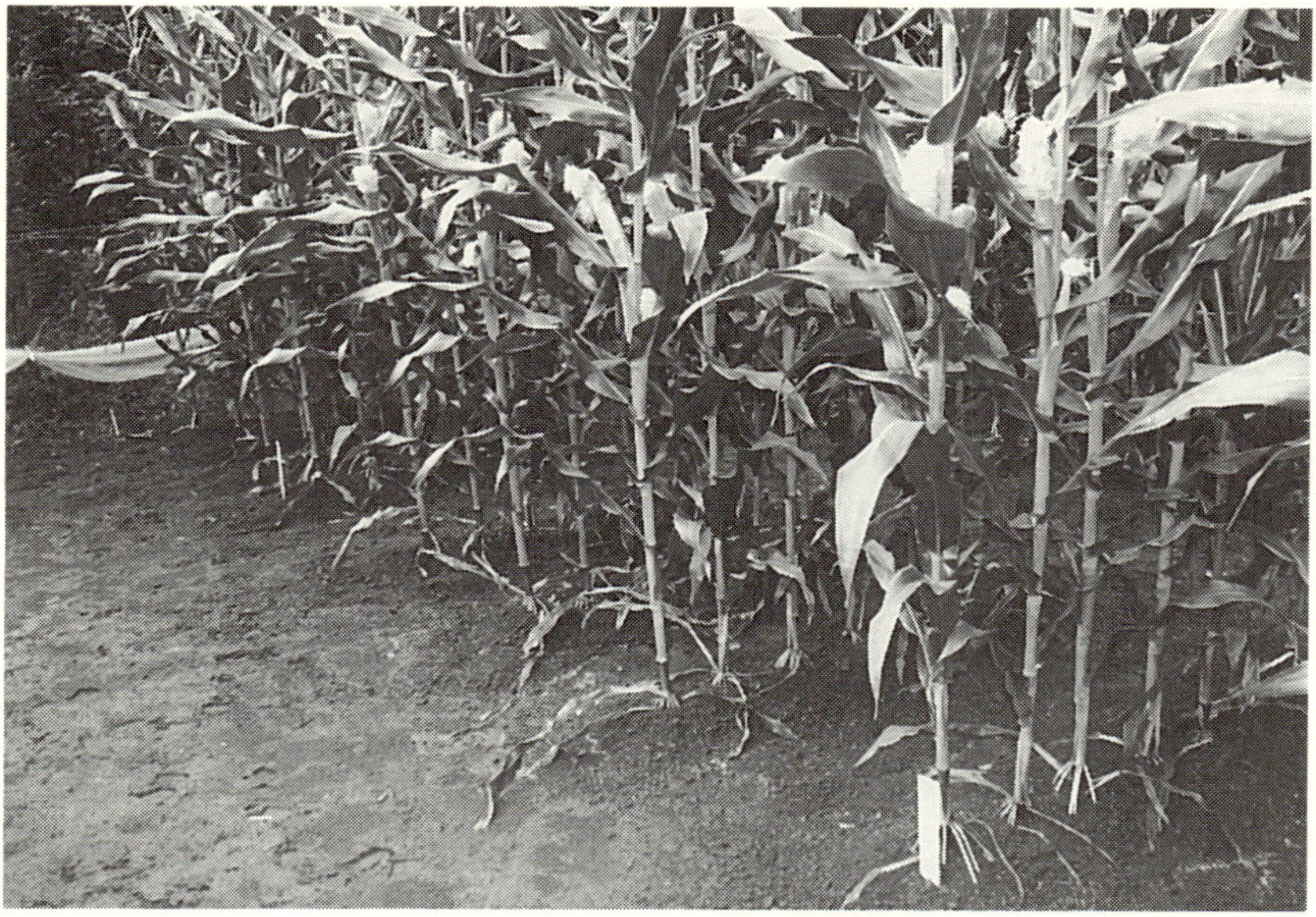

益虫にも影響を与える害虫抵抗性遺伝子に加え、除草剤耐性遺伝子も組み込んだトウモロコシ（農水省農業環境技術研究所、1997年）

についていたアブラムシを、テントウムシに食べさせたところ、寿命と生殖能力に影響が生じた（『ニューサイエンティスト』九七年十一月一日号、報道）。

・自花受粉植物でも遺伝子組み換えによって、他花受粉の割合が増えるかもしれないことがイロイヌナズナの実験で示された（『ネイチャー』九八年九月三日号、論文）。

・グリフォサート（モンサント社の除草剤ラウンドアップ）に対して耐性を持ち、枯れない雑草もいずれ出てくる（『ネイチャー』九八年九月三日号、論説）。

・遺伝子組み換え作物（除草剤耐性ナタネ）は、かなりの確率で近隣に生えている普通の作物とも交配する（『ニューサイエンティスト』九九年四月十七日号、報道）。

・害虫抵抗性（ＢＴ）ワタとオオタバコガの幼虫を使って実験したところ、ＢＴ毒素に耐性を持つ（死なない）害虫は、耐性を持たない（死ぬ）害虫よりも、成長が遅かった。交配可能な成虫になるタイミングがずれることで、耐性を持つ害虫どうしの交配率が高くなり、ＢＴ毒素でも死なない害虫が発生する可能性が高くなる（『ネイチャー』九九年八月五日号、論文）。

・害虫抵抗性（ＢＴ）トウモロコシの根からは、作物に含まれる殺虫成分（ＢＴ毒素）が土壌に染み出す（『ネイチャー』九九年十二月二日号、論文）。

害虫だけでなく、チョウなどにも悪影響

著名な科学誌『ネイチャー』九九年五月二〇日号は、遺伝子組み換え作物はチョウに被害をもたらすかもしれないという論文を掲載し、国内外の各紙でも報道され、話題となった。前述のメロンらの分類では⑷に当たるデータである。実験を行なったのはコーネル大学のジョン・ロージー博士ら。ロージーらはトウワタという植物の葉に害虫抵抗性トウモロコシの花粉をふりかけて、オオカバマダラというチョウの幼虫に食べさせてみた。

このトウモロコシにはBT（バチルス・チューリンゲンシス）菌の遺伝子が組み込まれている。この遺伝子がつくり出す毒素は、トウモロコシの大敵アワノメイガなどの幼虫を殺す。テントウムシやミツバチなどの益虫、そして人間には影響がないことになっている。モンサント社やノバルティス社が商品化を進めている作物だ。

ロージーらの実験によると、花粉をふりかけたトウワタを食べたオオカバマダラの幼虫は成長が鈍り、四日後には四四パーセントが死んだ。一方、花粉を食べさせなかった幼虫は一匹も死ななかったという。毒素は作物そのものだけではなく、花粉にも含まれているためであろう。トウモロコシの花粉は六〇メートル以上、飛散するという。

農水省農業環境技術研究所の環境研究官は、筆者の取材に対して、次のようにコメントした。

「（毒素が）花粉に出てくるものだったら、花粉を食べさせれば、死ぬのは当たり前ですよ。（鱗翅目（りんしもく）が）ターゲットの害虫になっているわけですからね」（『トリガー』九九年十月号）

同研究所は、日本で商品化される遺伝子組み換え作物が環境へもたらす影響の評価を担当している。BT菌の毒素はずっと以前から生物農薬として使われており、その標的であるチョウやガなど鱗翅目の昆虫を殺したとしても不思議ではない。しかし、オオカバマダラは別に絶滅危惧種ではないが、その幼虫はトウモロコシの畑に生い茂る雑草を食べてくれるという。また、オオムラサキなどのような希少種の昆虫に影響することも考えられる。

「（オオムラサキなどが）バタバタと死ぬというようなことがあったら、まずいですよね。そういう意味では、きちんと調べたほうがいいと思います」（前出『トリガー』）

遺伝子組み換え作物の環境に対する安全性は「農林水産分野における組換え体の利用のための指針」にもとづいて評価されている。一部の新聞は、この実験結果を受けて農水省が「指針を改正」するなどと報道したが、筆者の取材に対して、農水省先端産業技術研究課は次のように否定した。

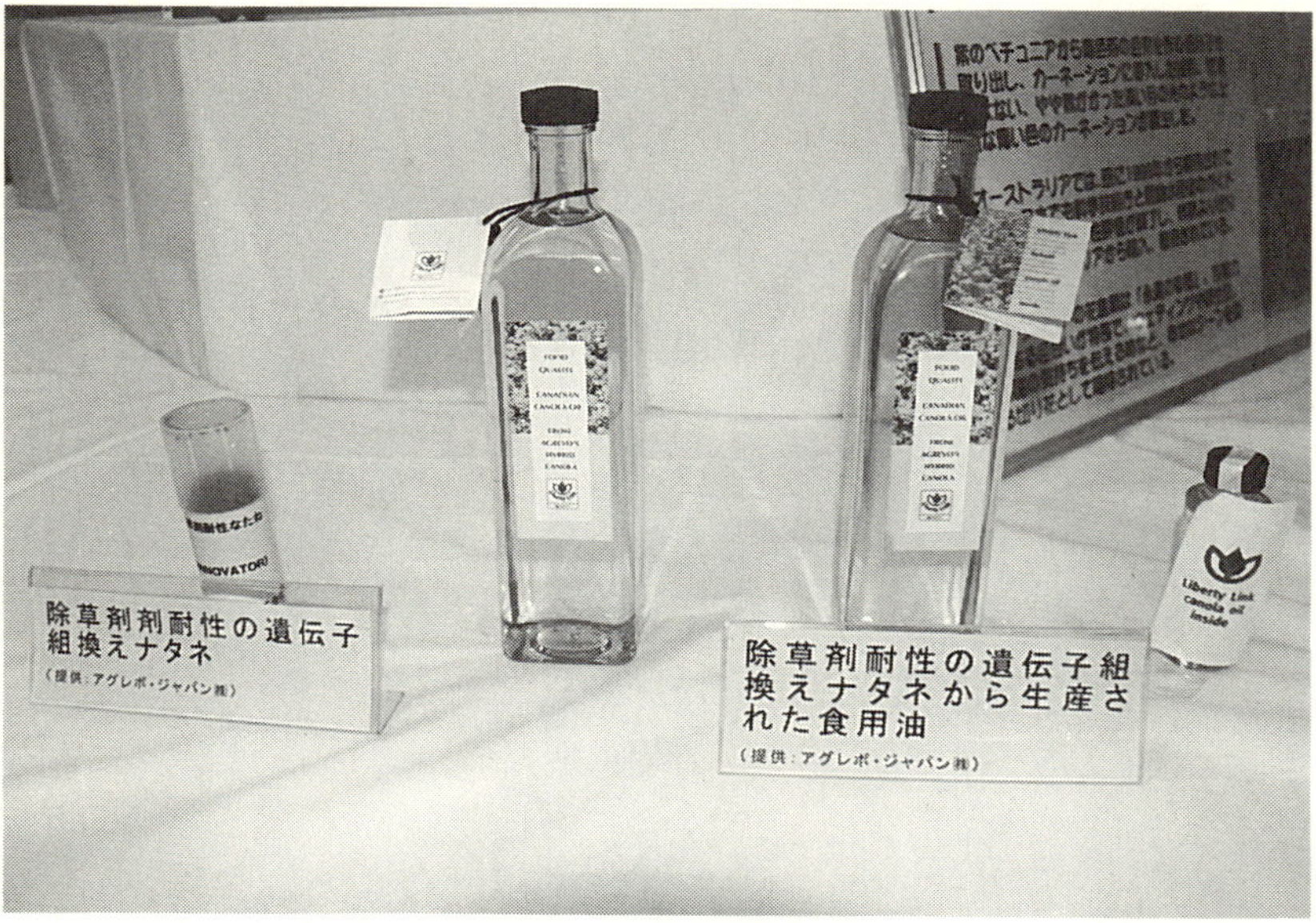

商品名はあるが、「遺伝子組み換え」という表示はない（農水省・消費者の部屋、1998年）。

「（指針の中で）評価の項目を新しく設定する必要があるかどうかを委員会で検討しているということです。指針の改正とかそういうことではありません」

現在、検討のためのデータづくりを農水省農業環境技術研究所が行なっているという。

実は、すでに商品化されている遺伝子組み換え作物が害虫以外の生物にも影響すると証明した実験は二例目である。一例目は日本ではまったく報道されなかったが、一九九八年三月、スイスの連邦調査ステーションのアンジェリカ・ヒルベック博士らが発表した論文である（『環境昆虫学』二七巻四八〇頁、一九九八年）。ヒルベックらは、ノバルティス社の害虫抵抗性トウモロコシを食べた害虫（おそらくアワノメイガなどがの一種の幼虫）を、カゲロウの一種の幼虫に食べさせてみた。このカゲロウは、害虫を食べる益虫である。実験の結果、カゲロウの死亡率が普通よりも二倍近くになった。トウモロコシに含まれるBT毒素が、害虫の体を通して、カゲロウに影響したと思われる。

「心配なことに」と『ニューサイエンティスト』九八年三月二日号は書いている。「このことは、BTトウモロコシを食べてきたがその毒素に影響されなかった生物の幼虫を、カゲロウが食べた場合にも見られた。そのようなBT耐性を持った昆虫は、繁殖期を通じて、その毒素を害虫を食べる虫に移すのだ」。

実は、BT毒素に対する耐性を持ち、死なない虫がある一定の割合で生まれることが最近の研究で明らかになっている（『全米アカデミー紀要』九七年四月号など）。そうした害虫が発生すると、その体内に蓄積した毒素がそれらを食べる益虫にもそれだけ影響するということである。

この実験については、農水省農業環境技術研究所の環境研究官も先端産業技術研究課も知らなかった。

「もし、こういう論文が出たとかそういう情報がありましたら、こちらにも情報提供していただけませんか？」

と先端産業技術研究課の担当官は言う。フリーライターにすぎない筆者にそう言われても困ってしまうが……。

一九九九年八月三日、『日本経済新聞』は第一面で「遺伝子組み換え作物　栽培安全指針を法制化」と伝えた。記事には「農水省は国内で栽培する遺伝子組み換え作物の栽培に法律の網をかけ、環境に悪影響を与える作物が出回らないようにする検討を始めた」と書かれている。悪影響がある場合には栽培を認めず、農水省の抜き打ち検査や外部からの告発で違反が発覚した企業には罰則を与え、企業名を公表する。早ければ次期通常国会で法案を提出する予定という。

筆者は、前述のような実験結果が出ていること、また、国内での栽培を目指した申請が増えていることへの対応だろうと思った。しかし農水省先端産業技術研究課は筆者の取材に対して、「当方では検討していないですね」と言う。どこから流れた情報かもわからないという。「問い合わせも多いのですが……」と困惑した表情であった。

プッシュタイ博士、テレビ番組で語る

もう一つの論点が、食品としての安全性である。

ＯＥＣＤ（経済協力開発機構）は一九八九年より、バイオテクノロジーを応用してつくった食品の安全性について検討し、一九九三年に「実質的同等（substantial equivalence）」という考え方を初めて打ち出した。

「実質的同等」とは、「安全性を決定するもっとも現実的な方法は、もしそれらに類似した既存の食品があれば、それと『実質的に同等』かどうかを考察することである」、「既存の食品と実質的に同等であると決定されたならば、さらなる安全性又は栄養上の懸念は重要ではないとみなされる」という考え方である。その結果、遺伝子組み換え作物そのものは安全性評価の対象とならず、作物の中に新しくつくり出された物質のみが評価の対象となった。

しかし、これに疑問を投げかける〝事件〟が起きた。

一九九八年八月十日、イギリスのロウェット研究所のアー

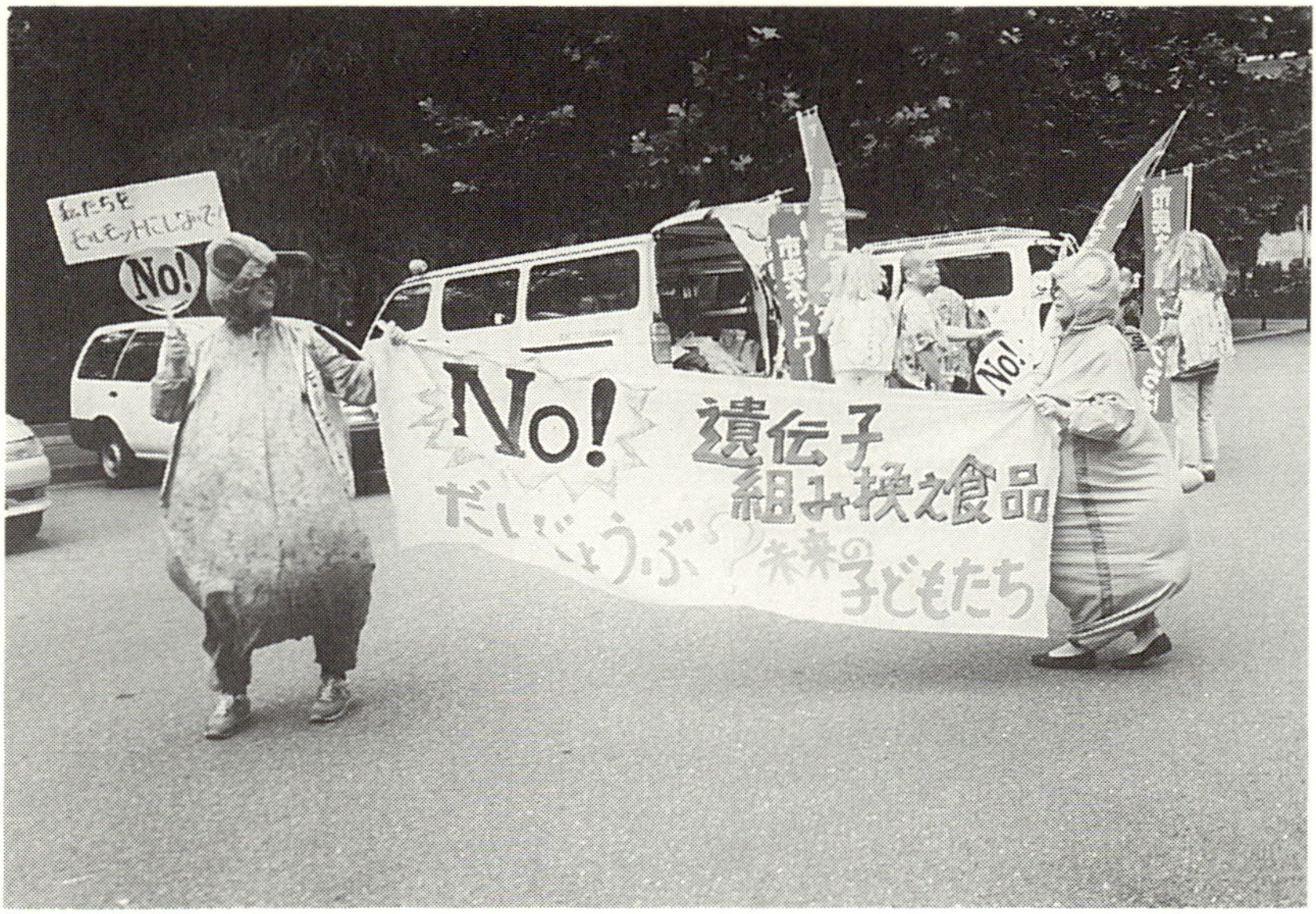
私たちを
No!
No!
遺伝子
組み換え食品
No!
だいじょうぶ？
未来の子どもたち

遺伝子組み換え食品に対する不安は根強い（1998年）

パッド・プッシュタイ博士（Arpad Pusztai）は、衝撃的な実験結果を同国のテレビ番組『ワールド・イン・アクション』で明らかにした。遺伝子組み換えジャガイモがラットに免疫力低下などを引き起こしたという。

同年十月二十二日に発表された、ロウェット研究所の調査委員会の報告書によると、プッシュタイの発言は以下のようなものであったという。

アンドリュー・ブリテイン（司会）　プッシュタイ教授の研究室は、ヨーロッパでも有数の食品研究センターである、スコットランドのロウェット研究所にあります。ここにいる科学者たちは、遺伝子組み換え食品の長期摂取が健康に影響するかどうかを確かめようとしています。スコットランド当局にも資金援助された彼らの研究は、唯一の、その種の研究であると思われます。

ラットは二種類の遺伝子組み換えジャガイモを摂取しました。それらは市販されてはおらず、人間が食べたことのないものです。ラットはそれらを一〇〇日間以上食べました。人間でいえば、一〇年間に当たります。

アーパッド・プッシュタイ教授　免疫機能はおよそ一〇日間で最高になりました。そう、短期間の試験では、こんな結果は見たことがありません。

アンドリュー・ブリテイン　一種類の研究用ジャガイモを食べさせた動物は、まったく健康のままでした。しかし、もう片方のものを与えたラットは、病的な影響を示しました。プッシュタイ教授は、この発見が意味することについて非常に懸念し、早期にこの結果を公表することを決意しました。今夜、彼はそれらを初めて明らかにします。

アーパッド・プッシュタイ教授　現れた影響は、成長のわずかな遅れと、免疫機能への影響です。遺伝子組み換えジャガイモのうち一種類は、一一〇日間摂取させた後、免疫力の低下をもたらしました。

報告書の中で引用されている発言はこれだけである。後述するが、プッシュタイの発言の中にも後にわかる事実と異なる部分があるのは確かだ。プッシュタイは、まだ未発表のデータをテレビ番組で漏らしてしまったことで、研究所から停職と発言禁止を命じられた。

実験結果をめぐり賛否両論

テレビ番組での発言から翌年にかけての経過が『ニューサイエンティスト』九九年二月二十日号に年表としてまとめられているので、それをそのまま訳出してみる。

［一九九八年八月十日］

アバディーンにあるロウェット研究所の生化学者アーパッド・プッシュタイは、イギリスのテレビ・ドキュメンタリーに出演し、遺伝子組み換え食品に行なわれている不充分な検査について警告した。彼の主張によると、若いラットに遺伝子組み換えジャガイモを摂取させたところ、免疫反応が抑制され、成長と発達が悪い影響を受けたことがわかった実験を実行したという。プッシュタイの意見は、あらゆる遺伝子組み換え食品反対者たちに取り上げられた。

［一九九八年八月十二日］

ロウェット研究所は、プッシュタイは実験結果を取り違えており、未発表の結果について話すことは間違っていると述べた。同研究所は、ラットが食べたのは遺伝子組み換えジャガイモではなく、タチナタマメのレクチン（引用者注・植物タンパクの一種）をまぜた普通のジャガイモであると述べた。このレクチンは、植物が害虫を避けるために使うタンパク質の一種であり、哺乳類にはしばしば有毒であるという。環境保護運動家たちは「隠蔽だ」と主張した。遺伝子工学者たちは、これは空騒ぎだと述べた。このレクチンを含むように遺伝子組み換えしたジャガイモを売ろうとは誰も計画していないからだ。また、いずれにせよ、たとえプッシュタイが述べた通りの実験を彼が行なっていたとしても、それが証明するのは、もしジャガイモに毒素をつくり出す遺伝子を組み込めばそのジャガイモは有毒になる、ということにしか過ぎないからだ。

［一九九八年八月十四日］

退職の年齢を過ぎていたプッシュタイは、停職させられ、年間契約は更新されないだろうと勧告された。彼は、実験結果についてメディアに話さないように指示された。この口止めは今日までそのままである（引用者注・その後、解除された）。

［一九九八年十月二十八日］

ロウェット研究所の所長フィリップ・ジェームズによって設立された委員会は、プッシュタイを批判したが、彼が科学に対する欺瞞行為をしたと責めはしなかった。同研究所の最初の主張とは異なり、プッシュタイの実験には、レクチンをつくる遺伝子を持つように遺伝子組み換えしたジャガイモが含まれていることが明らかになった。

ところがロウェット研究所は、ラットがこの遺伝子組み換えジャガイモによって害を受けたと示唆するプッシュタイのデータには、「統計的に有意」である証拠がないと主張した。また、この事件に関する同研究所の報告書は、当初考えられていた通り、プッシュタイの実験はタチナタマメではなくマツユキソウのレクチンを含むジャガイモを対象にしていると明らかにした。

［一九九八年十二月］

プッシュタイに好意的な科学者たちを含む支援者たちは、彼の「代替報告書（オルタナティブ・レポート）」を閲覧した。その結果はロウェット研究所の報告書と矛盾し、遺伝子組み換えジャガイモは、このラットたちに害をもたらしたという主張を繰り返した。

［一九九九年二月十二日］

プッシュタイの報告書を精読した一四カ国二〇人の科学者たちは、ロウェット研究所が政治的圧力に屈したことを批判した。このグループには、プッシュタイの同僚や、バイオテクノロジーに対する活動的な批判者も含まれる。彼らは、プッシュタイの研究は標準的な毒性検査では発見できないであろう未知の災害を明らかにしたということを根拠に、遺伝子組み換え作物のモラトリアム（一時停止）を呼びかけた。環境保護グループは、これは遺伝子組み換え自体の過程によって起こされた毒性の、最初の証拠であると述べた。

［一九九九年二月十三日］

イギリス政府は、バイオテクノロジー産業の意のままだという批判のさなか、モラトリアムの呼びかけを拒否した。

［一九九九年二月十四日］

ロウェット研究所はプッシュタイ事件が持ち上がる以前に、遺伝子組み換え食品の巨大企業モンサント社から一四万ポンドもの資金を受け取っていたことが明らかになると、隠蔽があったという主張がまた持ち上がった。新聞はまた、イギリス政府はバイテク企業を奨励する誘因（引用者・助成金か何かのことだろう）に何百万ポンドも使っていると主張した。

［一九九九年二月十五日］

政府のメンバーたちは、メディアや市民からの圧力に屈する兆候を示した。環境大臣のマイケル・ミーチャーは、環境への遺伝子組み換え作物の放出を監査する委員会に野生生物の専門家を送り込むつもりだと発言した。この委員会は、バイオテクノロジー産業と協力している科学者たちに支配されていると批判されてきた。彼はまた、「遺伝子組み換え食品委員会」を設立するという考えをほのめかした。一方、野党の政治家たちは、科学省長官のセインズベリー卿の辞任を主張した。彼は過去に、遺伝子組み換え製品に関する会社に投資をしていたからだ。

成長、臓器の発達、免疫力に悪影響か!?

『ニューサイエンティスト』などイギリスの雑誌、新聞の記事やプッシュタイ自身がロウェット研究所に提出した報告書などを総合すると、彼が行なった実験は、おおよそ以下のようになる。

評価の対象となったのは、アブラムシを殺す毒素を含むように、植物の遺伝子を組み込んだ害虫抵抗性ジャガイモである。遺伝子は、タチナタマメおよびマツユキソウからとられたものだ。

プッシュタイらは、毒素のみを評価するために、それぞれの毒素とジャガイモをまぜてラットに摂取させた。一一〇日間と書かれている資料もあるが、期間はやや不明瞭である。するとマツユキソウの毒素（GNA）を与えたラットには影響がなかったが、タチナタマメの毒素（コンカナバリンA）を与えたラットには、わずかな成長の遅滞や免疫力の低下が見られた。タチナタマメのコンカナバリンAは、哺乳類には有毒であるので、ある意味では当たり前の実験結果である（『ニューサイエンティスト』九八年八月一五日号など）。

一九九八年八月から九月ごろまでは、以上のように報道されていた。ところが、事態はそれだけでは終わらなかった。

プッシュタイらは、毒素とジャガイモをまぜてラットに与えていただけではなかった。実際にマツユキソウの遺伝子（無害なGNAをつくる遺伝子）を組み込んだジャガイモを用意して実験していたのだ。このこと自体はロウェット研究所の調査委員会側が発表した報告書でも確認できる（http://www.rri.sari.ac.uk）。このジャガイモも二代目のものも含めて数株が用意され、さらに摂取期間などの条件を変え、予備実験を含めて四つの摂取実験が行なわれた。

プッシュタイは、この遺伝子組み換えジャガイモを与えたラットには、普通のジャガイモを与えたラットに比べて、臓器の大きさに変化が出たこと、免疫力の低下が見られたことを主張した。プッシュタイの報告書では、次のようなことが指摘されている。

・GNA遺伝子を組み込んだジャガイモは、タンパク質、でんぷん、糖分、レクチン、トリプシン／キモトリプシンの含有量に変化が見られた。それゆえ、この遺伝子組み換えジャガイモは親株のジャガイモと「実質的同等」ではない。（このため、ラットに摂取させる実験では、栄養補助のためラクトアルブミンが適宜加えられている）。

・遺伝子組み換えジャガイモを食べさせたラットは、多少の差はあれ、臓器の重量に変化が現れた。とりわけ心配なことに、熱を加えた遺伝子組み換えジャガイモを短期間（一〇日間）摂取させたラットにはすべて、肝臓の部分的な萎縮が見られた。脾臓や胸腺など免疫に関わる器官も影響を受けた。

・GNAは、ジャガイモにまぜられたものであろうと遺伝子組み換えジャガイモの中でつくられたものであろうと、ラットの体重の上下に影響を与えることはない。ただし、生の遺伝子組み換えジャガイモを与えたラットは、生の普通のジャガイモを与えたラットよりも、体重が重くなったというデータもあるようだ。

・遺伝子組み換えジャガイモを食べさせたラットの大半は、消化吸収が遅くなった。

・遺伝子組み換えジャガイモを食べたラットは、一〇日後にはリンパ球の反応が少なくなった。高品質のタンパク質（ラクトアルブミン）を追加してやっても変わらなかった。しかし、遺伝子組み換えジャガイモを長期間（一一〇日間）摂取させたラットでは、普通のジャガイモを与えたラットと比べても差はなかった。

『ニューサイエンティスト』九九年二月二十日号に掲載されたグラフを見てみると、脾臓は一〇パーセント以上増大し、肝臓は五パーセント以上、脳は一〇パーセント弱、萎縮したようだ。これはマツユキソウのGNA毒素の影響とは思われない。遺伝子組み換えという過程自体に問題が生じたと考えられる。

ロウェット研究所は前述の報告書などでこれを否定している。ところがアバディーン大学の病理学者で、プッシュタイの共同研究者でもあるスタンリー・イーウェン博士が、別の結果を公表した。マツユキソウの遺伝子を組み込んだジャガイモを一〇日間ラットに食べさせ、解剖して内臓を観察したところ、胃の内壁や小腸などに異常が見られたというのだ。

一九九九年二月十三日付『ガーディアン』紙は、分厚く膨脹した胃の内壁の写真を掲載した。この症状はがんにもつながるかもしれないと指摘する研究者もいた。

プロモーターへの疑惑

ＧＮＡ毒素自体には問題ないとしたら、何がラットに悪影響したのか？　遺伝子組み換え作物には、除草剤耐性や害虫抵抗性など目的とする特徴をつくり出す遺伝子以外にも、さまざまなＤＮＡが組み込まれている。プッシュタイやイーウェンはそれらを疑い、なかでも〝プロモーター〟に目を向けている。プロモーターとは、毒素の産生を促す、いわばスイッチのような役割を果たすＤＮＡ領域だ。このジャガイモに組み込まれているプロモーターは、カリフラワー・モザイク・ウイルスに由来するものである。このウイルスは、ダイコンやカブなどに病気を引き起こす植物ウイルスの一種だ。

一九九九年二月十七日付『ガーディアン』や農水省の資料によれば、このプロモーター（ＣａＭＶ35Ｓ）の特許はモンサント社が所有している。いま、日本をはじめ世界中で普及しつつある遺伝子組み換え作物にも、同じプロモーターが組み込まれている。

実は、プッシュタイやイーウェンの実験結果には疑問も多く出されている。たとえば『ニューサイエンティスト』九九年三月六日号によると、ＢＩＢＲＡインターナショナルという毒性テストを専門とする会社の専門家ポール・バラントラムは、一つの実験をのぞいてラットは栄養不良になったのではないか、臓器の重量はそのようなストレスのもとにある動物では思いがけず上下する、と述べている。また、プッシュタイが行なった実験のうち一つでは、生のジャガイモが使われていることも批判されている。プッシュタイを支持している科学者の一人、リバプール大学の胃腸病理学者ジョナサン・ローズもこの事実を認めている。

「（ローズは）これらのデータは意味がない、普通の生のジャガイモには毒があるからだ、と言う。『生のジャガイモのデータは忘れてもいい』」と同誌は書いている。実際、熱を加えた遺伝子組み換えジャガイモでも、影響が出ているようだ。ローズの発言は興味深い。

「『私は遺伝子組み換え食品反対論者ではない』とローズは言う。『この巨大ビジネスはコントロールを失っているんだ』」

やはりプッシュタイ支持を表明し、日本でも著作が訳されている著名な遺伝学者ブライアン・グッドウィンの発言も興味深い。グッドウィンは、（自分は）科学の「審査員（レフェリー）」としてふるまっているのではない、と言う。

「グッドウィンらは、プッシュタイが不当に扱われていると感じたから（プッシュタイ支持の）覚え書きに署名した、と言う」

また、前述のスタンリー・イーウェンはプッシュタイを支持するものの、遺伝子組み換え作物の五年間のモラトリアムを求める声明には支持をしていない。

プッシュタイやイーウェンは、自分たちの実験結果を正式な論文として掲載してもらうよう学術誌に送ったが、いまのところ、どの雑誌も掲載してはいないようだ。

だからといって筆者は、プッシュタイたちの試みが無意味だったとは思わない。遺伝子組み換え作物そのものを対象にし、しかもその長期摂取の影響を見るという実験が行なわれたことにこそ意義があるとさえ思っている。少なくとも論議を呼ぶようなデータが出てきたことにより、長期的な摂取実験や、プロモーターなど目的遺伝子以外の影響の調査が必要であることが、徐々に明らかになってきたのではないか？日本をはじめ、多くの国で行なわれている安全性評価方法に対し、大きな疑問が投げかけられているのだ。

［追記］

本書の校正中に、本文中にあるプッシュタイらの研究結果が、著名な医学誌『ランセット』一九九九年十月十六日号で正式に発表された。

この論文を掲載するにあたっての『ランセット』編集部の意気込みはたいへんなもので、「コメンタリー（解説）」が同誌編集者のものを含めて二本も掲載されている。プッシュタイらの論文のほか、関連論文がもう一本掲載され、研究者同士が質問し合うページでも関連投稿が一本ある。

同誌の編集者リチャード・ホートン氏が書いた「遺伝子組み換え食品……〝不合理な〟懸念か、それとも歓迎すべき対話か？」によると、この論文がプッシュタイとイーウェンから編集部に届いたのは一九九八年の末。栄養学者、病理学者など六人の専門家による審査（peer review）が行なわれ、掲載をめぐっては賛否両論があったという。その間、プッシュタイらと編集部とのあいだで三回のやりとりがなされ、原稿に修正が加えられた。

同誌がこの論文の掲載に踏み切ったのは、イギリスの「主任科学助言者」（政府関係者としての肩書きらしい）のロバート・メイ氏が、一九九九年二月に発表した声明がきっかけだったという。それには「私は、仲間の科学者たちが自ら判断できるように、公の場での発表（この仕事）を見たい……もしこの論文が発表されなかったら、情報を抑圧するための共謀があるという主張がなされるだろう」と書かれていた。編集部はその考え方を踏襲し、「歓迎すべき対話」を望んだわけだ。ホートン氏は「イーウェンとプッシュタイの実験結果は、いくつかの新聞が報道しているように、プッシュタイの初期の主張の〝擁護〟にはなっていない。その一方で、厳密な審査と修正の後に論文が発表されたことにより、さらなる科学的な注意を引くに値するレポートとなっている」と書いている。

さて、肝心の論文だが、題名は「ラットの小腸における **Galanthus nivalis** レクチンを発現する遺伝子組み換えジャガイモを含む食品の影響」。次の三種類のジャガイモが比較された。

・親株のジャガイモ
・親株のジャガイモにGNAを添加したもの
・GNAを中で発現するように改造した遺伝子組み換えジャガイモ

それぞれ熱を加えたものと生のものを用意し、ラットに摂取させ、消化器官の柔毛突起の長さなどを観察したという実験である。最初のまとめの部分を全訳する。

「**Galanthus nivalis** アグルチニンというレクチンを発現する遺伝子組み換え（GM）ジャガイモを含む食品は、ラットの胃腸の異なる部分に重大な影響をもたらした。いくつかの影響、たとえば胃の粘膜の増加は、主にGNA形質遺伝子の発現によるものであった。しかしながら、ほかの構成要素（**construct**）の部分もしくは遺伝的な変化（あるいはその両方）もまた、GNA遺伝子組み換えジャガイモの生物学的な影響全般、とりわけ小腸や盲腸への影響に影響している可能性がある」

「構成要素（**construct**）」とは、プロモーター、ターミネーター、エンハンサーなど目的遺伝子以外に組み込むDNAのこと。つまり、プッシュタイらが過去に行なった実験で、GNA自体は無害だとされていたのだが、この実験により、「胃の粘膜の増加」はGNAの影響であることがわかった、しかし、そのほかに観察された影響は、目的遺伝子以外の影響、もしくは遺伝的な変化の影響かもしれない、とプッシュタイらは述べている。遺伝子組み換えという行為自体の影響を示唆しているのだ。とりわけ、「空腸（小腸の一部）の増大」は「構成要素」もしくは「GNA遺伝子挿入に起因する、ジャガイモのゲノム内での毒性影響のいくつかの形態」が原因であり、また、盲腸の膨張も「ジャガイモへのGNA遺伝子の挿入の結果」だとしている。

プッシュタイらは、筆者も本文中に書いたように、当初はプロモーターである「CaMV35s（カリフラワー・モザイク・ウイルス35S）」が原因ではないかと『ガーディアン』などで主張していたが、論文ではそれをかすかに匂わせてはいるものの、結論づけてはいない。また、当初は「脳の萎縮」

や「免疫力の低下」などもあったと主張していたが、前者についての記述はまったくなく、後者についてはほんのわずかに触れているのみである。おそらく、厳密に審査されるなかで、意味あるデータとは認められなかったのであろう。前述のホートン氏が「イーウェンとプッシュタイの実験結果は、いくつかの新聞が報道しているように、プッシュタイの初期の主張の〝擁護〟にはなっていない」と書いていたのはこのことに違いない。

また、プッシュタイらの論文の直後には、スコットランド作物研究所のブライアン・フェントンらの「ヒトの血液細胞への殺虫性レクチンのさまざまな結合」という論文が掲載されている。こちらはGNA自体の影響を示唆する内容となっており、プッシュタイらの主張を全面的に〝擁護〟するものではない。

遺伝子組み換え食品に反対する人のなかには、「もっと衝撃的な内容かと思った」とがっかりした人もいるかもしれない。実は、筆者にとってもちょっと予想外（期待はずれ？）だったのだが、事実は事実である。筆者の印象としては、『ランセット』編集部の姿勢は評価でき、プッシュタイらの主張がずいぶん〝後退〟してしまったのはやむを得ないが、目的遺伝子以外の影響がやはり問題であるということは、あらためて実感できた。

[参考資料]

〈生態系への影響について〉

・緑風出版編集部編『遺伝子組み換え食品の危険性』緑風出版、一九九七年
・ジェーン・リスラー、マーガレット・メロン『遺伝子組み換え作物と環境への危機』、阿部利徳ほか訳、合同出版、一九九九年
・Timmons, A.M., et al., "Risk from transgenic crops," *Nature*, April 11, 1996, p.487
・Tabashnik, B. et al., "One gene in Diamondback moth confers resistance to four Bacillus thuringiensis toxins," *Proceedings of National Academy of Sciences of the USA*, 94, March 1997, p.1640-1644
・Crabb, C., "Sting in the tale for bees," *New Scientist*, August 16, 1997
・Chevre, A., et al., "Gene flow from transgenic crops," *Nature*, October 30,1997, p.924-925
・Gledhill, M., et al., "Call for a spin doctor," *New Scientist*, November 1, 1997, p.4-5
・Bergelson, J., et al., "Promiscuity in transgenic plants," *Nature*, September 3, 1998, P. 25
・Robert, S., et al., "Resistance to the herbiside glyphosate," *Nature*, September 3, 1998, P.25-26
・Coghlan, A., "Gone with the wind," *New Scientist*, April 17, 1999, p.25
・Liu, Y., et al., "Development time and resistance to Bt crops," *Nature*,

August 5, 1999, p.519
・Crawley, M.J., "Bollworms, genes and ecologists," *Nature*, August 5, 1999, p.501-502
・Losey, J. et al., "Transgenic pollen harms monarsh larvae," *Nature*, May 20, 1999, p.214
・Kleiner, K., "Monarchs under siege," *New Scientist*, May 22, 1999, p.4
・MacKenzie, D., "Altered maize kills friend as well as foe," *New Scientist*, May 2, 1998, p.21
・Hilbeck, A. et al., "Effests of transgenic Bacillus thuringiensis corn-fed prey on mortality and deveropment of immature Chrysoperla carnea (Neuroptera : Chrysopidae), " *Environmental Entomology*, 27(2), 1998, p.480-487
・Gould, F. et al., "Initial frequency of alleles for resistance to Bacillus thuringiensis toxins in field populations of Heliothis virescens," *Proceedings of National Academy of Sciences of the USA*, April 1997, p.3519-3523
・Tabashnik, B., "Seeking the root of insect resistance to transgenic plants," *Proceedings of National Academy of Sciences of the USA*, April 1997, p.3488-3490
〈「プッシュタイ事件」について〉
・Pusztai, A., "SOAFED flexible Fund Project RO 818　Report of Project Coordinator on data produced at the Rowett Reserch Institute (RRI) ," October 22, 1998（http://www.rri.sari.ac.ukで入手可）
・The Audit Committee, "The Audit Committee's response to Dr Arpad Pusztai's Alternative Report of 22 October 1998," Rowett Reserch Institute, February 1999（http://www.rri.sari.ac.ukで入手可）
・Coghlan, A. et al., "Spud U dislike," *New Scientist*, August 15, 1998, p.5
・Masood, E., "Gag on food scientist is lifted as gene modification row hots up...," *Nature*, February 18, 1999, p.547
・Enserink, M., "Preliminary data touch off genetic food fight," *Science*, February 19, 1999, p.1094-1095
・Coghlan, A. et al., "Frankenfears," *New Scientist*, February 20, 1999, p.4-5
・Concar, D. et al., "Mashed potatoes," *New Scientist*, March 6, 1999, p.13
・Masood, E., "Food scientist in GMO row defends, premature, warning," *Nature*, March 11, 1999, p.98
・Coghlan, A., "Gene feud," *New Scientist*, March 13, 1999, p.14
・Coghlan, A., "I'll be back," *New Scientist*, May 29, 1999, p.22
・Ewen, s. er al., "Effect of diets containg genetically modified potatos expressing Galathus nivalis lectin on rat small instine," *The Lanset*, October 16, p. 1353-1354（別ページの解説なども参考にした。）

＊以上のほかに、『ガーディアン』や『インディペンデント』などイギリスの新聞記事を参考にした。

■第Ⅰ部 第1章 いま明らかになる遺伝子組み換え食品の危険性

遺伝子組み換え作物でラットに異常発生

天笠啓祐

それはテレビの会見から始まった

九八年八月十日、遺伝子組み換え食品の安全性に疑問を投げ掛ける、新しい知見が、イギリスのテレビで発表され、世界的に波紋を投げ掛けた。テレビで発表したのが、イギリスのスコットランド東部、アバディーンにあるローウェット研究所のアーパッド・プッシュタイ博士だった。同博士が中心になって行なった遺伝子組み換え食品の安全性を評価する実験で、ラットに遺伝子組み換えジャガイモを食べさせつづけたところ、免疫力の低下や発育不全などの影響を引き起こしたのである。その実験結果をふまえた、警鐘を目的にした発表だった。

実験は、イギリス政府の依頼で行なわれたもので、この会見は、ローウェット研究所長の承認を得てのものだった。ところが二日後に、プッシュタイ博士は「勝手に発表した」という理由で解雇され、後にローウェット研究所によって、この発表を否定する趣旨の発表が行なわれた。

プッシュタイ博士がテレビで発表した後、研究所には、世界中から問い合わせが殺到し、パニック状態になったという。まだ論文が書かれる以前の発表だったこともあり、研究所は、プッシュタイ博士個人が勝手に発表した、という見解でもって同氏の処分を行なったのである。

この二日の間に何が起きたのか、私たちには分からなかった。ただし国際的には、この研究所の見解発表によって、一件落着となり、プッシュタイ博士の発表は問題の多い、いい加減な内容だった、という印象を一般の人に植え付けることに成功した。また、博士と研究所の間に何が起きたのか、その真相もなかなか見えてこなかった。

その後、データは没収され、コンピュータにはロックがかけられ、博士の実験は、その主張もろとも葬り去られようとした。事実、一時は葬り去られた状態にあった。博士は失意のうちに野に下ったのである。私たちが手にできる資料は、その後、研究所が発表した「否定の見解」だけだった。

プッシュタイ博士は、植物の蛋白質であるレクチンの研究では世界的にも名の知られた科学者である。博士は遺伝子組み換え植物を食品にすることは問題であり、その警告の意味で、発表したのだった。ローウェット研究所にとっては、発表されては困る内容だった。そのためプッシュタイ博士の口を封じた後、同博士の実験を否定する見解を発表したのだった。

研究所が発表した見解

同研究所が発表した実験内容は、次のようなものだった。

実験は、遺伝子組み換え作物自体を食べさせたわけではなく、ジャガイモと一緒に、遺伝子組み換えでつくられる殺虫性（殺菌性）毒素を付け加えて、マウスに一一〇日間与えつづけたもの。マウスでの一一〇日という期間は、人間でいうと一〇年分に及ぶ長期間である。

殺虫毒素は二種類で、ひとつは、タチナタマメ由来のレクチン遺伝子が作り出す蛋白質（コンカナバリンA）で、もうひとつは、マツユキソウ由来のレクチン遺伝子が作り出す蛋白質（凝集素ＧＮＡ）を用いて実験を行なった。そのうちタチナタマメ由来のレクチン蛋白質で影響ありという結果が出た、とされたのである。マツユキソウ由来のレクチン遺伝子が作り出す蛋白質では、影響は出なかった、というものだった。

しかし、このローウェット研究所が発表した内容は、意図的に、事実をねじ曲げて伝えたものだった。実は、マツユキソウ由来のレクチン遺伝子が作り出す蛋白質で、影響ありというのがプッシュタイ博士が発表した実験結果だった。

タチナタマメ由来のレクチン蛋白質は、従来から有害性が指摘されている物質であり、実験結果に納得する人が多いはずである。マツユキソウ由来のレクチン遺伝子が作り出す蛋白質は、従来から安全だと思われていたものであり、この遺伝子を入れた作物を開発しようとしていた。そちらは問題ないとしたのである。

もう一つは、遺伝子組み換え作物自体を食べさせたのではなく、ジャガイモと一緒に殺虫毒素の蛋白質を加えて食べさせつづけた点に対しても、疑問を指摘した人が多かった。「なんだ、遺伝子組み換え作物自体を食べさせた実験ではなかったのだ」と。すなわち、たいした実験ではないし、結果も順当なものだ、と受け止めるように仕組んだ発表だった。ところが、この発表は事実を伝えたものではなかった。

この研究所の発表を受けて真っ先に見解を発表したのが、モンサント社だった。「正式な論文発表も行なわれておらず、内容もお粗末である」というような趣旨だった。その後、「正式な論文発表ではない」という見解が、プッシュタイ博士批判の常套文句になり、日本でも、さまざまな人がいうようになった。モンサント社は、この研究所に資金を提供している有力企業の一つだった。しかも、プッシュタイ博士の実験で、企業生命を揺さぶられるようなデータが出ていたのである。

実際の実験の内容

プッシュタイ博士が行なった動物実験の目的は、組み換え作物を投与した時に、内臓や新陳代謝に影響が出ないかを調べるものだった。主要実験は、一一〇日間の短期のものと、一一〇日間の長期のものの二つの種類が行なわれた。実験は、人間には害がないとされている、マツユキソウ由来のレクチン遺伝子を組み換えたジャガイモで行なわれた。タチナタマメ由来のものは補足的に行なわれた実験だった。

ラットは四つの集団に分けられた。二つの集団には、遺伝子組み換えジャガイモを食べさせた。すなわちマツユキソウ由来のレクチン遺伝子を導入したジャガイモを食べさせた。第三の集団には、ジャガイモにマツユキソウ由来のレクチンを注射針で注入して食べさせた。四つ目の集団は、対照群として、普通のジャガイモを食べさせた。その四つの集団をさらに、短期と長期の両方で実験した。

しかもジャガイモ自体、生のものと加熱処理したものと、二つのパターンをつくって与えている。

研究所の発表では、まず実験の目的が正確に伝えられていなかった。しかも、タチナタマメではなく、マツユキソウのレクチン遺伝子を用いていた。さらには、長期と短期の両方の実験を行ない、なおかつ遺伝子組み換えジャガイモそのものを食べさせる実験も行なっていた。

そして、実験の結果である。まず博士が述べているのが、遺伝子組み換え作物と普通の作物は、成分組成が明らかに異なり、実質的に同じとはいえないという点だった。日本でも安全性評価の基本が、従来の作物と比較して「実質的に同等」かどうかを見る実験である。その結果、とても実質的に同等とはいえない、というものだった。

対照群として設定した普通のジャガイモを食べさせた集団と、ジャガイモにレクチンを注射針で注入した集団では、長期でも、短期でも、調理の仕方にかかわりなく、変化が起きなかった。

ところが、遺伝子組み換えジャガイモを食べさせたラットでは、肝機能の低下が見られ、免疫機能にも影響が出た。イギリスの医学雑誌『ランセット』誌（九九年十月十六日号）に掲載された、短期の実験では、消化器系などの内臓で成長が抑制された。また、胃壁を厚くするなどの影響もあったことが指摘されている。

プロモーターが問題か

プッシュタイ博士は、レクチンに関する研究では国際的に第一人者である。マツユキソウ由来のレクチン遺伝子がつくり出す蛋白質が、人間やラットに悪い影響をもたらすとは考えていないし、事実、注射針で入れたものを食べさせたラットに何の異常も起きなかった。そこで、注目したのがプロモーターであった。

プロモーターとは、遺伝子本体を起動させる役割を果たす遺伝子である。いわば遺伝子のスイッチの役割を果たしている。いま、遺伝子組み換え作物ではほとんどのものに、導入した遺伝子を無理やり起動させたるために、このプロモーターが付け加えられている。また、導入した遺伝子の働きを休めないようにしたり、高めるために、エンハンサー（遺伝子の働きを活発化させる遺伝子）が使われている場合もある。そのことが安全性への懸念を増幅させている、と推定できる。

そのプロモーターには、カリフラワー・モザイク・ウイルスの遺伝子が用いられている。カリフラワーやダイコンなどにモザイク病をもたらすウイルスの遺伝子である。正確には、カリフラワー・モザイク・ウイルス・35Sプロモーターである。

遺伝子組み換え作物では、導入した遺伝子が、本体の遺伝子の影響を受けて働きを押さえられないように、独立して働く仕組みをつくらなければならない。また、導入した遺伝子の働きが弱いと、除草剤耐性や殺虫性の性質がうまく発現できない可能性がある。そのため、無理やり遺伝子を働かせたり、働きを強めたり、絶え間なく働かせる必要がある。そこで使われているのが、プロモーターやエンハンサーである。そのため、プロモーターやエンハンサーは、その植物にとっては、不必要な蛋白質を大量につくらせることになる。それが、植物に変化をもたらしたり、未知の毒性をつくり出す引き金になり得る。

とくにカリフラワー・モザイク・ウイルスの遺伝子が用いられている点に注目が集まっている。というのは、このプロモーター遺伝子が、他のウイルスの遺伝子を起動することが分かっているからである。この場合、導入した遺伝子が入る位置が問題になってくる。

エンハンサーも同じ問題が考えられる。人間では、がん遺伝子の染色体上の移動が起き、エンハンサーの影響を受けて、そのがん遺伝子の働きが活発化したという報告が出ている。ウイルスのプロモーターやエンハンサーを用いると、導入した生物にさまざまな予知できない問題をもたらす危険性がある。食品としての安全性にも、そのことが起きないか。以前から指摘されていた懸念が、実証されたことになったともいえる。

また、プッシュタイ報告を葬り去ろうとした事件の背後には、実は遺伝子組み換え作物をめぐる巨大企業の戦略が働いていたと推測できる。というのは、このカリフラワー・モザイク・ウイルス・35Sプロモーターの特許をもっているのが、モンサント社である。このプロモーターは、現在開発・販売されているほとんどの遺伝子組み換え作物に使用されている。

もし、このプロモーターに問題があるとなると、いま開発・販売されているほとんどの遺伝子組み換え作物の安全性に疑問が生じてしまう。プッシュタイ博士の指摘は、この実験にとどまらない普遍的な内容をもっていた。遺伝子組み換え作物全体の開発に待ったをかける、実験結果だったのである。

プッシュタイ博士の解雇にまで発展したこの実験結果は、遺伝子組み換え食品の安全性に根本的な疑問を投げ掛けるものだったのである。

（一九九九年十一月）

第2章　広がる遺伝子組み換え食品

■第Ⅰ部　**第2章　広がる遺伝子組み換え食品**

日本人の主食、コメも遺伝子組み換えに

粥川準二

イネの遺伝子研究は二方向で

ダイズやナタネ、トウモロコシ、ジャガイモに引き続き、いよいよ数年後には、遺伝子を組み換えたコメが食卓に登場しそうである。本稿執筆中の一九九九年には、日本企業一社、外国企業二社が遺伝子組み換えイネの栽培試験を国内で開始した。コメを主食とする日本人にとっては、目を離さずにいられない状況である。

日本のコメ市場は、一九九六年度の生産額で見て、三兆一九一億円。農業全体の二八・八パーセントを占める。国民一人当たりの年間消費量は六七・八キログラムで、一〇年前と比べると九パーセントも低下し、市場全体も伸び悩んではいるものの、コメが依然として大きな市場であることには変わりない。

また、コメを主食にしているのは日本人だけではない。資料によって数字が異なるが、全人類の四〇～六〇パーセントが主食をコメに依存しているともいわれる。そのため、「イネの改良は世界の食料の安定的確保を目指す重要な研究」と農水省の冊子『イネゲノム解析――全遺伝子の機能解明をめざして――』は謳（うた）っている。

いま、イネの遺伝子研究は二つの方向で急速に進んでいる。その一つが遺伝子組み換えイネの開発であり、もう一つがイネゲノム解析研究である。ここではその二つの方向について

見てみよう。

日本政府、農水省のバイオ戦略

一九九九年一月二十九日、農水省、通産省、文部省、厚生省、科学技術庁の五省庁は、共同で「バイオテクノロジー産業の創造に向けた基本方針」を発表した（第Ⅱ部資料参照）。

これには、日本のバイオ産業が欧米に比べて大幅に遅れていることに対する危機感が背景としてある。つまりこの基本方針は、関係省庁が一丸となって、民間企業や大学とも協力し、国内のバイオ産業をもり立てていこうという国家戦略であるといえる。

この基本方針は、現状一兆円の市場規模を二〇一〇年には二五兆円に拡大し、バイオテクノロジー関連産業に新しく参入する企業が一〇〇〇社にまで増大することを目指している。

そのための具体的な施策として、第一にあげられているのが、ゲノム解析である。ゲノムとは、細胞の染色体一組に含まれるすべての遺伝子の総称のこと。つまりヒト、イネ（などの植物）、家畜、微生物などの遺伝子を解析し、そこから得られた基本情報を産業界へ提供することで、産業の活性化をねらうのだ。そのほかに、新規事業者が必要な初期投資への公的支援などにより事業化を支援することなど、八項目が今後の施策としてあげられている。

この戦略の一環として農水省が進めているのが「21世紀グリーンフロンティア研究」だ（第Ⅱ部資料参照）。

その趣旨は、遺伝子組み換えやクローンなどのバイオ技術を駆使して、食料などの諸問題を解決し、さらに新産業の基盤を確立するために、遺伝子を利用したさまざまな基礎技術を開発することである。

この計画の研究内容は、次の三方向があげられている。

第一に、後述するイネゲノム解析研究。民間企業も含めて幅広く行ない、有用遺伝子の特許化を加速する。

第二に、画期的な動植物の開発。イネゲノム研究の成果などと最新の遺伝子組み換え技術を複合させて、画期的な植物をつくる。また、体細胞クローン技術を向上させて、クローン動物開発に役立てる。

第三に、有用物質生産系の確立。植物や動物、昆虫に遺伝子組み換え技術を応用することによって、医薬品など有用物質をつくり出す技術を開発する。

これら三つの研究からなる21世紀グリーンフロンティア研究は、一九九九年度から二〇〇五年度まで七年間の予定で組まれている。ちなみに一九九九年度の予算は合計一四億八一〇〇万円である。

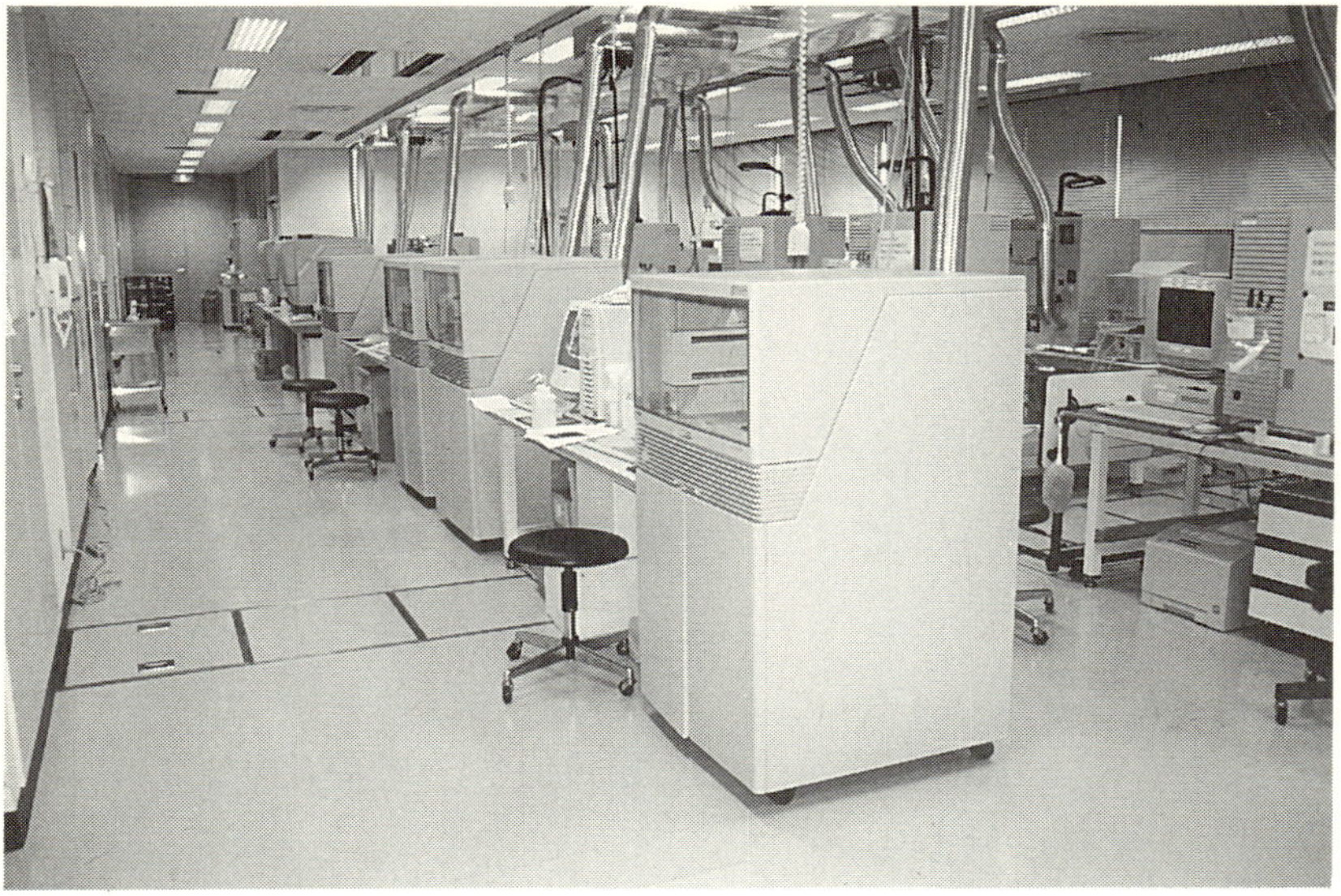

農林水産省先端技術研究所に並ぶ解析装置

その最も大きな柱となっているのが、政府の基本方針と同じくゲノム解析である。「世界の先端を走る」とたびたび表現されるイネゲノムの解析、つまり日本人の主食であるコメを生み出すイネの遺伝情報を読みとり、その成果で得られた有用な遺伝子を特許化していくという戦略だ。

イネの全遺伝情報を読み解く

イネゲノム解析研究は、農水省農業生物資源研究所と農林水産先端技術研究所（どちらも茨城県つくば市）が共同で一九九一年からスタートした。一九九七年に第一期を終え、二二七五個のＤＮＡマーカー（標識遺伝子）からなり、遺伝子の大まかな位置を示す遺伝地図、イネの全ゲノムの七〇パーセントをＤＮＡ断片で再構築した物理地図、約一万七〇〇〇種のイネ遺伝子の部分塩基配列カタログなどの成果を出した。一九九八年から第二期に突入し、機能解析に力を入れている。

ゲノムとは、核の中にある染色体の一セットのこと。イネの場合、染色体は二セット二四本ある。染色体はＤＮＡで構成され、遺伝情報はアデニン（Ａ）、チミン（Ｔ）、グアニン（Ｇ）、シトシン（Ｃ）の四種類の塩基の配列で示される。

イネゲノム解析研究で行なわれることは二つある。一つはイネの染色体を構成するＤＮＡを取り出し、その塩基配列を読みとる「構造解析」。もう一つは染色体のどこに、どのような役割をはたす遺伝子が存在するのかを探る「機能解析」である。

構造解析と機能解析によって情報を得られれば、その先の展開の仕方が二つある。

その一つは、「ＤＮＡマーカー選抜育種」と呼ばれる品種改良法だ。たとえば、病気に強いコシヒカリをつくりたければ、従来の方法では、病気に強い品種のイネとコシヒカリとを交配させるしかない。すると、病気に強い特徴だけでなくほかの特徴もコシヒカリに混ざってしまう。ところが、病気に強い特徴をもたらす遺伝子のだいたいの位置がわかっていれば、通常の交配をさせた後、葉の細胞から染色体を取り出して調べ、目的の遺伝子だけが入り込んだ個体のみを選び出すことができる。それを育て、交配を繰り返すことで、品種改良に要する時間を短縮できる。研究者によると、たとえば、一五年かかっていた品種改良が、数年でできるようになるかもしれないという。

得られた情報はイネ以外にも応用

もう一つの展開が、後述するような遺伝子組み換え作物をつくるために有用な遺伝子を見つけ、取り出すことである。すでに白葉枯病やいもち病への抵抗性に関連する遺伝子が取り出されている。ほかにも耐冷性遺伝子や出穂期に関連する遺伝子の解析が進んでいる。

一九九九年三月十一日、農水省農業生物資源研究所は世界に先駆けて、イネゲノム解析研究で得られた塩基配列情報の一部をインターネットで公開した（http:// www. dna. affrc. go. jp: 82/）。第六染色体の一部、一五万七〇〇〇塩基対のデータである。世界で初めての試みだが、イネのゲノム全体から見ると、まだ〇・〇四パーセントにすぎない。この中には、イネの形、性質などを決めるタンパク質づくりに関与する遺伝子が三四種類存在していることもわかった。これらの機能は、今後明らかにされることになる。こうした情報が、イネを含む遺伝子組み換え作物の研究開発に活かされるわけだ。

イネゲノム解析研究に注目が集まる理由は、コメが日本人の主食であることだけではない。イネのゲノムの大きさは約四億三〇〇〇塩基対で、主要な穀物のなかで最も小さい。トウモロコシはイネの六倍、オオムギは一〇倍、コムギは四〇倍の大きさで、塩基配列全部を読み解くことは容易でない。

ところが、ほかの主要穀物もイネ科だから、どれもゲノムがよく似ているとわかってきた。つまり、イネゲノムを解析することで、ほかの穀物の品種改良の基礎データをつくることができるのだ。当然、遺伝子組み換え作物の開発にも役立

表1　国内で野外での栽培試験が行なわれた遺伝子組み換えイネ

特徴(品種名)	開発者（隔離圃場試験申請者)	組み込んだ遺伝子	状況
1.ウイルス病抵抗性イネ(日本晴)	農業研究センター 農業生物資源研究所	イネ縞葉枯ウイルス外被タンパク質遺伝子	1994年に一般圃場試験実施
2.ウイルス病抵抗性イネ(キヌヒカリ)	農業環境技術研究所 (株)植物工学研究所	イネ縞葉枯ウイルス外被タンパク質遺伝子	1994年に一般圃場試験実施
3.低アレルゲン米イネ(キヌヒカリ)	三井東圧化学(株) (農業環境技術研究所)	イネアレルゲン遺伝子のアンチセンス側	1995年に一般圃場試験実施
4.酒造用低タンパク質イネ(アキヒカリ)	(株)加工米育種研究所 (日本たばこ産業(株))	イネグルテリン遺伝子のアンチセンス側	1994年に隔離圃場試験実施
5.ウイルス病抵抗性イネ(日本晴2系統)	農業研究センター 農業生物資源研究所 (農業環境技術研究所)	イネ縞葉枯ウイルス外被タンパク質遺伝子	1997年に一般圃場試験実施
6.酒造用低タンパク質イネ(月の光2系統)	日本たばこ産業(株)	イネグルテリン遺伝子のアンチセンス側	1998年に隔離圃場試験実施
7.除草剤耐性イネ(系統番号4)	(財)岩手生物工学研究センター	ビアラフォス抵抗性遺伝子	1998年に隔離圃場試験実施
8.低タンパク質イネ(コシヒカリ4系統)	日本たばこ産業(株)	イネグルテリン遺伝子のアンチセンス側	1999年に隔離圃場試験実施
9.除草剤耐性イネ(M202、ベンガル)	アグレボ・ジャパン(株) (農業環境技術研究所、 (社)農林水産先端産業振興センター)	グルホシネート耐性遺伝子	1999年に隔離圃場試験実施
10. 除草剤耐性イネ(M202　6系統)	日本モンサント(株)	グリホサート耐性遺伝子	1999年に隔離圃場試験実施

※1999年夏現在、10種類21系統。
※農林水産省先端産業技術研究課資料をもとに粥川準二作成。

つ。

実際、一九九八年九月十日、農水省農業生物資源研究所は、イネゲノム解析研究で得られた情報を利用することにより、ソルガム（コーリャン、イネ科の飼料作物）のゲノムは、七割がイネと共通していることがわかったと発表した。ソルガムのゲノムの大きさは約七億五〇〇〇万塩基対、イネの二倍近くある。同研究所の研究によると、イネゲノム解析で得られたDNAマーカーはソルガムのDNAに対して非常によく結合し、六〇〇個のマーカーを持つ遺伝地図をつくることに成功した。さらにそのソルガムの遺伝地図をイネの遺伝地図と比較すると、染色体レベルでの類似性もわかってきた。とくにイネの第一染色体とソルガムのG染色体とでは、三八個のDNAマーカーが同じ順序で配列していることもわかった。

イネゲノム解析研究の計画は、当初は日本だけで行なわれるはずだった。ところが、ほかの穀物との共通性がわかってきたことで、外国が興味を持ってきたという。そして国際プロジェクトに発展した。

現在は、日本がリーダーとなり、韓国、中国、台湾、インド、タイ、アメリカ、フランス、イギリスが参加して、国際的な共同体制で解析が進んでいる。日本は、いちばん長い第一染色体と、研究者の希望の多い第六染色体を担当する。しかし、構造解析は「協調」だが、機能解析は「競争」になるという。機能がわかれば特許取得が可能になる。有用遺伝子の発見とその特許取得は、激しく競い合うことになりそうだ。

さらに最近、政府機関主導のプロジェクトをゆさぶる民間の動きも出てきた。アメリカのベンチャー企業セレラ・ゲノミクス社が二〇〇一年までに全イネゲノムを解析するとぶちあげたのだ。セレラ社は、以前はNIH（米国立衛生研究所）の研究者で世界で初めてヒトの遺伝子の特許を申請して物議をかもしたグレイク・ベンター氏が設立した会社である。同社はDNA自動解析装置の大手パーキン・エルマー・バイオシステムズ社やコンピュータ・メーカーのコンパック社と提携を結び、ヒトゲノムを二〇〇一年までにすべて解析するとも豪語している。当然だが、民間企業は得た情報を公開する義務はない。

遺伝子の機能がわかれば、特許の対象となる。そしてその特許が、遺伝子組み換え作物から得られる巨大な利益をめぐって、駆け引きの道具となる。

三種類の組み換えイネが野外栽培試験に

イネゲノム解析研究と並行して進められているのが、遺伝子組み換えイネそのものの研究開発、そして商品化である。イネに限らず、遺伝子組み換え作物が食品として流通されるためには、五段階の安全性評価を受けなければならない。第一に、実験室や隔離温室での評価。第二に、非閉鎖系の温室での評価。ここまでは科学技術庁の指針に基づく。第三に、隔離圃場での評価。第四に、一般圃場での評価。ここまでは農水省の指針に基づく。そして第五に、厚生省の指針に基づき、食品としての安全性評価を受ける。

これまでに隔離圃場または一般圃場での評価を受けた、つまり野外での栽培試験を行なった遺伝子組み換え作物は、八一種類。イネもすでに一〇種類二一系統ある（表1参照）。本稿執筆中の一九九九年、国内では、次の三種類の遺伝子組み換えイネの隔離圃場試験が行なわれた。

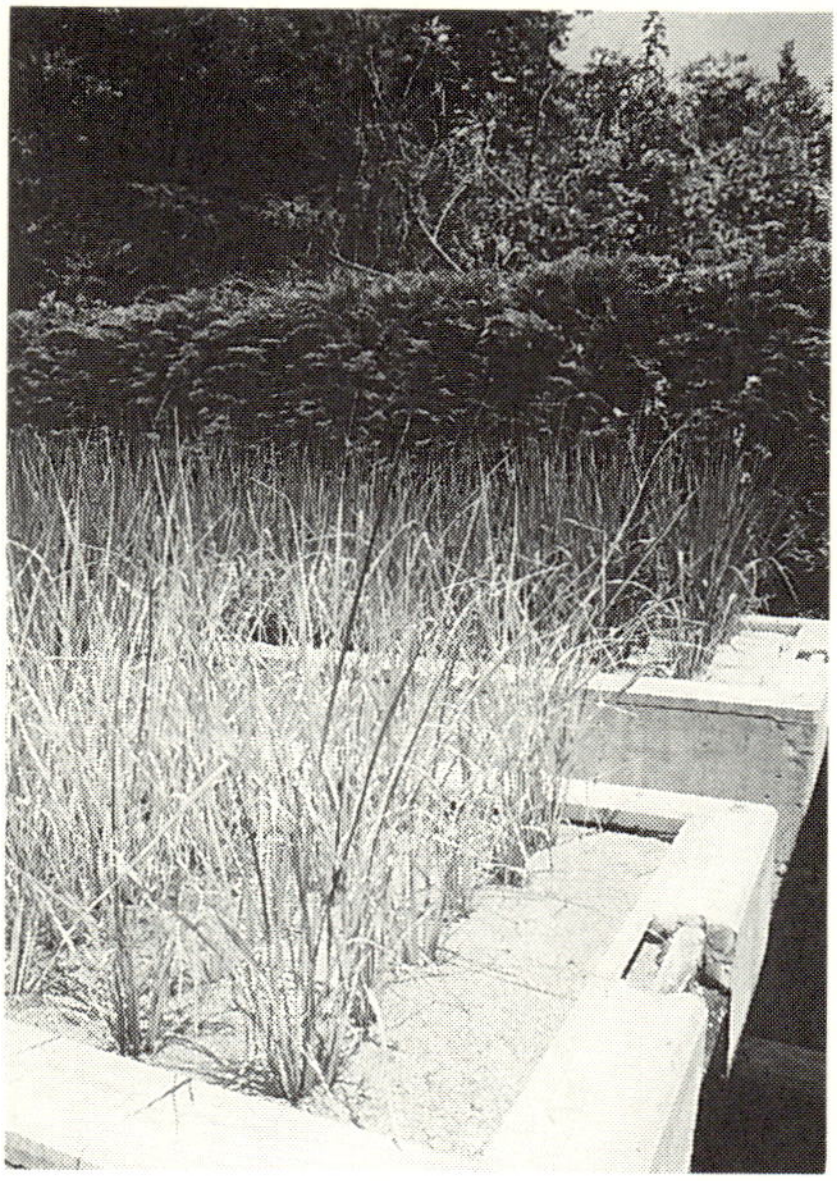

アグレボ社の除草剤耐性イネ（奥）と非組み換えイネ（手前）（農水省農業環境技術研究所）

●日本たばこ産業（JT）申請の低タンパク質イネ（四系統）

コメに含まれるグルテリンというタンパク質をアンチセンス法という方法で押さえ込み、酒造原料に適するように改良した。もとの品種はコシヒカリ。静岡県にある自社の隔離圃場で試験された。

●アグレボ・ジャパン申請の除草剤耐性イネ（二系統）

ストレプトマイセスという微生物の遺伝子を組み込み、自社の除草剤バスタをかけても枯れないように改良した。もとの品種は「M202」と「ベンガル」というアメリカのイネ。農水省農業環境技術研究所の隔離圃場で試験された。

●日本モンサント申請の除草剤耐性イネ（六系統）

アグロバクテリウムという微生物の遺伝子を組み込み、自社の除草剤ラウンドアップをかけても枯れないように改良した。もとの品種はM202。茨城県にある自社の隔離圃場で試験された。

アグレボ社とモンサント社はどちらも外国企業で、特徴も除草剤耐性である。唯一の日本企業である日本たばこ産業の低タンパク質イネはそれらと大きく異なる。

コメの粒の中にはタンパク質が一〇パーセントぐらいあり、この含有量を下げれば、味のよいコメができるはずだという。用途としては、ふつうの食品用以外に、酒造用を意図

表2　遺伝子組み換え作物の開発に係わる外国技術とその国産代替技術

技術の分類	外国技術	特許（消滅年）	代替する国産技術	特許権者（所有者）（消滅年）
遺伝子の導入法	アグロバクテリウム法	マックスプランク研究所（平成16年）	単子葉植物へのアグロバクテリウムを用いた形質転換法	日本たばこ産業（平成25年）
	バイナリーベクター法	モーゲン社（現ゼネカ）（平成16年）		
	エレクトロポレーション法	チバガイギー社（平成17年）	ポリカチオン法 PEG法	農業研究センター（平成26年） 特許なし
	パーティクルガン法	デュポン社（平成23年） アグラシータス社（平成19年）	パーティクルガン法	
導入遺伝子の発現調節法	CaMV35sプロモーター	モンサント社（平成16年）	PRIプロモーター	特許無し（農業生物資源研究所）
	ユビキチンプロモーター	マイコジェン・プラント・サイエンスInc.	レトロトランスポゾンプロモーター	特許なし（農業生物資源研究所）
			LHCP プロモーター（光合成関連遺伝子）	農業生物資源研究所（平成22年）
			ダイズ緑斑紋ウイルスプロモーター	農業生物資源研究所（申請中）
	アンチセンス技術基本特許	ニューヨーク州立大学 エンゾ・バイオケム社（平成16年） ゼネカ社（平成19年）		
組み換え体の選抜方法	カナマイシン耐性遺伝子	モンサント社（平成16年）	MATベクター法	日本製紙（株）
	ハイグロマイシン耐性遺伝子	イーライ・リリー社（平成16年）		

出典：『農業技術』54巻8号、1999年、339ページに加筆

しているらしい。酒をつくるときには、タンパク質の含有量が高いと、酵母やこうじ菌を発酵させたときにタンパク質が栄養になってしまうという。そうなると過剰に微生物が繁殖して、味が悪くなるという。タンパク質の約七五パーセントはグルテリンが占める。そこで、そのグルテリンをつくり出す遺伝子の働きをアンチセンスという技術で止めてやるのだ。

　農水省の資料で利用目的を見てみると、アグレボ社の除草剤耐性イネは「加工原材料及び飼料としての輸入」となっている。一方、モンサント社の除草剤耐性イネは「生

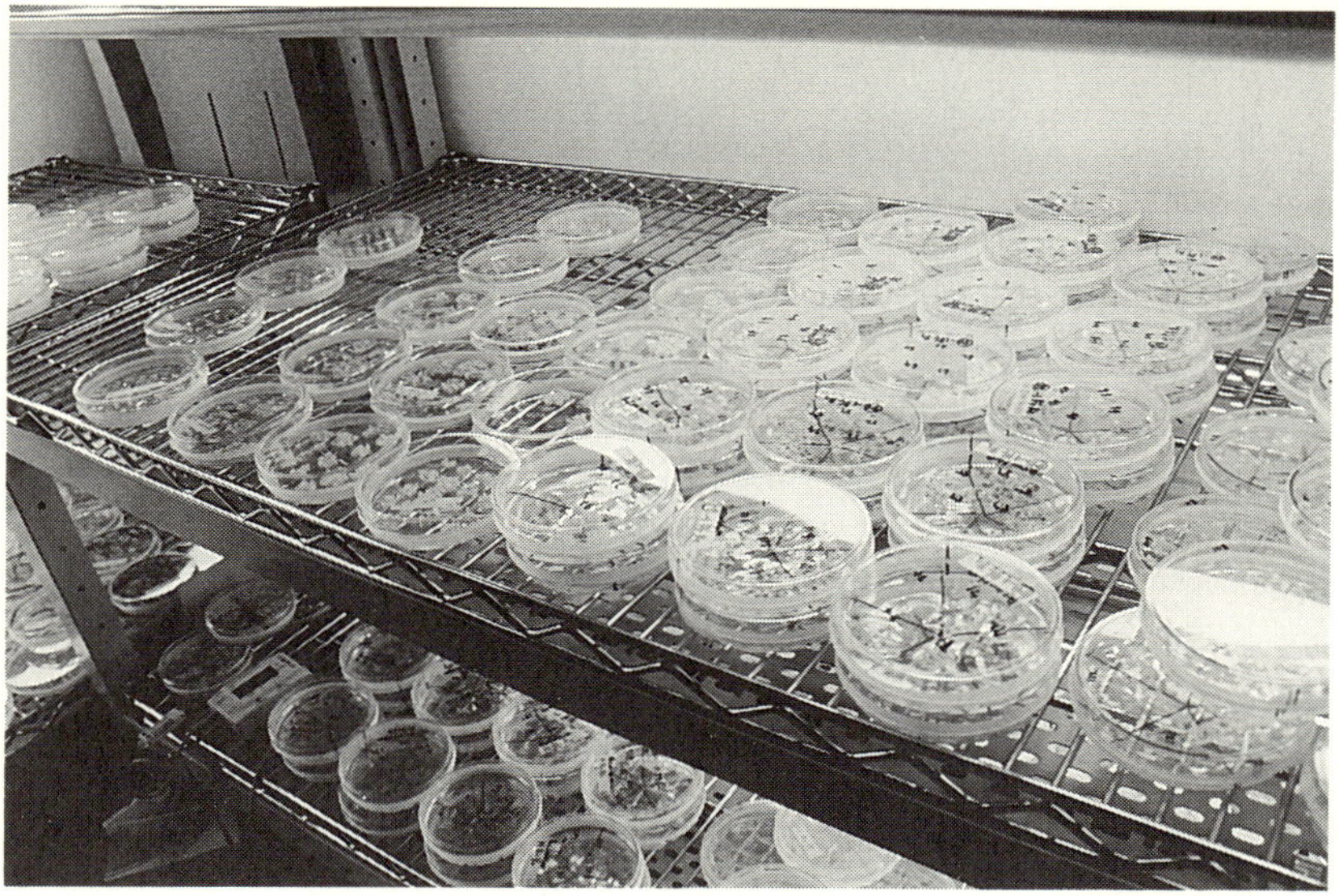

イネにアグロバクテリウムを感染させて遺伝子を組み込む（農水省農業生物資源研究所）

育及び形態特性等の評価試験を行う」と微妙な表現になっているので、将来的には国内の農家に売り込むことをねらっているのだろう。もとの品種はどちらもアメリカの品種であるが、厚生省の安全性評価さえ受ければ、「そのまま食べてもいいんですよ。別に」（農水省先端産業技術研究課）という反面、「せんべいとか加工用でしょう。そのまま食べたらまずいと思いますよ」（ある研究者）という声もある。

いずれにせよ、「乾田直播」といって、水をひく前に畑の状態の地面に直接、種子を撒くというタイプの品種だ。苗を水田に移植する日本のイネとはだいぶ異なる。雑草が生えてきたところで除草剤を散布すれば、雑草は枯れてイネだけが残る。水を入れるのはその後だ。アグレボ社の除草剤バスタにしても、モンサント社の除草剤ラウンドアップにしても、水田では使えないからだ。隔離圃場試験を行なっている農水省農業環境技術研究所の環境研究官の話では、日本で乾田直播が普及しない限り、いまのような稲作体系にはなじまないだろう、ということだった。

茨城県つくば市にある農水省農業環境技術研究所の隔離圃場で、アグレボ社の除草剤耐性イネを見せてもらった。筆者が訪ねたとき（一九九九年七月二十九日）は、ちょうど除草剤を散布したばかりで、遺伝子組み換えイネだけが生き残り、雑草は枯れていた。非組み換えのイネは雑草と一緒に枯れていた（写真）。除草剤を散布していないところでは、組み換えのものも非組み換えのものも雑草で覆われていた。

ここで環境への影響を評価された後、さらに一般圃場での評価を受ければ、いよいよ厚生省で食品としての安全性評価を受ける。

日本のバイオ米はいつ商品化されるのか？

モンサント社とアグレボ社以外にも、遺伝子組み換えイネの開発に着手し、日本を含むアジア市場への売り込みをねらっている外国企業はたくさんある。たとえば、アメリカン・サイアナミッド社はイミダゾリノンという除草剤に耐性を持たせたイネを、デカルブ社は高収量のイネを開発している。モンサント社は栄養成分を変更したイネも開発しているようだ。

日本企業も必死だ。

遺伝子組み換えイネの開発の先頭に立つ、ある企業を雑誌の仕事で取材したとき、「御社のコメはいつ商品化されるのですか？」と筆者が尋ねてみると「いろんな状況があるから、言わないほうがいいでしょう」とやや切れ味の悪い返事が返ってきた（『トリガー』九九年十月号）。

一九九九年に試験が行なわれたもの以外に、野外での栽培試験をすでに終えている遺伝子組み換えイネは、農業研究センターなどが開発したウイルス病抵抗性イネ、農水省農業環境技術研究所などが開発したウイルス病抵抗性イネ、三井東圧化学が開発した低アレルゲンイネなど、六種類八系統もある（表1参照）。もちろんイネ以外の作物も数多くある。

イネを含むこれらの遺伝子組み換え作物は、なぜ商品化されないのだろうか？　ある研究者は苦笑いを浮かべながら「それはあまり言いたくないな」と言った。

農水省の担当者や研究者によると、その理由はまず、初期の遺伝子組み換え作物は研究が目的であったこと。また、厚生省に申請するにはコストがかかり、それに見合った収益が得られないと開発企業が判断していること。そしてもう一つの理由が特許の問題である。

植物の遺伝子組み換えにはさまざまな技術が必要とされるが、カギとなる技術のほとんどの特許を外国企業に握られてしまっているのだ（表2参照）。日本企業がそれらの技術を使うには、特許権利が消滅するまでは多額の特許料を支払わなければならない。

もちろん日本側も黙っているわけではない。国産の代替技術を開発する、自前の技術特許で外国企業とクロスライセンス契約をかわすなど、さまざま戦略が日本企業に求められている。

現在、遺伝子組み換えイネの開発に最も積極的な民間企業は、日本たばこ産業、三井化学、そして三菱化学の子会社である植物工学研究所の三社である。そのなかでも最近とくに動きが活発なのは、日本たばこ産業である。同社は一九九五年より、モンサント社と互いの技術を出し合って、高収量・良食味イネの開発を共同で行なっている。また同社は一九九八年一月、エンゾ・バイオケム社からアンチセンス技術をイネに用いる権利を獲得した。なおアンチセンス技術については、エンゾ社とカルジーン社とのあいだで特許紛争が続いている。さらに同社は一九九九年六月、イギリスのゼネガアグロケミカルズ社と合弁企業を設立し、品質や収量を改善したイネや耐病性、耐虫性をもたせたイネを開発していくと発表した。

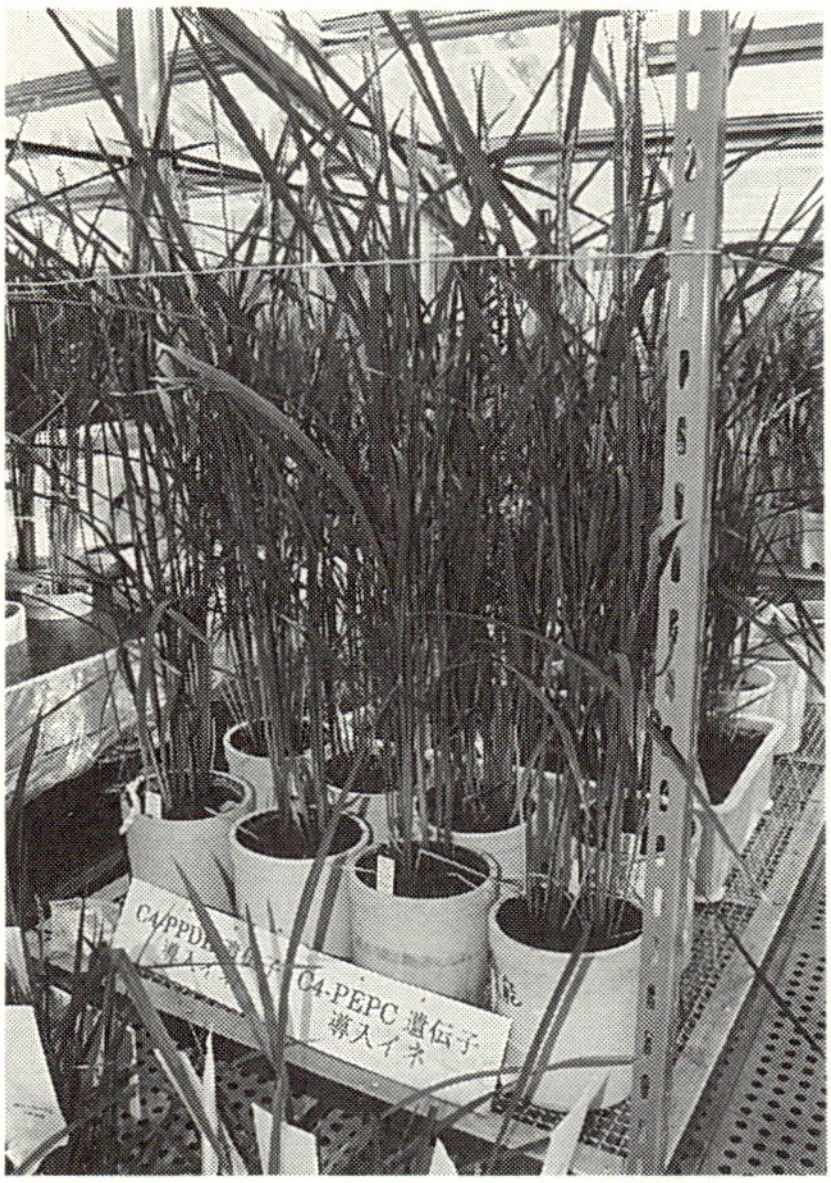

研究中の高収量イネ（農水省農業生物資源研究所）

対抗手段も遺伝子組み換えで?

農水省農業生物資源研究所は、日本の遺伝子組み換え作物研究をリードしている研究機関であり、数多くの遺伝子組み換えイネを研究している。同研究所生物工学部によると、現段階で最も研究が進んでいるのは次の四種類。

・耐病性イネ。別のイネの遺伝子を組み込み、キチナーゼというタンパク質の発現量を高めて、いもち病にかかりにくくする。
・高収量イネ。トウモロコシの遺伝子を組み込み、光合成の能力を高めて、収穫量のアップをねらう。
・機能強化イネ。ダイズなどの遺伝子を組み込み、通常のものより鉄分を多く含むようにする。レタスなどにも応用される。
・除草剤耐性イネ。マウスなど哺乳類の薬物代謝酵素をつくる遺伝子を組み込み、除草剤を分解する成分を含む。

最後の除草剤耐性については注意が必要だ。いまモンサント社やアグレボ社などが推進している除草剤耐性作物は、一種類の農薬（除草剤）に対してだけ耐性を持つ。それに対して、これは複数の除草剤に耐性を持つ。どんな薬物代謝酵素をつくる遺伝子を組み込むかによって、耐性を持たせられる除草剤を変えることができるらしい。場合によってはヒトの遺伝子を組み込むこともあり得る。除草剤を分解するので、作物への残留を少なくすることができるという。

しかし、疑問もある。複数の除草剤に耐性を持つということは、複数の除草剤を使うことができるということである。また、モンサント社のラウンドアップやアグレボ社のバスタは、いちおう分解性が高いことになっているそうだが、この除草剤耐性作物（イネ）なら、除草剤を分解する成分を含むので、分解性の低い除草剤も使うことが可能になる。つまり、除草剤をより濫用しやすくなるということである。作物への残留が減ったとしても、それを散布する農家の健康や土壌微生物、近隣の水系への影響などが気になる。

実用化の時期については、ここ二、三年のうちに隔離圃場試験が開始されることになるそうだ。その後、一般圃場試験、厚生省による食品としての安全性評価をパスすれば、食卓に上ることになる。

同研究所ではそのほかに、現在流通している害虫抵抗性（殺虫性）作物とはやはり異なる仕組みの害虫抵抗性イネや、背を低くした耐倒伏性イネなどの研究も進んでいる。

そのほかにも現在、民間企業や大学、国の研究機関の研究室で開発中の遺伝子組み換えイネは数え切れないほど多くある。

新聞で目についたものだけをいくつか拾っておくと、たとえば、電力中央研究所の後藤文之研究員らは、ダイズの遺伝子を組み込み、鉄分を多く含むイネを研究している。これは前述の農水省農業生物資源研究所との共同研究らしい。

大成建設生物工学研究所の遠藤昇研究員らは、シバや別のイネなどの遺伝子を組み込み、海水でも育つイネを研究している。名古屋大学の高倍鉄子助教授らや、岡崎国立共同研究機構基礎生物研究所のグループもまた、海水で育つイネの開発に成功している。いずれも微生物の遺伝子をイネに組み込んだという。

最近では、科学技術振興事業団の研究チームの代表の森敏・東京大学教授らが、オオムギの遺伝子を組み込み、アルカリ土壌でも育つイネをつくることに成功した。

いずれ遺伝子組み換え米が私たちの食卓に登場する日が来るだろう。外国の化学企業は次々と遺伝子組み換えイネの開発を進めている。もし、外国産の安くて味も悪くない遺伝子組み換え米が、日本市場で売られるようになれば、日本の農業が大打撃を被ることは間違いない。それに対する日本側の対抗手段もまた、遺伝子組み換えしかないのだろうか？　消費者がそう望んでいるとは思えない。政府の考え方こそ、問い直さなければならないだろう。

＊本稿は、『週刊金曜日』九九年九月十七日号、『トリガー』九九年十月号に発表した拙稿を組み合わせたうえで、さらに加筆・修正したものです。重複する内容があることをご了承ください。

食卓を取り巻く遺伝子組み換え製品

食品添加物そして家畜の飼料として

堤　茂治

遺伝子組み換え食品は、一九九六年の秋にダイズ、ナタネ、トウモロコシ、ジャガイモの四作物、七品種で初めて日本で認可され、輸入が開始された。その後、一九九九年までに、四回にわたって、申請と認可が重ねられ、ワタ、トマト、テンサイを追加して、七作物二九品種にまで拡大されてきた。それらの作物は、遺伝子組み換え技術によって、除草剤耐性、殺虫性、日持ち向上などの性質を付与されたものである。日常の食生活において、特段の注意を払わない限り、私たちはこれらをほとんど回避することはできなくなっている。

遺伝子を組み換えた食品（作物）については、人体および環境、そして少数の多国籍企業による食料の寡占の問題等がもっぱら世界の市民レベルで憂慮されている中で、世界貿易、政府間では表示の問題に焦点が当たっている。一九九九年八月に農水省の食品表示問題懇談会が「遺伝子組換え食品の表示のあり方」を公表し、三〇品目あまりについて表示を義務付けることになり、二〇〇一年の四月から実施される見通しだ。しかし、一応「表示する」という方向が出されたものの、消費量の多い油や飼料などで大部分が表示の義務を免除され、また、五パーセント未満の含有ならば「非組み換え」表示ができる点など問題点も多く、輸入されるこれらの九割近くが、表示されないとの指摘もある。これでは消費者の知る権利、選択の自由もなにもあったものではない。

私たちは人が食べる物ばかりに気を取られがちであるが、実は遺伝子組み換え作物の多くがすでに家畜の飼料として利用されているのである。したがって、遺伝子組換え作物の影響は、家畜たちに最初に表れるとも考えられる。また、すでにそうして育てられた家畜の肉や卵、乳製品を私たちは少なからず摂取し、組み換え飼料で育った家畜の堆肥で育てられた作物を食べている。

私たちは遺伝子組み換え食品と、遺伝子組み換え食品添加物、そして遺伝子組み換え飼料で育った畜産品……に四方囲まれて生きているのである。

家畜飼料

まず、家畜の飼料としてどれほどの輸入作物が利用されているのか、その実態をみることから始めたい。

豆腐、味噌、醤油、納豆……。多くの加工食品の原料となり、昔から重要なタンパク源として日本で身近に利用されているダイズ。私たちの認識では当然人間の食料である。だが、世界の一大生産国アメリカではもっぱら家畜の飼料として生産されている。

九八年の農水省資料では、日本で一年間に消費するダイズ五二七万トンのうち七割に相当する三六〇万トンがダイズ油の原料として利用され、その絞りかすのほとんどが家畜用の飼料となっている。日本のダイズの自給率は三パーセント程度で、輸入先はアメリカが第一位で約三九〇万トンに上る。これで全輸入量の七五パーセントを占めている。ブラジル、パラグアイ、中国がこれに続く。油用のダイズにおいては、三六〇万トンほぼ全量がアメリカ合衆国産で、バラ積み即ち組み換え体と非組み換え体の不分別形態による輸入となっている。アメリカでは遺伝子組み換え品種の推定作付け比率が二七パーセントであるから、単純に計算すると、一〇〇万トン近いアメリカの遺伝子組み換えダイズが日本の家畜の飼料に利用されていることになる。

トウモロコシはさらにスケールが大きい。消費量はなんと年間一五〇〇万トン、そのほぼすべてを輸入に依存し、全輸入量の実に八七パーセントをアメリカに頼っている。一五〇〇万トンといえば、日本で一年間に消費するコメ一一五〇万トン（九六年）の約一・三倍というからものすごい量である。私たちの日常感覚からすればダイズの方が多いように感じるのだが、輸入量としてはトウモロコシのほうがはるかに多いのだ。トウモロコシもダイズと同様、圧倒的に家畜の餌としての用途が多く、世界で生産されるうちの九〇パーセントは餌として利用される。日本では、輸入量の約八割一二〇〇万トンが家畜の飼料となり、残りが加工原料としてビール、コーンスターチなどになる。さらに加工品の副産物も飼料になる。トウモロコシはダイズと同じく加工用、飼料用一体として、バラ積みによる不分別の形態で輸入されている。アメリカでの組み換え種の作付け面積の比率は二三〜三四パーセントであるから、日本の家畜たちは組み換えトウモロコシを大量に食べている。

このほかナタネ(一三品種)やワタ(四品種)についても組換え作物の輸入が許可されている。このふたつもダイズ、トウモロコシと同様に、油を採取した残り粕を飼料として利用している。ナタネの消費量は二〇六万トンで、ほぼ一〇〇パーセントが輸入である。このうち八七パーセントがカナダ産で、カナダにおける遺伝子組み換え種の作付け面積の比率は三八パーセントである。

ワタについては、全量一七万トンを輸入に依存し、オーストラリア産がその九三パーセントを占めている。約二割が油用、残りが飼料用となっている。油を搾ったあとは飼料となる。オーストラリア産ワタの組み換え状況は不明だ。ダイズやトウモロコシと比べて、量は多くないものの組換えナタネが餌として利用されている。

以上四作物(二五品種)に九九年末にはあらたにテンサイが加わった。九七年には飼料として八七万トンの消費があり、約八〇パーセント六九万トンを輸入でまかなっているという。

遺伝子組み換え飼料に関する政府の規準(ガイドライン)は遺伝子組み換え食品、添加物のガイドラインとほぼ同じ時期の一九九六年に策定された。飼料の品質管理については『飼料の安全性の確保及び品質の改善に関する法律』があり、飼料の公定規格を定めている。これによって粗タンパク、粗脂肪などの成分表示がなされている。また、関税定率法に基づいて原料の割合と、原材料の多い順に材料名の表記がなされている。

例えば穀物六四パーセント(トウモロコシ・オオムギ・マイロ・加熱ダイズ)、そうこう類一五パーセント(コーングルテンフィード・ふすま・乾燥ビール粕)、植物性油脂粕一三パーセント(ダイズ粕・コーングルテンミール・ナタネ粕)、動物性飼料二パーセント(魚粉)、その他六パーセント(糖蜜、ビートパルプペレット・炭酸カルシウム・アルファルファミール・りん酸カルシウム・食塩・ゼオライト)のような表示が飼料の袋に書いてある。コーングルテンフィードとコーングルテンミールは、トウモロコシの加工副産物である。この中では、トウモロコシ、加熱ダイズ、コーングルテンフィード、乾燥ビール粕、ダイズ粕、コーングルテンミール、ナタネ粕、糖蜜は遺伝子組み換え作物由来の可能性がある。飼料には遺伝子組換え作物が利用され、しかもいくつもの種類がブレンドされていることがわかる。

組み換え作物を大量に食べさせられる被験者は、日本の家畜たちなのかもしれない。しかし今のところ家畜の健康に影響があるのかは誰にもわからない。

食品を購入する際に遺伝子組換え作物を原料に使用していないかどうか、豆腐や納豆で確認するのは比較的簡単だ。これらは消費者の関心が高いし、農水省の方針も「表示」の方向だ。たとえ表示がない加工食品でも、製造メーカーに問い合わせれば、なんらかの回答があるだろう。しかし、肉などの畜産品となった段階では遺伝子組換え作物を餌として与えられた牛の肉かどうかを知る手だてはおそらくない。配合飼料が普及している現状からすると、市販されている畜産物のほとんどは遺伝子組み換え飼料で育ったものだ。

餌に輸入作物を与えない生産者は以前から存在している。おもに自然食品卸業者などと契約している畜産農家で、餌に農薬や化学物質が含まれないように配慮している。

それは輸入作物には日本で許可されていない農薬が使用されていたり、ポストハーベスト農薬が使用されている可能性があるから、というのが今までの主な理由だった。さらに遺伝子組換え作物という回避すべき対象が増えることになるが、こうした取り組みを行なう畜産農家が今後増えることを期待したい。

私たちはとかくダイズ食品といえば豆腐や納豆、味噌や醤油を思い浮かべ、トウモロコシといえば冷凍や缶詰、せいぜいコーンオイルやコーンスターチ、コーンスナックといった、人が食べるものばかりに目を奪われがちである。今後、遺伝子組み換え作物を危惧し、それらを口に入れたくないのであれば、畜産物にも間接的に含まれていることに注目したい。家畜の飼料にもやはりそれなりの配慮をした畜産農家の生産物を入手することが必要になってくる。

前述したように九九年八月に農水省が発表した表示案では、アメリカ産ダイズとトウモロコシの九割は遺伝子組換えの表示対象外なのである。これは、油脂などが表示免除されたこと、この二作物のほとんどが家畜の飼料であることなどによる。この表示案では、畜産飼料が表示の対象外なので、輸出国側には、ほとんど影響を及ぼさない。その結果、今までどおりに遺伝子組み換え作物は輸入され続け、家畜たちは遺伝子組み換え作物を食べ続ける。

不安な点は

遺伝子組み換え飼料を家畜が食べることでどのような問題が考えられるだろうか。

健康、環境への影響など遺伝子組み換え食品のおよぼすさまざまな影響が指摘されるなかで、家畜飼料に固有の問題は少ないだろうが、まず、家畜そのものへの健康問題があげられよう。イギリスのロウェット研究所のプッシュタイ博士の研究では、遺伝子組み換えジャガイモを与えたラットの内臓重量の減少や免疫力低下が報告されている。人の場合と異なるのは、家畜は同一飼料を大量に、長期間食べることである。組み換え体が予期しない微量物質を作り出して、家畜を襲うことも考えられるわけだ。

九九年八月の農水省表示案で油が免除されたのは、製品としての油から、組み換えた遺伝子、抗生物質耐性遺伝子やタンパク質、代謝物が検出不可能だからという理由からだった。つまり、飼料となるダイズ、ナタネ、トウモロコシの搾り粕にはこれらすべての〝異物〟がつまっているのである。だとすれば、一層の慎重さがもとめられるところだろう。

もうひとつ懸念されるさまざまな環境への影響のなかで、組み換え作物を開発する過程で組み込んだ抗生物質などの耐性等のマーカー遺伝子が、家畜の体内で細菌に形質転換し、家畜が抗生物質耐性となったり、糞や堆肥をとおして環境中にひろがったり、食品を通して人間に伝わったりしないかという点であろう。

いずれにしてもこのような事態を招いたのには、日本の自給率の低さに一因がある。九七年の統計によれば、純国内産飼料（濃厚飼料、粗飼料を含む）の自給率は、可消化養分総量換算で二五パーセント、可消化粗タンパク質換算で二二パーセントにすぎない。参考までに日本人の主食用穀物自給率は六二パーセントであるが、飼料用穀物もあわせると自給率は二八パーセントにまで落ち込む。日本では人間も牛も豚も鶏もみな合衆国のお陰で生き長らえているという深刻な現実がある。これでは消費者の権利云々の段階ではないのかもしれない。

私たちが食する遺伝子組み換え食品はまだある。添加物である。

添加物

日本で現在許可されている遺伝子組み換え食品添加物は、三種類。キモシン、α—アミラーゼ、リボフラビンである。直接私たちが組換え体を食べるわけではない。組換え体を利用して特定の物質（酵素やアミノ酸、ビタミンなど）を作らせて、それを抽出・精製し、食品添加物として利用する、というタイプの組み換え食品である。

これらの組み換え食品添加物に関する厚生省の製造指針及び安全性評価指針は、一九九一年にすでに公表されている。この指針では、「組換え体そのものを食品としてはならない。」「組換え体から抽出したものが、従来の食品または食品添加物と同一または同一とみなし得ること」と定めている。この規定に基づいて日本で初めて安全と判断されたのが「キモシン」という酵素である。この酵素はチーズ作りに不可欠の物で、従来子牛の第四胃から得られていた。しかしこの方法では大量の子牛が必要となり、おのずと生産量は限られる。値段も高価だ。そこに目をつけたアメリカのファイザー社は、キモシンの遺伝子を人工的に合成し、大腸菌に組み込んでキモシンを大量生産させることに成功した。このように微生物を使ってある物質を大量生産させる手法は以前からグルタミン酸ナトリウムなどでも用いられていたが〝微生物に目的の物を作らせる遺伝子を組み込む〟というところが従来とは異なっている。つまり、従来法ではもともと目的の物を合成する遺伝子を微生物は持っていたのである。もともと作っていた微生物の中から、合成能力の高いものを選んで培養したり、合成しやすい培養条件を作ってやったりすることによって大量生産を行なっていた。しかし遺伝子組み換えをする場合は、もともと目的の物を作る遺伝子を持っていない微生物に遺伝子を導入して作らせるようにする、ということである。他にもオランダの会社が組換え酵母にキモシンを作らせることに成功した。このキモシンについて、日本の企業を通じて安全性の確認申請が厚生省になされ、九四年には指針に適合しており安全である、との判断が示された。

次に一九九七年五月には、デンマークのノボノルディスク社が開発し、日本のノボノルディスクバイオインダストリー社から申請されたα—アミラーゼについて安全との判断が示された。α—アミラーゼは唾液に含まれるデンプン分解酵素であり、人間も持っている。この場合はある細菌が持っているα—アミラーゼの遺伝子を、枯草菌の中に組み込んでα—アミラーゼを生産させるようにしたものだ。

さらに一九九七年十二月には、日本ロシュのリボフラビンが組換え食品添加物として安全と認められた。この場合は、枯草菌のリボフラビン産生効率を上げるために、枯草菌の持つリボフラビン合成遺伝子群の上流にファージ由来のプロモーターを挿入し活性を高めたものである。リボフラビンとはビタミンB2のことで、人間の体内で補酵素としてはたらく重要なビタミンであるため、栄養強化剤として多くの食品に添加されている。しかし栄養強化剤は表示免除になっているので、食品の表示を見ても添加されているかどうかは判断できない。そしてその由来となると闇の中である。

これらの遺伝子組み換え食品添加物の問題はどこにあるのか。そもそも食品添加物であるので摂取する量は微々たるものだ。しかしだからといって安心はできない。微生物は目的の物質だけではなく、人間にとって有害な物質も含まれている。なかには人間にとって有害な物質も含まれている。その中から目的の物質だけを抽出・精製して使用するのである。これは技術的に難しく、どうしても微量の不純物を含んでしまうことがある。そうした不純物によってひきおこされた事故が、死者を含む大きな被害のでたトリプトファン事件である。

トリプトファン事件とは一九八九年、健康食品トリプトファンをめぐってアメリカで起きた食品公害事件である。原因企業は日本の昭和電工（株）、被害者は死者三七名、患者総数は諸説があり、裁判原告は二〇〇〇人だ。トリプトファンは必須アミノ酸の一つで、毒物ではない。この事件は遺伝子組み換えで生産したトリプトファンの精製過程で、不純物（EBT、PAA）を完全に除去できなかったことが原因とみられている。遺伝子組み換え自体が、不純物の生成に寄与したのかどうかはわかっていない。昭和電工（株）の製造工程に原因があることははっきりしているが、詳細な原因究明を待たずに被害者と二〇〇〇億円で和解したので真相究明は行なわれていない。

組換え食品添加物はこうした危険性を常に伴っているともいえるのではないだろうか。すでに認可された添加物の製造工程に、はたしてトリプトファン事件の教訓は生かされているのだろうか。

さて、遺伝子組み換え添加物は上記の三種だけかといえば、残念ながら安心はできない。遺伝子組換えダイズやトウモロコシを原料とする数多くの食品添加物が存在するのである。あるいは脂溶性の食品添加物の溶媒としてアルコールや油が使用されることがあり、それが組み換え作物由来のこともある。

食品用のアルコールは糖蜜やトウモロコシ等の穀類から作られるので、遺伝子組み換えトウモロコシが混入している可能性がある。

組み換え作物から添加物が作られる

とあるスーパーでみつけた米油製のマーガリンの表示を見てみよう。ここには遺伝子組み換え食品はないといえるだろうか。米油、パーム油、脱脂粉乳、食塩、発酵乳、香料、乳化剤（グリセリン、脂肪酸エステル）、酸化防止剤（ビタミンE）、着色料（カロチン）。この表示の中では、香料があやしい。具体的にはわからないが、香料には水溶性でないものが多く、それらはアルコールに溶かしてから添加されることがある。その場合のアルコールはトウモロコシ由来の可能性がある。トウモロコシは前述のように遺伝子組み換えが混入している。

また酸化防止剤としてビタミンEがあげられているが、次に述べるように遺伝子組み換え作物から合成されている可能性が高い。

では遺伝子組換え作物を原料とした食品添加物にはどんなものがあるのか、可能性の高いものをいくつかあげてみよう。

●ビタミンE（トコフェロール）

ダイズ、トウモロコシまたはアブラナ等の植物油の精製行程で得られるスカム（脱臭抽出物）を原料としてメタノール、アセトン等で抽出精製し、植物油などで希釈する。栄養強化剤、油脂類の酸化防止剤として広く用いられる。インスタントラーメン、油揚げ、菓子、マーガリン、水畜産食品、植物油脂などに添加される。

●植物レシチン

アブラナ、ダイズの種子から得られた油脂により分別して得られたもの。用途はきわめて広く、各種の加工食品に乳化剤として用いられる。マーガリンには風味向上のため、全脂肪分に対して〇・一～〇・五パーセント、パン・ビスケット・ケーキ等には〇・一～〇・五パーセント添加すると老化防止にも役立つという。チョコレート・キャラメルに用いると光沢を与え、舌触りをよくするとともにチョコレートではファットブルーミングを防止する。使用量は〇・三～二パーセントである。うどん・マカロニには小麦に〇・三～〇・五パーセント添加し、茹でた後ものびないこしの強い製品ができる。佃煮にはつやだしに〇・五～〇・七パーセント、みそには品質改良に一～二パーセント、アイスクリーム類には〇・一～〇・五パーセント添加すると感触を良くし、乳糖の結晶化を防止できる（『食品添加物ハンドブック』第二版、光生館より）。

●ダイズサポニン

ダイズを粉砕し、水、エタノールまたは有機溶剤で抽出、精製して得られたものを乳化剤として用いる。成分は配糖体のサポニン（『よくわかる天然添加物の話』合同出版より）。

これらだけではない。油を搾った後の脱脂処理ダイズはアミノ酸などの原料にもされる。アミノ酸は、調味料や栄養強化の目的で食品添加物として認められている。栄養強化目的では二一種類が使用されており、この場合表示免除となるので食品の表示を見ても添加してあるのかどうかはわからない。例を二つあげてみよう。

●L―フェニルアラニン

脱脂ダイズを塩酸で加水分解した後活性炭等に吸着させ溶出する。必須アミノ酸のひとつで、チロシンの原料となる。アミノ酸製剤に添加されるほか、米菓などに加えて食品の風味を良くする。

●L―ヒスチジン塩酸塩

脱脂ダイズ加水分解物からリシンを分離する際に副産物としてできる。必須アミノ酸ではないが、ヘモグロビン構成成分として重要であり、体内での合成速度がおそいため、準必須アミノ酸と呼ばれる。栄養強化の目的で乳幼児食や総合アミノ酸製剤に添加されるほか、パンの品質改良にも用いられる。なおリシンは必須アミノ酸のひとつで小麦粉、マカロニ、即席麺、パン、ビスケット、ゆで麺等に添加される（「食品添加物ハンドブック」第二版、光生館より）。

トウモロコシについても食品添加物に姿をかえる可能性は大いにある。その前に、トウモロコシデンプンのコーンスターチはもっとも安価なデンプンとしてさまざまな食品にデンプンのまま使用されていることはご存知であろう。コーンスターチはアイスクリーム、ビスケット、カマボコなどの水産練り製品、てんぷら粉、即席カレールウなど、広く使われている。さらに複雑なことには、コーンスターチから水あめやブドウ糖が作られているのである。ブドウ糖はそのまま甘味料として清涼飲料水などに使用されるほか、発酵法で作られる食品添加物の培養液にも使用される。つまり微生物の餌として、また目的とする食品添加物の原料として欠かせないものなのである。今日発酵法で作られている食品添加物の種類は非常に多い。とくに調味料、栄養強化目的に添加されるアミノ酸類、ビタミン類、酵素は微生物の培養液から抽出する場合が多い。このように遺伝子組換えトウモロコシはさまざまな物質に姿を変えて食品添加物に含まれている可能性がある。

可能性をさぐればまだある。たとえば、食品を袋詰めするときに使う消毒用エチルアルコールの原料は何か。食品の型や天板に塗る油（型からはずしやすくするため）の原料は何か。粉状の食品（アーモンド粉など）が団子状になるのを防ぐために添加するコーンスターチや食品同士がくっつくのを防ぐために表面に添加される油（干しぶどうなど）の原料は何か。追求すればするほど、あらゆる所に使用されている現実を思い知るのである。加工食品から遺伝子組み換え作物由来の食品添加物を含まないものを選択することは不可能かもしれない。

おわりに

遺伝子組み換え食品が畜産品や食品添加物として、私たちの食卓にある現状をみた。初めて遺伝子組み換え食品が認可されてからまだ四年にもならない。なのに、私たちの非遺伝子組み換え食品の選択の自由は極端に制限されてしまった。多国籍農薬会社は、手を変え品を変え、新品種の開発にしのぎを削っている。

二一世紀はバイオテクノロジーの世紀だという。ごく一握りの企業や政府が、ヒトや穀物をはじめとする多くの生物の遺伝子を特許として独占し、医療や食料の市場を独占する時代になるのかもしれない。南の国には飢餓がいっそう広がり、北の諸国の食卓には遺伝子組み換え食品とクローン家畜が氾濫し、自然界の生物多様性はいっきに失われていくことになろう。

政府や企業や権威ある学者たちは偉そうに言うが、分子生物学上の知見などたかだかここ五〇年の集積でしかない。調子に乗って生命を弄び続けていると、量子力学の急速な進歩によって原子爆弾が生み出されたように、人類はとんでもないモンスターを創り出すかもしれない。〝自殺種子〟という発想にその徴候は表れていないだろうか。

第3章　国策としての遺伝子組み換え食品

〝農水省表示案〟に至る経緯
消費者委員として参加して

和田正江

Ⅰ　はじめに

一九九九年八月十日、農水省の食品表示問題懇談会遺伝子組換え食品部会（以下「部会」という）は、遺伝子組み換え食品の表示について最終報告をまとめた。

農産物では遺伝子組み換え大豆、トウモロコシ、ジャガイモ、加工食品では組み換えDNAやタンパク質が残っている豆腐、納豆、コーンスターチなど三〇品目が義務表示の対象となったが、組み換えDNAやタンパク質が残っていない醤油、大豆油等は表示不要となった。

本稿では、消費者委員として部会に参加し、表示問題の検討に関わった経験から、関係省庁内部の動き、海外調査等の体験を踏まえて、今回の農水省表示案に至った経緯について報告したい。

Ⅱ　農水省での検討に至る経緯

今回の表示義務化は、具体的にはJAS法の改正という形で実施されることになるのだが、はじめから遺伝子組み換え食品の表示をJAS法で対応することが決まっていたわけではない。一九九六年頃から遺伝子組み換え食品が輸入されはじめ、遺伝子組み換え食品に対する疑問や反対の声とともに、表示を求める動きが大きくなってきた。

ではまず日本における食品の表示に関する法律、他の関連法制を見てみよう。

(1) 日本における食品表示に関する法律

食品表示に関する法律は大別すれば次の三つに分けられる。

① 食品衛生法（食衛法、厚生省所管）

食品衛生法では、食品の安全性確保の観点から、公衆衛生上の問題点に着目して表示を義務付けている。

② 農林物資の規格化及び品質表示の適正化に関する法律（JAS法、農林水産省所管）

JAS法には、JAS規格と品質表示基準の二通りある。JAS規格は品質に関する基準と表示に関する基準から構成されている。JAS規格への格付けは事業者の任意であるが、JAS規格に合格した製品にはJASマークが付され、規格に基づく品質表示が表示される。

品質表示基準は今回のJAS法改正によって、一般消費者向けのすべての飲食料品に一定の表示事項の表示を義務づける。また、すべての生鮮食料品に原産地表示を義務づける。施行は二〇〇〇年四月一日の予定である。

③ 不当景品類及び不当表示防止法（景表法、公正取引委員会所管）

景表法では、自己の供給する商品について実際のもの又は競争関係にある他の事業者に係るものより著しく優良であると消費者に誤認させるような不当表示を禁止している。

(2) 食品衛生法による対応

以上のような三つの食品表示の制度があるが、厚生省では一九九七年五月十三日の食品衛生調査会常任委員会で、遺伝子組み換え食品の表示について検討された。ごく少数の消費者の立場の委員は「食品衛生法で対応すべきである」と発言したが、多くの委員は「遺伝子組み換え食品は安全性評価指針によって安全性が確認されている。食品衛生法は公衆衛生の見地から表示について必要な基準を定めることができるのであり、遺伝子組み換え食品に食品衛生法による義務表示はできない」との意見だった。

しかし、表示を求める意見書が多数寄せられている状況から「食品衛生法で対応しないとしても、何らかの形で表示を含めた情報提供のあり方を検討する必要があるのではないか」との意見が数人の委員から出され、当日の答申（九品目の食品・食品添加物が組み換えDNAの安全性評価指針に適合している旨の答申）に、「なお、国民の選択に資するような情報提供のあり方について政府として検討すべきとの意見があったことを申し添える」との一文が付された。

(3) 日本政府の見解

遺伝子組み換え食品の表示に関する日本政府の考え方は、一九九六年十二月十七日に参議院の荒木清寛議員が斎藤十朗参議院議長（当時）宛てに提出した「遺伝子組換え食品に関する質問主意書」に対して、一九九七年一月二十四日に示された橋本龍太郎総理大臣（当時）の答弁書の中に次のように記されている。

「……遺伝子組み換え食品については、遺伝子が組み換わるという点において、伝統的な方法で改良された既存の食品または食品材料と同様であることから、公衆衛生の見地から他の食品と区別して同項に基づく表示の基準を定めることは適切でないと考えている」

「……JAS法に基づく品質表示基準制度および〔青果物一般品質表示ガイドライン〕はいずれも農林物資の品質に関する表示の適正化を図ることを目的としたものであり、単に遺伝子組み換えを行ったか否かについては、直ちに品質に結びつくものではないので表示の内容とすることは適切でないと考えている」

以上のように食衛法、JAS法による表示、いずれも否定的であったが、その後農水省で検討が始められることになった。日に日に大きくなる、表示を求める消費者の声を無視することはできなくなったのであろう。

Ⅲ 食品表示問題懇談会遺伝子組換え食品部会での検討（一九九八年十一月頃まで）

(1) 部会の設置

一九九七年五月に部会が設けられた。食品表示問題懇談会は一九九二年に設置され、一九九三年に報告書「食品の日付表示のあり方」、一九九五年に報告書「青果物の原産地表示の充実に向けて」をまとめている。委員は課題ごとに食品流通局長の委嘱を受けるが、座長と消費者団体の委員三名は変わっていない。今回の部会の委員は二〇名である（第Ⅱ部資料247頁）。

(2) 開催経緯

一七回にわたる部会の開催経過は次の通りである。

① 平成九年五月三十日　第一回懇談会開催。懇談会の運営、スケジュール等を決定

②～⑩ 平成九年七月～平成十年六月　関係者からのヒアリングや検討、海外調査、論点整理等を九回にわたり実施

⑪ 平成十年八月二十七日　具体的な表示のあり方について

「たたき台」を提示し、これについて検討

⑫ 平成十年十一月十七日　パブリックコメントの内容の報告、表示のあり方の検討

⑬ 平成十年十二月十七日　表示のあり方の検討

⑭ 平成十一年一月二十七日　技術的検討のための小委員会の設置決定、表示のあり方の検討

平成十一年三月〜七月（技術的検討のための小委員会での検討）

⑮ 平成十一年七月十三日　技術的検討のための小委員会報告

⑯ 平成十一年八月四日　遺伝子組み換え食品の表示のあり方（案）の提示

⑰ 平成十一年八月十日　遺伝子組み換え食品の表示のあり方のとりまとめ

(3)　部会の公開

部会は公開で行なわれ、毎回多くの報道関係者や一般の方々が傍聴した。また速記録そのままの議事録（委員の名前は記載せず）や会議資料も公開され、インターネットの農水省のホームページにも記載された。現在多くの審議会や研究会が公開されている。これは長年「審議会の公開」を求め続けてきた消費者運動の成果である。

(4)　遺伝子組み換え食品に対する消費者委員の見解

この部会は遺伝子組み換え食品の「表示」について検討する部会であるが、度々「安全性が確認され実質的に同等な遺伝子組み換え食品に何故表示が要るのか」との発言がくり返された。遺伝子組み換え食品の本質的な問題である。そこで私たち消費者委員は遺伝子組み換え食品に対する基本的な考え方を明確にしておく必要があると思い、一九九八年に資料1の見解を食品流通局長宛てに提出し、全委員に配布された。

部会で議論が重ねられたが遺伝子組み換え食品について上記の「基本的な考え方」に記したような問題点について総合的に議論する場がなく、社会的合意を得られないままに現在に至っていることが、表示を含めて遺伝子組み換え食品の問題を混乱させていると痛感している。

次の項で述べるように、遺伝子組み換え食品の表示制度についての海外調査に同行された農水省の国際規格調査官は、一九九七年に「バイオテクノロジーにおける価値判断を巡る諸問題に関するワークショップ」に出席された。それはアメリカ、EU諸国、日本からの出席者の意見交換会として開かれたとのことである。欧米では、遺伝子組み換え食品の価値判断的側面に関する研究機関が設けられ、活発な議論が行なわれているという。日本ではそのような場がない。二十一世紀は「バイオテクノロジーの世紀」ともいわれている。ヒト

資料1

1998年5月19日

農林水産省食品流通局
本田局長殿

伊藤康江（消費科学連合会事務局長）
田中里子（東京都地域婦人団体連盟常任参与）
和田正江（主婦連合会副会長）

遺伝子組換え食品についての基本的な考え方と表示の必要性について

標記の件につきましては、今後進められる論議の各項目の基本となるべきものと考えます。私たち消費者団体は以下のとおりの見解をもち、表示の議論に参加していることを申し述べます。

記

遺伝子組換え食品については、多くの消費者が表示の実施を望んでいることは周知のとおりです。その考え方の背景としては、

①安全性評価指針は長期的な安全性が確認されていないなどその内容が不十分なこと。
②安全性評価指針がガイドラインであり、その確認が義務化されていないこと。
③世界各国、各地で生態系、環境へのさまざまな影響が指摘されていること。
④特定の企業による食料市場の支配が強まること。
⑤遺伝子組換え食品について、日本の消費者としてそのメリット・必要性・緊急性が理解できないこと。
⑥遺伝子組換え食品は食料の需給が逼迫するとされる21世紀の切り札と言われるが、この点についても疑問があること。

などがあげられます。しかし、上記の項目について総合的な議論がないまま今日に至っていることも問題であり、私たちは遺伝子組換え食品には反対です。特に①、②に関しては国として、厚生省の「問題はない」との見解を採用されていますが、反対の意見を示されている専門家もあります。消費者としてはこれらのさまざまな意見を理解し、適正に判断するのは困難です。安全性に不安のあるものは避けたい、知らないまま食べさせられるのは嫌だと考えるのは当然です。消費者に選択権を認めるべきです。

今、消費者の自立が主張されています。消費者行動の基礎となる選択性の保障・情報としての表示の実施は国・企業の責任であり、義務と考えます。

FAO／WHOの合同食品規格委員会表示部会で検討が進められる際には、こうした日本の消費者の意見を踏まえて、国としての見解を表明されるよう要望します。

以上

の遺伝子情報の解明も話題になっている。
日本は欧米に比べてバイオ産業の推進に必要な環境整備が遅れているとのことで、政府も研究者も産業界も、推進を非常に急いでいるが、ひたすら推進だけでいいのだろうか。研究者、産業界だけでなく、もっと広く、オープンのさまざまの場での議論が必要である。

(5) 海外調査

部会では、一九九七年に欧米の遺伝子組み換え食品の表示制度に関する調査を実施した。調査員は渡辺座長と和田、農水省から井上国際規格調整官が同行し、十月にアメリカ、十二月にEU（EU本部、フランス、ドイツ）を訪問調査し報告書をまとめた。

二年前の調査であり、その後状況が相当変化しているので逐一報告はしないが、当時特に感じたこと、現在でも問題になっていることなど記してみた。

① アメリカ

行政・産業界ともに「既成の食品と実質的に同等である遺伝子組み換え食品に表示の必要はない」との考え方である。消費者の知る権利は尊重するが、消費者の知りたい情報をすべて義務表示にするわけではないとのこと。非遺伝子組み換え食品にその旨表示する場合は「遺伝子組み換え食品と比べて安全というわけではない」と併記しなければならない。

これは遺伝子組み換え食品が非遺伝子組み換え食品に比べて安全性に劣るのではないかとの誤解を消費者に与える恐れがある、とのFDA（食品医薬品局）の判断に基づくものである。このような表示は日本の消費者として到底受け入れられない。

EUの、遺伝子組み換え食品に対する疑問や表示を求める動向について質問したところ「EUは新しいことを受け入れるのに時間がかかる。また自給できる状況にあり、他の国のことを考えなくてもよい立場にある」（モンサント研究所に於いて）との言葉が印象に残った。日本で表示の実施に向けての合意がなかなか得られないのは、日本の自給率の低さと関係あると痛感していただけに、この言葉を重く受けとめた。

アメリカの遺伝子組み換え食品に反対している消費者団体、市民団体を訪問できなかったのは残念だった。

② EU

EU委員会によって遺伝子組み換え食品表示の大枠は作られたが、具体的な表示の規則案を準備中とのことだった。フランス、ドイツ両国の産業界は当初は表示に消極的だったが、消費者からの表示の要求が強いので、産業界として自主的な表示に踏み切ったところだった。

遺伝子組み換え食品は消費者へのメリットが明確でない上

表1　平成9・10年の米国、カナダにおける遺伝子組み換え大豆、トウモロコシ、ナタネの栽培面積の割合（農水省）

アメリカ

作物名	年	作付け面積（万ha）	全作付け面積に対する割合（%）
大豆	9	約320～400	約11～14%
	10	約800	約27%
トウモロコシ	9	約240	約7%
	10	約750～1,100	約23～34%

カナダ

作物名	年	作付け面積（万ha）	全作付け面積に対する割合（%）
ナタネ	9	約96	約20%
	10	約200	約38%

（注）遺伝子組み換え作物の栽培状況は、従来のものと区別できないこと等から諸外国でも正確には把握されていないが、種子の販売状況等から上記のように推測される。

出典：アメリカについては、アメリカ大豆協会資料及び政府関係者からの聞き取り、カナダについては日加なたね協議会資料より。

に、人の健康や環境への影響評価が不十分であるとして、フランス消費者連合会、ドイツ消費者団体連合会ともに遺伝子組み換え技術を食品に応用することに否定的であった。

表示について、消費者が商品選択を正確に行なえるように、全行程についての遺伝子組み換え技術使用について明確に分かる表示制度を求めていた。

訪問先のEU委員会、フランス、ドイツの行政、農業団体、食品産業界、消費者団体のすべてが「表示は必要である」と認めていた。「不必要」との意見は皆無だった。消費者団体の意向が、行政、産業界に大きく影響を与えていると痛感した。また多くの訪問先で「狂牛病という事件を経験しているので消費者への情報提供は必要と思う」との説明が印象深かった。

フランス消費者連合会の「買い手が非遺伝子組み換え食品を求めれば、生産者はそれに応ずるしかない。フランスと日本が揃ってアメリカに要求すればよい」との発言があった。二年経った今日、非遺伝子組み換え食品を求める消費者の声が、食品メーカー、輸入商社、生産者へと確実にフィードバックし始めている。

また、フランス消費者連合会の「世界貿易機関（WTO）のごり押しに屈服することになれば、国内ならびに欧州連合の規格、法律および行政命令を制定することは、一体何の役に立つのか」との明快な意見に共感を覚えた。

(6) 部会での主な意見

遺伝子組み換え食品に対する見方や立場を反映して表示のあり方についてさまざまな意見が出された。遺伝子組み換え技術を推進、肯定する立場の研究者や食品産業界の委員からは「安全性が確認され実質的に同等な遺伝子組み換え食品に表示は不要」「遺伝子組み換え技術の発展に対する影響が懸念される」「表示に伴うコストが非常に高くなる」「遺伝子組み換え食品でもいいから安い方がいいという人もいる」「分別流通は無理である」「表示が正しいかどうか科学的に検証できなければ無意味である」「遺伝子組み換え食品を食べたくないと思っている人には、非遺伝子組み換えの任意表示で十分対応できる」「表示は必要ないが遺伝子組み換え食品に関する情報提供は必要」「社会の公的な制度で選ばれた人によって安全と決めたことに対して心配だから表示をというのは本末転倒だ」などの意見がくり返し述べられた。

これに対して私たち消費者委員は「この部会は消費者の選択のための表示を検討しているのであり、安全性云々とは異なる」「納得のいくコストアップであれば止むを得ない」「実際に非遺伝子組み換え食品の原料に切り換えてもそれほど値上がりしないという例もきく」「科学的検証ができないから表示ができない、表示が無意味というのはおかしい。原料の送り状や伝票など社会的検証も併用すればよい」「非遺伝子組み換え食品の任意表示で十分とはいえない。あくまでも、遺伝子組み換え技術を使った場合の義務表示を原則にすべきである」「例えば食品添加物や農薬も、或る時点で国が安全と認めたものであっても、後に安全性に問題があるとして取消される事例がある。国が安全と決めたものに疑問を持つことはあり得る」などそれぞれ反論しながら、一貫して「消費者の選択のための表示なのだから、遺伝子組み換え技術を用いた農産物と、それを原料としたすべての加工食品に義務表示をすること」を求めた。

その他の委員の方々からも「消費者の商品選択のために何らかの表示ができないか」との意見が出された。

(7) 報告書たたき台案

一九九八年八月二十七日の第十一回部会で事務局から「遺伝子組換え食品の表示のあり方についての報告書たたき台案」が示され、一カ月間パブリックコメントを求めることとなった。

たたき台はA案とB案があり概要は次の通りである。

A案は表示義務付け案で、

① 分別された組み換え農産物使用のものには「遺伝子組み

換え」の使用表示義務付け。

② 分別していない農産物を使用したものには「遺伝子組み換え○○を分別していない」等の不分別表示を義務付け。

③ 分別された非組み換えのものには「遺伝子組み換えではない」等の不使用表示を任意でできる。

④ 加工工程で遺伝子やそれによって生じたタンパク質が除去・分解などで存在していないと考えられる食品は表示義務免除（任意表示は可）。

B案は義務表示不要案で、①から④をすべて任意表示とするもの。また、これに関連して、組み換え食品の検知技術や流通経路などの確認のため国の体制整備の必要性にも言及している。

義務表示のA案は評価できるが、これでは表示の対象品目がごく一部の食品に限られてしまう。部会で具体的な対象品目を尋ねたところ、確実に対象となるのは、大豆、豆腐、豆乳などで、納豆、味噌などは、加熱や発酵などによってDNAやタンパク質が残存する場合と残存しない場合が考えられるとのことだった。これではとても無条件で賛成とはいえない。

(8) たたき台案に対するパブリックコメント

一カ月間に一万八三八件の意見が寄せられた。昨今、審議会などがパブリックコメントを求めることが多いが、一万件を越える意見が寄せられることはない。いかに多くの人が関心を持っているかとの現れである。パブリックコメントの概要は次の通りで義務表示を求める市民、消費者の意見が圧倒的に多い（資料2）。

主婦連合会など二一の消費者団体は、A案「遺伝子組換え食品への義務表示案」を条件付きで支持する旨の意見書を提出した。条件とは「組み換えDNAやタンパク質が含まれる場合は義務表示」という限定を外し、遺伝子組み換えされたものはすべて義務表示すべきであるとの従来からの主張である。

十一月十七日の部会で、公募された意見の集約が示され議論された。研究者や食品産業界からは「遺伝子組み換え食品についての情報が十分伝わっていないのに意見募集は時期尚早だった」「意見の質を重視すべきで、数だけを問題にすべきでない」「安全性を問う意見に引きずられるのは危ない」等の意見が述べられた。消費者委員は「一カ月にこれだけの人々の意見が寄せられたことを重く受け止め今後の議論に生かしていかなければならない」と反論し、座長も「これに対して部会としての統一的な評価はしないが、しかと受けとめて今後の議論に役立てていきたい」とまとめられた。

一方、同じ時期に遺伝子組み換え食品をめぐる様々な動き

<生協・消費者団体>
・遺伝子組換え添加物についても表示が必要－21

○表示の検証
<個人>
・確認のためには分別流通、検査体制の確立が必要－571（6％）
・表示には科学的実証性が必要－156（2％）
<生協・消費者団体>
・検査法の確立と検証体制の充実が必要－95
・輸入時点での検査体制の確立と分別流通のシステム整備が必要－83
・国の責任による検査研究体制の確立が必要－52
<業界団体・企業>
・表示を義務付ける場合には科学的検証が必要－25

○その他
<個人>
・表示の義務付けによるコストの消費者への転嫁を避けるべき－247（2％）
・自給率の低い日本では表示義務付けの影響は多大－284（3％）
・生産・流通・消費者の十分な合意を得て決定すべき－111（1％）
<生協・消費者団体>
・表示対象品目の再検討等定期的な制度運営の見直しが必要－21
<業界団体・企業>
・消費者の理解を得ることが先決で、表示の検討は時期尚早－23
・コーデックスの結論を待って我が国の表示のあり方を決定すべき－17
<外国政府・団体・企業>
・WTO上の問題を引き起こす可能性のあることは避けるべき－24
・表示の義務付けは食品価格を引き上げる－25

(2) 表示関係以外の意見

○遺伝子組換え食品の安全性
<個人>
・長期的影響が十分検証されておらず、不安－3,376（33％）
・安全性が確認又は立証されるまで使用を禁止すべき－2,277（22％）
・慢性毒性についての第三者機関による検査が必要－354（3％）
・長期的な影響の監視・研究体制の整備が必要－348（3％）
・学校給食には遺伝子組換え食品を使用しないこと－343（3％）
・遺伝子操作には倫理的な疑問－281（3％）
<生協・消費者団体>
・長期的な影響の監視・研究体制の整備が必要－95
・食品として流通する場合は厚生省の安全性評価指針の適合確認を義務付けるべき－73

○遺伝子組換え食品についての情報提供
<個人>
・消費者は遺伝子組換え食品について正確な情報を持ち得ないで混乱しており、正確な情報伝達が必要－864（8％）

資料2　　　　　　　　　　　　　　　1998年11月17日第12回部会資料

遺伝子組換え食品の表示のあり方について（案）に関する意見（概要）

1　9月8日から10月9日までの間、「遺伝子組換え食品の表示のあり方について（案）（食品表示問題懇談会報告書たたき台）」に関するものも含め、表示のあり方について幅広い意見を公募したところ、全体で10,838件（個人〔外国人含む〕10,309、生協336、消費者団体48、業界団体50、企業31、農業団体18、外国政府・団体・企業37、その他9）の意見が寄せられた。

2　これらの意見の概要について、数多く寄せられたものを中心に整理すると以下のとおり（個人のかっこ書きの数字は個人の意見の総数に占める割合）。

（1）表示関係の意見

○組成等が従来のものと同等である食品の表示

＜個人＞

・A案（組換えDNA又はタンパク質が存在している場合に義務表示。以下同じ。）を支持－3,442（33％）
・条件付きでA案を支持（組換えDNA及びタンパク質が除去等されている場合も義務表示。以下同じ。）－2,022（20％）
・何らかの形で表示義務化－1,932（19％）
・実質的に同等なものに表示を義務づけることは不適当－1,873（18％）
・全ての遺伝子組換え食品に表示が必要－1,509（15％）
・消費者の選択には任意の「不使用表示」で対応可能－840（8％）
・「不分別表示」は分かりにくいので採用すべきではない－184（2％）

＜生協・消費者団体＞

・A案を支持－141
・「不分別表示」の義務付けは消費者への情報提供という目的に沿う－116
・実質的に同等か否かに関わらず表示が必要－110
・条件付きでA案を支持－32

＜業界団体・企業＞

・安全なものに表示を義務付けるA案は合理的根拠がなく、反対－63
・豆腐製造業の実態、原料調達上の問題等から表示を義務付けに反対－23
・商品選択のためには任意の「不使用表示」で十分－14
・「不分別表示」は意味がなく、用語としても不適当－10

＜外国政府・団体・企業＞

・実質的に同等なものに表示を義務付けるのは問題－35

＜農業団体等＞

・A案を支持－15

○組成等が従来と同等でない食品の表示

＜個人＞

・特定の体質に影響を与える場合は「物質名」による表示が必要－248（2％）

○原料、飼料、添加物の表示

＜個人＞

・原料、飼料として使用される場合も表示が必要－988（10％）

があった。

Ⅳ　遺伝子組み換え食品の表示をめぐる様々な動き

(1)　食品衛生調査会表示特別部会

厚生省は健康危害の発生を防止するための適切な表示の義務付けが十分でないとの観点から、食品表示のあり方全般を再検討するため、一九九八年九月に食品衛生調査会に「表示特別部会」を設置した（資料3）。

「遺伝子組み換え食品に対する表示」も表示特別部会での検討課題の一つであった。「遺伝子組み換え食品に対する表示は食品衛生法では対応しない」と言われてきただけに、改めて食品衛生法による表示が検討されることに対して期待が大きかった。部会は八回開かれ遺伝子組み換え食品の表示については時間をかけて議論したが、報告書には、表示を必要とする意見と、不必要であるとの意見を併記し、「今後さらに検討する必要がある」と記すにとどまった。

(2)　国会

一九九七年六月第一四〇回国会で、衆議院の消費者問題等に関する特別委員会に「遺伝子組換え食品の表示問題等に関する小委員会」が設置され論議を重ねた。その結果、一九九七年十二月に小委員長により「細部にわたっては幾つかの点で意見の一致を見るに至らなかったが、消費者の権利を守るために、可能な限りきちんと表示すべきであることで意見の一致を見た」との報告が親委員会になされた。

(3)　表示を求める署名、請願

遺伝子組み換え食品に表示を求める運動は日に日に広がり、提出された署名数は、厚生大臣、農水大臣あて合計二〇〇万に近く、また、地方議会からの表示を求める意見書は農水大臣、厚生大臣あてにそれぞれ一〇〇〇通を越えている。地方議会総数三三〇〇のなかでこの数の重みを感じる。

(4)　コーデックス委員会

一九九九年四月にカナダのオタワで開かれたコーデックス委員会食品表示部会におけるバイテクに関する議論の概要は資料4（110頁）の通りである。

昨年の会議では、表示に反対するアメリカが、カナダ、ブラジル、オーストラリア、ニュージーランドなどに支持を得たのに比べて今回は、多数の国々が遺伝子組み換え食品の義務表示を求めている。

なお、コーデックスの食品表示部会に先立ち、主婦連合会など遺伝子組み換え食品の表示を求める運動に取り組んでいる三〇の消費者団体は、四月二十日に、農水大臣宛てに、部会に出席する日本政府代表が、表示を求める私たちの声を反映して、国際規格における表示の義務付けを実現させるとともに、分別流通の促進に積極的な役割を果たすよう要請した。

さて、九八年十二月以降の「組換え食品部会」の動きに話を戻そう。

Ｖ　農水省食品表示問題懇談会遺伝子組換え食品部会での検討（一九九八年十二月以降）

(1)　技術的検討のための小委員会

その後も部会に於いて検討を重ねたが、一九九九年一月の第一四回部会で、当部会の下に、技術的検討のための小委員会の設置が決められた。設置の趣旨は、遺伝子組み換え食品の表示内容や実施の方法について、表示の信頼性、実行可能性の観点から、技術的、科学的に検討することが必要な点が少なくないので、品目の特性に応じた専門的な検討を行なうためである。検討事項は、品目ごとの加工行程によってＤＮＡ及びタンパク質の除去・分解の実態、並びに組み換えＤＮＡ及びこれによって生じたタンパク質の検出の可能性や、科学的、技術的な検証方法の具体的内容などである。構成メンバーは座長一任で、部会の委員は随時参加できることとなった。小委員会は非公開とし、議事要旨が公開されることになった。小委員会は技術的な点について検討する場であり、表示についてはあくまでも部会で検討することが確認された。

小委員会は三月二十六日の第一回以来、ヒヤリングを含めて八回開催し、七月十三日に報告書がまとめられた。小委員会開催中、開かれていなかった親部会が、同日半年振りで開かれ小委員会の報告書が提出された。

科学的検証では、現在流通が認められている遺伝子組み換

資料3　食品衛生調査会表示特別部会委員名簿

粟飯原景昭	大妻女子大学家政学部教授
五十嵐脩	お茶の水女子大学教授
大井玄	国立環境研究所長
小沢理恵子	日本生活協同組合連合会 くらしと商品研究所所長代理
熊谷進	国立感染症研究所 食品衛生微生物部長
小林修平	国立健康・栄養研究所長
杉伸一郎	株式会社イトーヨーカ堂 常務取締役食品事業部長
竹中勲	京都産業大学法学部教授
寺尾允男	国立医薬品食品衛生研究所長
○戸部満寿夫	財団法人日本公定書協会理事
豊田正武	国立医薬品食品衛生研究所食品部長
細谷憲政	茨城県健康科学センター長
村上紀子	女子栄養大学教授
山崎幹夫	千葉大学名誉教授
和田正江	主婦連合会副会長

（五十音順、○は部会長）

え食品のなかで二一七のサンプル食品を検証して、DNAやタンパク質が検出できるか否かで分類している。また社会的検証としては、非遺伝子組み換え農産物を区分して流通させるIPハンドリング（分別流通）の具体的方法や課題、遺伝子組み換え作物の流通実態、遺伝子組み換え農産物原料の使用状況について述べている。

科学的検証と社会的検証の双方に基づく遺伝子組み換え食品の分類、小委員会の名簿は以下資料5及び第II部資料（262頁）のとおりである。

小委員会報告によれば、科学的検証では、DNAまたはタンパク質が残存している食品は、大豆、豆腐、豆腐加工品、納豆、豆乳、味噌、コーンスナック菓子、ポップコーンなどに限られ、醤油、大豆油などはDNAやタンパク質が除去・分解されていると分類されている。

遺伝子組み換え技術を推進、肯定する立場の委員や食品産業界の委員は、小委員会報告を高く評価し、これに基づく表示案をまとめるよう求めた。私たち消費者委員は、「消費者のための表示であるから、DNA、タンパク質の残存の有無で線引きするのは納得できない」と意見を述べたが容れられず、八月四日の部会に報告書の案が示されることになった。

このままでは、消費者の商品選択に役立つ表示案が示されないのではないかと危惧を覚えた主婦連など二七の消費者団体は、七月三十日に中川農林水産大臣宛てに次のような要望書を提出した（資料6）。

なお、九八年八月に示された「報告書たたき台案」の中の「不分別表示」について、消費者団体は「本来容認できるものではないが、今の段階は義務表示という大きな目標実現のために不分別表示もやむを得ない」と考えていたが、今回は、不分別の場合は「遺伝子組み換え農産物使用」の表示を求めた。

(2) 遺伝子組換え食品の表示のあり方（食品表示問題懇談会遺伝子組換え食品部会報告）

一九九九年八月四日の第一六回小委員会報告に、報告書案が示された。技術的小委員会報告に基づいた案は義務表示の対象品目は限られている。部会はこの案をめぐって、消費者委員、食品産業界の委員双方から一八〇度違う反対意見が述べられた。

消費者の商品選択のための表示であるならば、DNAやタンパク質の残存の有無で区別するのは何としても納得できない。小委員会報告によれば、大豆、コーン、ナタネ等の原料段階での科学的検証は一〇〇パーセント可能とのことである。従って原料段階での表示を義務付け、さらに流通段階での表示を義務付ければ、最終商品の表示も可能である。

資料5　遺伝子組換え体の存在する農産物（大豆、トウモロコシ、ジャガイモ、ナタネ、綿実）(注) を原材料とする加工食品の分類（農水省資料）

食品の分類		品　目	備　考
組成等が同等でないもの		高オレイン酸ダイズ油及びその製品 （安全性評価申請中）	分別されたGMO
組成等が同等だが組換えDNA又はタンパク質が残存している食品	一般消費者向けのもの	豆腐・豆腐加工品 凍豆腐、おから、ゆば 植物タンパク使用食品 大豆粉使用食品 コーンスナック菓子 コーンスターチ使用食品 コーンフラワー使用食品	原料は一般的にGMOと非GMO不分別
		大豆（調理用） 枝豆 大豆もやし 納豆 豆乳 味噌 煮豆 大豆缶詰 ポップコーン 冷凍缶詰トウモロコシ ジャガイモ	原料は一般的に非GMO
	一般に加工食品の副原料として用いられ、一般消費者向けでないもの	大豆粉 植物タンパク コーングリッツ コーンスターチ コーンフラワー	原料は一般的にGMOと非GMO不分別
組成等は同等で組換えDNA及びタンパク質が除去・分解されている食品		醤油 大豆油 コーンフレーク 水飴 液糖 デキストリン コーン油 ナタネ油 綿実油	原料は一般的にGMOと非GMO不分別
		マッシュポテト ジャガイモ澱粉 ポテトフレーク 冷凍・缶詰・レトルトのジャガイモ製品	原料は一般的にGMOと非GMO不分別

（注）安全性確認済みのものは、6作物であるが、その内トマトは日本で流通していない。

（編集部注）GMOとは遺伝子組み換え食品のこと。

同じ時期にＪＡＳ法が改正され生鮮食料品すべてに原産地が表示されることになった。食品表示問題懇談会で数年前に青果物の原産地表示を検討した際に、原産地表示が本当に実施できるのか疑問で、質問したことがある。「その南瓜が北海道産か、長野産か、メキシコ産か分析できないと思うが、どのようにして確認するのか」と尋ねたところ、「国内産であれば出荷業者、輸入品であれば輸入業者に原産地表示を義務付け、さらに流通の各段階での表示を義務化することによって最終の小売段階での表示ができる」と明快な説明があった。当時はまだ対象は五品目とわずかだったが、その後九品目となり今回は全品目となる。文字通り社会的検証を表示の根拠としている。同じ農水省がなぜ遺伝子組み換え食品の場合は科学的検証をもとに、対象品目を区別するのか、納得できない。これに対する農水省の十分な答えはなかった。

一方、食品業界は表示不要論で「表示や分別にコストをかけるのは社会的損失」との意見も述べられた。部会全体で見ると、消費者委員も含めて、何らかの表示義務付けに賛成の委員の方が多かった。

八月六日には、遺伝子組み換え食品の表示について民主、公明、自由、共産、社民各党の女性議員五名が、遺伝子組み換え技術を用いた全食品に表示を義務付けるよう農水大臣に要請した。五名の女性議員は、衆議院消費者問題特別委員会遺伝子組換え食品の表示に関する小委員会のメンバーで、消費者団体の主張と同じ趣旨の要請であった。

新聞、テレビなどマスコミ各社も連日大きく取り上げた。農水省案に対して「異議あり」と批判する新聞の社説も見られた。

こうした世論の盛り上がりの中で、農水省は八月十日第一七回の部会に多少文言を修正した報告案を提出した。部会はさまざまな不満が残ったまま、多少の修正と今後の見直しを求め、報告書案を了承した。報告書の骨子、諸外国の遺伝子組み換え食品の表示との比較などは本書第Ⅱ部資料に示した(245、246頁)。報告書の問題点は以下の通りである。

①　義務表示の対象がＤＮＡやタンパク質が残存しているものと限定されたため、油や醤油などは表示対象とならず遺伝子組み換え作物原料の約九〇パーセントは表示対象外となった(図1)。

②　「主な原材料」とは全原材料中重量で上位三品目、かつ、食品中に占める重量が五パーセント以上のものと規定されているため、この規定以下は対象とならない。ハム、ソーセージ、魚肉ねり製品などのつなぎとして使われている大豆の植物タンパクなどは表示の対象外になる場合があると考えられる。

③　「非遺伝子組み換え食品」との任意表示について、原料

図1　遺伝子組み換え食品の表示問題

米国産の遺伝子組み換え（GM）作物を原材料にする食品の表示シミュレーション

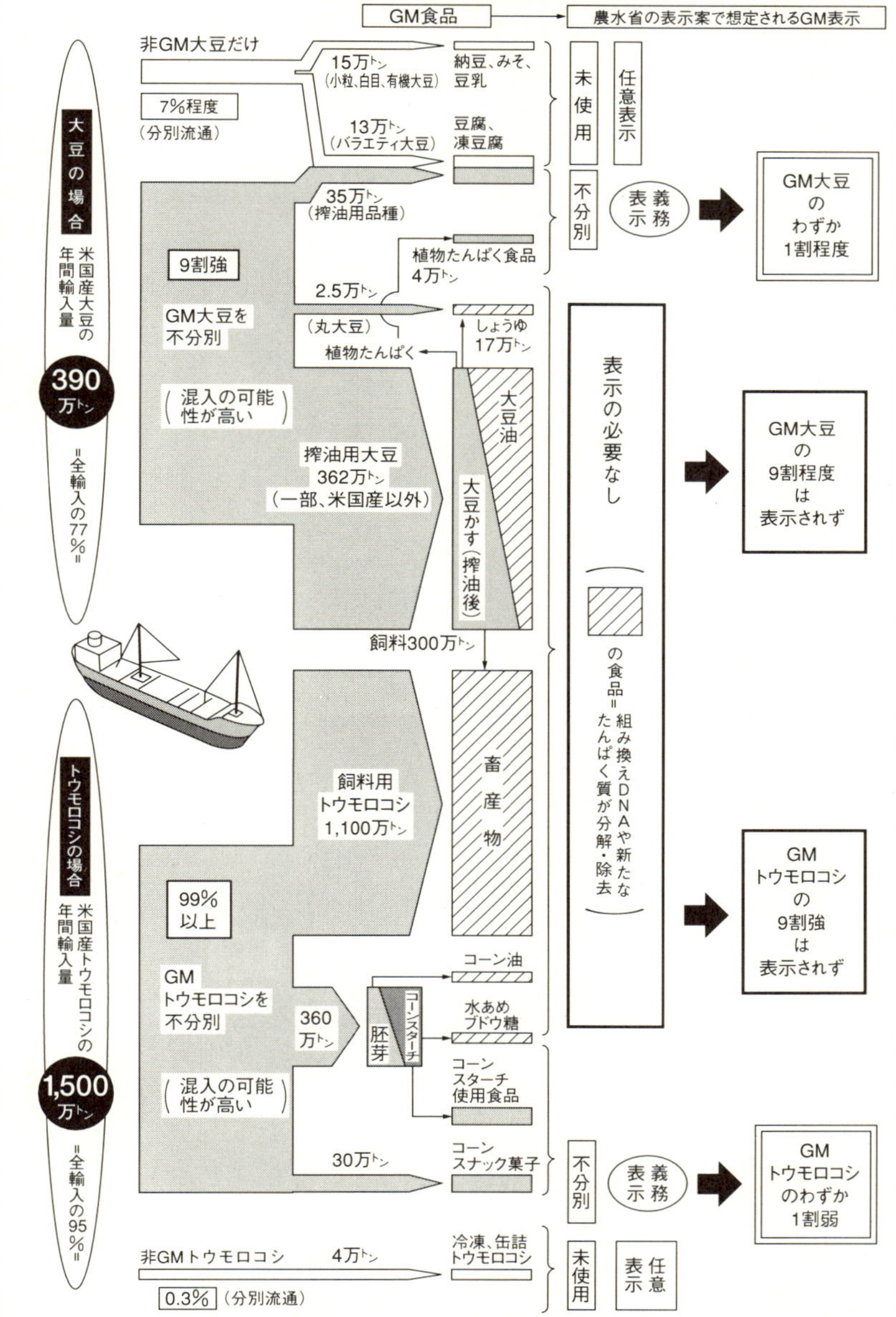

注）この図は、農水省の食品表示問題懇談会・技術小委員会の報告書（7月13日）をベースに作成
日本農業新聞99年7月26日より

資料6　　　　　　　　　　　　　　　　　　　　　　　　　　1999年7月30日

農林水産大臣
中川 昭一殿

遺伝子組換え食品の表示のあり方についての要望書

来る8月4日に開催される第16回食品表示問題懇談会遺伝子組換え食品部会に対し、農林水産省は、7月13日の「技術的検討のための小委員会報告」を踏まえ、遺伝子組換え食品の表示方法の原案を提示することになっています。

しかし、先の小委員会報告を伺うと、果して消費者の商品選択に役立つ表示案が示されることになるのか、強い危惧を覚えます。

新しい食料農業農村基本法の理念では、消費者の商品選択のための表示を最優先すべきことが謳われています。私たちは、遺伝子組換え食品の表示について、使ったかどうかがわかる表示を要求して、これまでも意見を述べてきました。最終とりまとめに当たり、再度、下記のとおり要望いたします。

記

1　「遺伝子組換え使用」の表示を次の①－③すべてに義務づけること。

①遺伝子組換え農産物
②遺伝子組換えを分別していない農産物
③①②を原料とする食品

つまり、まず、遺伝子組換え品種を使った農産物、及びそれを分別していない農産物（①②）に対して「遺伝子組換え使用」の表示を義務づけること。

技術的検討のための小委員会報告によれば、大豆、コーン、ナタネ等の原料段階での科学的検証は100％可能とのことである。したがって、原料段階での表示を義務づけることが可能であり、確実である。

原料段階での表示があれば、遺伝子組換え農産物及び分別していない農産物（①②）を原料とする食品（③）の表示が容易になる。

原料段階から各流通段階における表示義務づけは、消費者のための最終商品の表示にとって必要不可欠である。

2　表示の義務づけの条件は、社会的検証（文書等の送り状による事実確認が追跡できること）を基本とすること。

科学的検証（組換えDNA及び由来タンパク質が判別できること）に限定すべきではない。

3　表示行政上の矛盾が生じないようにすること。

JAS法による生鮮食料品の原産地表示、有機農産物表示など、一定の商品については、社会的検証を基礎にしている。遺伝子組換えについてのみ、科学的検証に限定するとすれば、表示行政上の矛盾が生じ、納得できない。

以上

あしの会　安全食品連絡会　遺伝子組換え食品いらない！キャンペーン　家庭栄養研究会　神奈川県消費者団体連絡会　群馬くらしを守る市民の会　群馬食品の安全性を考える会　食生活改善普及会　食の安全と農の自立をめざす全国連絡会（食・農ネット）　食品照射ネットワーク　主婦連合会　消費科学連合会　大地を守る会　東京都地域消費者団体連絡会　東京都地域婦人団体連盟　所沢生活村　全国地域婦人団体連絡協議会　新潟消費者センター　日本消費者連盟　日消連関西グループ　日本有機農業研究会　婦人民主クラブ　北海道農民連盟　ポラン広場　有害食品追放神奈川県連絡会　横浜市消費者団体連絡会　和達の会　以上27団体

資料7　　　　　　　　　　　　　　　　　　　　　　　　　　　　　　1999年9月10日
農林水産省
中川 昭一殿

すべての遺伝子組換え食品に表示を義務づける要望について

このたび貴省は食品表示問題懇談会の遺伝子組換え食品の表示のあり方についての報告を受けて、表示の内容及び実施方法を定めることになっています。この懇談会を通して義務表示制度の導入に向けたとりまとめがなされたことは是といたしますが、消費者の表示義務付けを求める強い関心に照らすと不十分です。

義務表示の内容をみますと、現在すでに出回っている遺伝子組換え農産物を原材料にした多くの食品に対して、指定される食品は、豆腐・豆腐加工品や納豆、味噌など、「組み換えられたＤＮＡ及びこれによって生じたタンパク質が科学的、技術的に検出できるもの」に限定されています。これでは、遺伝子組換え農産物の使用の有無を知りたい消費者の表示義務付けを求める声に十分応えたことにはなりません。

したがって、私たちは、次のような意見を表明します。

⑴遺伝子組換え農産物及び遺伝子組換えを分別していない農産物にはすべて「遺伝子組換え使用」の表示を義務づけること。

またこれらを原材料として使用した食品すべてに表示するために、原材料段階での遺伝子組換え農産物も表示義務付けの対象とすること。（これは、消費者のための最終商品の表示にとって不可欠です。）

⑶表示の義務づけの条件は、科学的検証に限定せず、社会的検討（文書等の送り状による事実確認が追跡できること）を基本とすること。

その条件整備として、①生産・流通段階での区分管理（IPハンドリング）システムの確立を早急に行うこと、②製造業者及び輸入業者等による自主的なチェック体制が整備されるよう支援すること、そして、③より信頼性の高い表示が行われるよう、義務表示が施行された後には、表示の実施状況調査だけでなく、表示が事実に基づくものかどうかのモニタリングを公的機関が実施する体制を整備をすることを要求します。

なお、現行案については、次のような点に問題があるので直して下さい。

⑴冷凍ジャガイモについても、ＤＮＡ検出が可能なものに入れること。

⑵不使用表示について許容される不可抗力による混入の割合を、検出限界の0.1％に限りなく近づけ、せめて1％とすること。

すでに遺伝子組換え食品は、大量に出回っています。実施時期については、準備を速め、できるだけ早い時期に実施に移すよう求めます。

以上

要請団体
あしの会　安全食品連絡会　遺伝子組換え食品いらない！キャンペーン　稲穂の会　オルター大阪　家庭栄養研究会　神奈川県消費者団体連絡会　群馬くらしを守る市民の会　群馬食品の安全性を考える会　食生活改善普及会　食の安全と農の自立をめざす全国連絡会（食・農ネット）　こうべ消費者クラブ　食品照射ネットワーク　主婦連合会　消費科学連合会　東京都地域消費者団体連絡会　東京都地域婦人団体連盟　所沢生活村　全国地域婦人団体連絡協議会　新潟消費者センター　日本消費者連盟　日消連関西グループ　日本有機農業研究会　榛原土と健康を守る会　反農薬東京グループ　婦人民主クラブ　ポラン広場全国事務局　有害食品追放神奈川県連絡会　横浜市消費者団体連絡会　和達の会　以上30団体

の大豆などをバラ積みで区分流通（ＩＰハンドリング）する場合、生産、流通の各段階での不可抗力の混入の可能性を積み上げて最大五パーセントの混入を認めているので、五パーセントまでなら「非遺伝子組み換え食品」の表示ができることになる。五パーセント混入を認めるのは余りにゆるい。

ＥＵでは、遺伝子組み換えの比率が一パーセントを越す作物を一種類でも含む食品に、「遺伝子組み換え」の義務表示を目指している。これではＥＵでは「遺伝子組み換え」表示をしなければならない（例えば遺伝子組み換え原料を四パーセント含む）ものが、ＥＵでは買い入れを拒否され、日本では「非遺伝子組み換え」と表示できるので高く売りつけられることが考えられる。

なお対象品目が多いように見えるが、大豆（調理用）、枝豆、納豆、豆乳、味噌などは現状では原材料は一般的に非遺伝子組み換えである。現在遺伝子組み換え品種を使って表示対象となるのは、豆腐・豆腐加工品、凍豆腐、おから、ゆば、大豆粉使用食品、コーンスターチ、コーンスナック菓子などだけである。

一九九九年九月十日、三〇の消費者団体は、農水大臣宛に再度要望書を提出した（資料７）。

農水省は二〇〇〇年四月に報告書に沿ってＪＡＳ法に基づく品質表示基準を告示し、一年間の猶予期間を経て実施の予定である。

Ⅵ　諸外国に於ける遺伝子組み換え食品の表示

最後になったが、表示をめぐる他国の状況を報告したい。諸外国の表示の規制や実施状況は、確認されている情報と、昨今の新聞情報や「遺伝子組み換え食品いらない！キャンペーンニュース」などによれば、おおよそ左記のようである。

アメリカ、カナダ

従来の食品と異なる組成を持つ遺伝子組み換え農作物及びこれを原材料とする加工食品は表示が必要とされている。その他の実質的に同等である場合は表示は不要（任意表示は可）との立場をとってきた。しかし、最近表示を求める五〇万人の署名が提出されるなど消費者の不安や表示を求める声が高まり、アメリカにも変化の兆しが見えてきた。下院議員が表示を義務付ける法案を提出する方針と報道されている。また、ＦＤＡ（食品医薬品局）は、消費者の安全性に対する懸念や表示について、シカゴを皮切りに全米三カ所で公聴会を開く予定とのことである（『朝日新聞九九年十月二十日、十一月十四日)。今までの「表示不要」の明確な立場からの変化は、大きな意味を持つと見られている。

EU

EUでは、組成、栄養素、用途等に関して従来のものと同等でない組み換え食品は表示が必要とされているが、現在のところ実例はない。実質的に同等な遺伝子組み換え農産物及びこれらを原材料とする加工食品については、DNA、タンパク質が存在している場合は義務表示、DNA、タンパク質が存在していない場合は表示不要(任意表示は可)となっている。

しかし、DNA、タンパク質が存在しているかどうかを判断する閾値がまだ示されていない、表示不要に該当する食品リスト(ネガティブリスト)がまだ示されていないことなどによって、義務表示による表示はあまりされていないようであるが、一部の企業が自主的に表示をしているという。

また、最近の報道では、EUの食品問題常任委員会が、遺伝子組み換え原料が混入した場合の表示基準について、それぞれの原材料の一パーセントを超える場合には表示を義務付けることで合意したとのことである(キャンペーンニュース一巻三十号)。例えば、コーンスターチに一パーセントを超える組み換えのトウモロコシが含まれている場合は、そのコーンスターチを原料としている加工食品に表示を義務付ける、という非常に厳しい規制である。「意図せざる最大五パーセント程度の混入は虚偽表示にはならない」との日本の規制は余りにもゆるい。

オーストラリア、ニュージーランド

従来のものと実質的に同等である食品について、DNA、タンパク質が存在している食品に表示の義務付けを決定とのことだったが、最新の報道では、表示の義務付けは多大な費用を必要とするとの理由から、導入決定が一次見送りになったそうである。しかし各州の保健相らは、義務表示を支持しており、表示を求める市民団体も活動をこれからも続けてゆくとのことである(キャンペーンニュース一巻三十号)。

スイス、ノルウェー

EUに加盟していないスイス、ノルウェーでは組み換え大豆についての表示が義務化されている。「遺伝子組換え農作物」(日野明寛編著　幸書房)によれば、スイスでは政府が検出のための公定法を決め、それに従って検出の分析を行ない、検出された場合は、「組み換え大豆を含んでいる」旨の表示をしなくてはいけない。ノルウェーでは、政府が二パーセント以上の組み換え大豆を含んでいる場合は「含んでいる」旨の表示、〇・五パーセント以下の場合は「含んでいない」旨の表示をさせ、〇・五～二パーセントの間は無表示でよいとされているとのことである。

Ⅵ　おわりに

遺伝子組み換え食品の一部にせよ義務表示制度の導入が決まったのは、九八年の「たたき台案」に対する一万通を越えるパブリックコメントをはじめ、要望、署名、集会など、表示を求める世論の盛り上がりが大きな力となった。さらに、今年六月、ＥＵにおいて安全性の疑問から遺伝子組み換え作物の新たな認可を凍結するなどの方針が示された。これによって遺伝子組み換え技術に対する疑問を再確認することとなった。また新しい「食料・農業・農村基本法」の「食料消費に関する施策の充実」の中で「消費者の合理的な選択に資するため、食品の表示の適正化等を推進する」と明記していることも表示を求める自信となり、農水省自身に対しても影響を与えたのではなかろうか。

二〇〇一年からの義務表示の決定以降、遺伝子組み換え食品の原料が関心を集めている。豆腐などさまざまな加工食品のメーカーが原料を非遺伝子組み換えに切り換える方針を決め、その意向を受けて輸入業者が分別出荷、分別流通の徹底を目指している。

一昨年アメリカを訪問した折に「日本に非遺伝子組み換えを求める需要が定着すれば、それに応える品種を生産し、取扱う業者もでてくると思う。遺伝子組み換え品種を生産者も取扱う方が得か、非遺伝子組み換えの方が利益が上がるか、あくまでもビジネスだ」と言われたのを思い出す。

食品企業や大手スーパーの中には、二〇〇一年の実施にさきがけて、自主表示を始めたところも少なくない。こうした動きは消費者として一応評価できるが、今後は表示の信頼性が大きな問題となる。各企業が責任を持って表示するのと同時に、行政が表示をチェックし、適正な表示を定着させることが必要だ。

遺伝子組み換え食品の問題を表示だけにとどめてはならない。遺伝子組み換え食品に対する安全性の確認が指針（ガイドライン）による任意となっているのを早急に義務化すべきである。また遅ればせながら、遺伝子組み換え技術の利用について広く社会的に議論する必要がある。

最後に、消費者として非遺伝子組み換え食品の購入で満足してはならない。先進国中最低で、毎年下げ続ける食料自給率を本気で考えよう。自給率三パーセントの国産大豆の消費を少しでも増やしていこう。遺伝子組み換えの表示問題から、日本の食料、農業さらには、世界の食糧問題まで考え行動していかなければと思う。

私はやみくもに排他的な気持ちで「国産品愛用」を言っているのではない。世界各国が、それぞれその国、その地域で生産できる農作物を大事にして、各国、各地域の気候、風土、環境、食文化などそれぞれの事情をお互いに認めあっていくのが、本当の国際化の第一歩ではなかろうか。

資料4　コーデックス委員会食品表示部会概要（抜粋）（一九九九年四月）

1　日程：四月二十七日〜三十日
2　場所：オタワ（カナダ）
3　参加国：四六カ国、三〇国際機関
4　バイオテクノロジーにより得られた食品の表示に関する勧告案についての議事概要

(1)　「遺伝子組換え食品は、組成、栄養価、用途に重大な変更がある場合にのみ表示するべきであり、生産方法に着目すべきではない。ＥＵのような表示案は実施に困難を伴う。実質的同等性は安全性に関する概念であり、表示の検討として用いるのは不適切である。」とする米国及び業界団体と、「ＥＵ規則では、組み換えられたＤＮＡ又はタンパク質を含む全ての食品の表示を義務付けており、従来の食品と同等でない遺伝子組換え食品については全て表示すべきである」とするＥＵ及び消費者団体とに意見が分かれた。

(2)　我が国は、資料を配布し、我が国の遺伝子組換え食品表示問題の現状、農林水産省で実施した意見公募の結果、厚生省の報告書の内容、国会での検討状況を紹介し、できる限り早期に結論を得て対処していきたいこと、コーデックス委員会の議論にも積極的に参加していくことを発言した。

(3)　結局、意見が二分していることから、本勧告案はステップ3に戻されたが、カナダの提案によりワーキンググループ（ＷＧ）が設けて検討し、次回の食品表示部会に報告することになり、我が国も参加を表明した。ＷＧの進め方については、最初に少数国による会合を設けて原案を検討した後、ＷＧ参加国等にコメントを求めることとされた。

（ＷＧの概要）
コーディネーター：カナダ
参加国：二三カ国（日本を含む）、一〇国際機関
原案作成参加国：カナダ、米国、ＥＵ、オーストラリア、ブラジル、日本

コーデックス第二七回食品表示部会（仮訳）

議題6　バイオテクノロジーを用いて得られた食品の表示に関する勧告案

(40)　事務局より、第二六回会合において、バイオテクノロジーの定義、アレルゲンに係る規定がステップ5に上げられ、表示のあり方については更なるコメントを求めるため、ステップ3にとどめられたことが報告された。

(41)　アメリカの代表は、ＧＭＯ食品に対し、体系的な表示に対する科学的根拠はなく、従来のものと比べ組成、用途、栄養価が著しく異なるものに関してのみ表示をすべきであると指摘した。また、体系的な表示実行の難しさを強調し、製造方法に基づいた区別は、ＧＭＯ食品が安全でないととらえられ、また誤認を与える不使用表示を招くと指摘した。アメリカの立場はＩＦＣＧＡ、

ＡＳＳＩＮＳＥＬ、ＣＲＮにより支持され、ＧＭＯ食品全ての表示はコーデックスの一般原則に反し、消費者に誤認を与える情報を提供することとなるため、実施不可能だろうと強調した。

(42) アルゼンチンの代表は、コーデックスの決定を基にした科学の果たす役割とリスクアナリシスの重要性を強調し、特定のバイオテクノロジーに係る食品の製造方法について情報を求める科学的根拠はなく、特に食品の安全性に関するいかなる保障も提供しないと指摘した。

(43) ドイツの代表はＥＵの一員として、義務表示を原則とした代替案を示したが、これにはいくつかの修正が必要だと付け加えた。ＥＣのオブザーバーは消費者に対し商品選択を認めるため、ＥＣ規則では従来食品と全く同等であっても、ＧＭＯからなるいかなる食品、ＧＭＯから製造されたがＧＭＯは含まれていない食品材料に対して体系的な表示を求めているとした。また、同等性の概念は組換えられたＤＮＡ、組換えによって生じたタンパク質の残存によって容易に判断でき、さらに特定の健康上の問題（アレルギー）、倫理的に問題があるものを考慮に入れる必要を主張した。これらの意見はいくつかの代表から支持され、ヨーロッパでは消費者から製造方法に関する情報に対する強い要求があることを繰り返した。

(44) ノルウェーの代表は製造方法を記載することに関連し、消費者の倫理的関心としてＧＭＯ食品の義務表示を支持し、一般的に食品表示において消費者の信頼を確保するためには包括的な表示が必要であると述べた。また、代表はＣＩにより修正された代替案を支持したが、ＥＣの提示した代替案もその次に受け入れられる最良な案とした。デンマークの代表は生産方法は考慮に入れるべきであるとし、そのためバイオテクノロジーに係る全ての食品に対して表示をすべきであると表明した。

(45) いくつかの代表は、自国の専門会議において、消費者・産業界の意向を踏まえ、また実行可能な観点からＧＭＯ食品の表示の法制化を行っている最中であると報告した。事務局は質問に対して、執行委員会はバイオテクノロジーを利用した食品の一般規格について一九九八年から二〇〇二年までの中期間の検討計画を持っていること、その進め方を理事会で決定することを報告した。

(46) ＩＡＣＦＯ、ＲＡＦＩ、ＩＦＯＡＭから支持されているConsumers Internationalのオブザーバーはｇｍｏ食品に対し、特にアレルゲンなど人の健康に係るものを記載させ、消費者へ商品選択のため、包括的な義務表示を求めた。更に、その表示には加工工程によって検出不可能な加工食品に対しても表示範囲を広げるべきであると発言した。加えてＩＡＣＦＯ、ＲＡＦＩ、ＩＦＯＡＭのオブザーバーはＧＭＯやＧＭＯ食品が有機食品として認められないならば、有機農家にとって遺伝子を改変した製品を同定することは重要であると強調した。ＩＦＯＡＭのオブザーバーは"biotechnology""modern biotechnology"という表現は消費者に誤解を与えるので、"genetically engineered / modified" のほうがより適当であると発言した。

(47) バイオテクノロジーを用いていない新規食品の扱いについても意見交換された。中には、組成、栄養素、他の性質が異なるすべての食品に対しては製造方法に関係なく消費者に知らせるべきだというものもあったが、一方、GMO食品に限定すべきではないかという意見もあった。この件に関して委員会として結論を出すことはできなかった。

(48) 代表者の中には実質的同等性の概念は安全性に係ることに限定すべきであり、表示問題を扱う場合に持ち出すのは適当でないという意見があった。委員会も"substantial"は除くことに賛成し、ここでの一般的な食品に対しては"equivalence"のみ考慮するとした。また、カナダの代表が表示を目的とした同等性の概念についてワーキンググループを設けて検討したいという提案に賛成した。

バイオテクノロジーを用いて得られた食品の表示に関する勧告案の取扱い

(49) 食品表示部会はカナダによって調整されるワーキンググループによって、次回部会の検討資料を準備し、再勧告されるために、本勧告案をステップ3に戻すことに同意した。

（一九九九年七月十三日農水省部会資料）

大豆畑トラスト運動の成果、展望と課題

小野南海子

一九九九年二月山形県新庄市に全国から二五〇人余りの人々が集まり、「大豆畑トラスト全国交流集会」が開かれました。基調講演に農民作家の山下惣一さんを迎え、折からの猛吹雪の中でしたが二日間熱心な討論が続きました。一年間の大豆栽培とトラスト運動のそれぞれの体験を分かち合い、これからのさらなる発展を願う人々の熱い思いが伝わる集会でした。

トラスト運動のはじまり

この集会の開催地を引受け、新庄市の後援も得るなど活躍したエネルギッシュな「新庄大豆畑トラスト」の母体、米の産直グループ「ネットワーク農縁」の東京の会員が大豆畑トラスト運動を始めようと声をかけてきたのは、一九九八年の三月頃でした。遺伝子組み換えの大豆を拒否して国産の安全な大豆を食べたいという声はあがっていました。なにしろ大豆の自給率はたった三パーセントまで落ちていましたから、選ぶものがないという現状に、遺伝子組み換えの作物をきっかけに日本の農業を再生しなくてはという機運が高まっていました。大豆も一九五〇年頃は五〇パーセント位自給できていたのですが、その後の自由化政策、減反政策により農業は衰退し、危険な輸入農産物を日常の食べ物として買わざるをえない状況が作られ、足元をみすかしたように組み換え大豆が入ってきていました。

それまでにも国産の農産物をもっと生産し、消費しようという運動は続いていましたが、内外の価格差は大きく、慣行農法（農薬や化学肥料を使う普通栽培）の大豆でも三倍の差、有機栽培の大豆ではもっと大きな差があり、消費者グループや生協でも、いざ国産に切り換えようとすると、価格が高くなるからと踏み切れない現状をしばしば聞いていました。

最初に開かれた大豆畑トラスト運動の会議でも「末端の豆腐の価格にすると三〇円位の差なんだけどね」という話も出て、国産の農産物を原料とするためにはいつも価格がネックとなっていることが話題になりました。

私が二〇年来有機栽培で野菜や米を作ってもらっている茨城県八郷町でも、農協が東京の生協と手を組んで納豆用の小粒大豆を生産し納豆に加工しているのですが、転作補助金が出るからと多くの農家が作付けを増やしたところ、需要より多くなって、こんどは大豆の畑を減反しなくてはという話も出ていました。組み換えでない安心できる大豆があり、一方では国産の安全な大豆を食べたいという人達がいるにもかかわらず、生産と消費がかみ合ってない状況が、大豆の生産が高まらない原因の一つでもありました。

「トラスト運動」は、無秩序な開発による自然や歴史的遺産の破壊を防ごうと、市民が基金を募って土地や建物を取得して保存、管理していく運動で、十九世紀末にイギリスで始まり、日本でも鎌倉や北海道などの貴重な自然や歴史的環境保護にこの運動が成果を上げています。

大豆の自給率を上げるために、この運動の手法を用いて、消費者が一定の畑に出資して、そこでとれた大豆を受け取るといったシステムが提案されたのでした。消費者が責任を持って食べるからと生産者に大豆をつくってもらう、生産者は安心して生産に勤しむことができ、支えてくれる人々がいるからまた来年もまた作っていこうと意欲を持つ。消費者は採れた大豆をただもらうだけでなく、大豆作りにかかわっていき、農業現場や農村を訪れることにより、消費者も日本の農業の実態をより深く知ることができる。遺伝子組み換えの大豆が入ってきて振り返ったら、大豆の自給率はたった三パーセントだったという状況を生みだした「消費と生産が分断され、生産と消費が対立した関係」を見直し、ともに問題を共有していく、それにはトラストという手法があっているのではないか、そこから話が始まりました。

安全な国産の大豆の生産を高めようというなら、やはり減農薬栽培か、有機栽培で生産をしよう。気象条件や、虫の害など収穫高は予想できないけれど、採れた分だけを分け合うことを消費者は覚悟しよう。生産者は畑の様子を時々消費者に知らせ、お互いに理解しあえる関係を作っていこう、等々条件が次々出てきました。

「農縁」のメンバーで東京の事務局を担っている井ノ部具之さんは「新庄の農家この頃元気ないよ、だから楽しいことをしたいね」とトラストにとても熱心でした。

前年の秋は、米は平年作でしたが、農水省もマスコミも豊作だ、米余りだと盛んに宣伝し、実際に米の価格は二〇％も下がりました。平均三〇％強の減反を、米の価格を維持するためと強いた挙げ句に、価格の下落。ブランド米ともてはやされた新潟コシヒカリも一俵三〇〇〇円も安くなり、生産費を割ってしまう、といった声もありました。山形県庄内で長年減反を拒否し、有機栽培で米を作りつづけている斉藤健一さんは「『食管法』から『食糧法』に移って二年。米をとりまく環境は大きく変わった。加えて、豊作で米があまり、価格も最大で二〇％の下落が予想されている。農家にとっては、生産経費は同じだからストレートに所得減となる。しかし、農産物を作り育てることは、単にお金だけでない。それを評価し、食べて下さる人達がいるから喜びがあり、生き甲斐になっている。

価格もあるが、それ以上に米が〝お荷物〟として、粗末にされていることが農家のやる気をそいでいる」（提携米ネットワーク発行「提携米通信」より）と語っています。

豊作を喜べない農家の人々、そして減反はますます強化され、九八年は三五％と限界を越えて押しつけられます。その中で、農業を続けていくのにどうしたらいいのかわからない、米に代わって何か楽しめるものでも作らなくては、といった雰囲気が農村にありました。実際、九八年の春はなりふりかまわぬ減反が進められ、条件の悪いところから減反の対象となり、農家の高齢化とあいまって耕作放棄地は拡がる一方でした。私の知り合いで、誰も耕作しない谷津田を借りて自分たちの米を作っていた人からも電話があり、減反が厳しくなってそこも減反の対象地としてカウントされるので借りられなくなった、そこは荒れ地になるだけなのにね、と話していました。

米価が生産費を割ることにより兼業農家は自分の米さえ作らない、専業農家は減る一方で、若い後継者もいない。安全な日本の農産物を食べたくても、農業が崩壊しつつある今、新しい農業再生の運動を組み立てる必要がありました。

従来多くの消費者が産直運動や提携運動で直接農家から米や野菜や果物、畜産品などを買うという日本独特の消費者運動に携わってきました。もちろん安全な農産物がほしいということが動機でしたが、生産者と消費者の顔の見える関係を作ることにより、問題を共有しつつ、農業と食べ物の安全性を守ることに貢献してきました。

大豆トラストとは、こういった運動の経験からでてきた取り組みですが、たった一人の消費者でも日本の農業を守るために一歩踏み出すことが簡単にできる方法という意味で、広い大衆運動となりうる可能性を持っています。

このトラスト運動の立ち上げは、今元気のでない生産者に一緒に農業を守ろうという消費者の熱いメッセージとなると同時に、危険な組み換えの輸入大豆はいらないという強い意思を示すことになるだろう、などなど様々な期待をのせて「大豆畑トラスト運動」が発足する運びになったのです。

呼びかけ

この運動は受け手となる生産者を探すことからはじまりました。最初に名乗りをあげた新庄以外の生産地を全国何カ所か用意しなければなりません。トラストの意義を十分理解し、信頼のおける生産者を、とまず「遺伝子組み換え食品いらない！キャンペーン」の会員に、自分たちが関わっている農家に生産者となってほしいと呼びかけをお願いしました。

私も長年野菜や米を有機栽培で作ってもらっている茨城県八郷町の「食と農を結ぶやさと生産組合」を訪ね、大豆畑トラスト運動に誘いました。消費者自給農場の「たまごの会」から枝分かれして、完全に生産者の自立した現在の組織まで約二〇年の有機農業経験のある五人の生産者からなる組合です。通年露地栽培で、畑で採れたものは全部消費者が責任もって食べようといった理念のもと、都会の消費者の関心は高く、発足のころは会員も多かったのですが、街に有機栽培と称したそこそこのものが出回るようになって、会員は減り気味でした。大豆畑トラストは停滞気味の私たちの組合に活気をもたらすのではないか、そんな期待もありました。

もちろん大豆は消費者に届ける作物の一つとして作り続けていましたし、味噌もそれぞれの農家が加工していました。技術と生産基盤はしっかりあり、消費者との交流も援農や収穫祭などでてなれていましたから、この運動にふさわしい生産者として参加してほしいと話をもちかけたのです。

まず生産組合として運動に加わること、五人の生産者が毎年交代で参加すること、初年は桜井正男さんが栽培する。消費者一口一〇坪で、三〇口、一〇アール（一反）の畑で栽培すること、一口は四〇〇〇円とすること。この四〇〇〇円については、新庄の生産者が一反当たり一二万円あれば何とかやっていけるといったところから算出されたのですが、八郷でもそれにならって一口四〇〇〇円、消費者は六キロの大豆が手に入ることを約束ごととして決めました。

その話し合いのなかで問題になったのは、このところ天候不順な年が多くカメ虫が大発生して大豆が全滅したこともあった、もし採れない場合どうするのか、採れなくても消費者の出資金を全額もらえるのはまずい、でも丹精込めて栽培しても予想どおり採れないことに対して生産者も消費者もお互いが責任を持つというトラストの精神を考えて、最初に五万円（三〇口の場合）を保証金として生産者に払うことを決めたのです。そしてとれた量に応じて上乗せしていこうとなりました。

前述したように、八郷は大豆の産地で、近年は減反の転作作物として大豆の作付けが増えていました。しかし、芽が出ると補助金が出るので、畑に行くこともなく放っておく農家も多いんだ、大豆の値が下がっていて、一生懸命作っても割があわないから、といった話もその時聞きました。米を作らないでコスモスを植えたって補助金が出るんだから、といったことを聞くと、私は「減反さしとめ裁判」の原告でしたから、減反を達成するため、米さえ作らなければ補助金を出すといった政策に対してとても腹がたちました。口の先では自給を唱えながら、農地を荒らし、農村の人々の心をすさませ、人々の命の糧である農業ををないがしろにする農政に対峙するためにも、市民の手による大豆自給運動「大豆畑トラスト」を成功させようと意欲に燃えました。

大きな反響

それぞれの会員の呼びかけに応じて東北から愛知までの八カ所の生産者が名乗りをあげました。山形県新庄市の今田さんのグループ、全日本農民組合（略称全日農）の千葉県八日市場の斉藤さん、農民運動全国連合会（略称農民連）の福島、茨城、千葉、静岡、愛知の生産者、そして茨城県八郷町の生産者の八カ所で始まりました。

六月初めに記者発表をしましたところ、遺伝子組み換えの大豆を拒否し、消費者自ら国産大豆の自給運動をトラストという形で進めることが新しい運動の流れとして捉えられて、沢山の新聞が記事にとりあげました。その結果、窓口になった日本消費者連盟の電話はなりっぱなし、希望によって振り分けた新庄の窓口「農縁」の電話も農民連の電話もパンク状態になるほど大きな反響がありました。新庄では一日だけで一〇〇〇口を超える申込みがあり、結局三〇〇〇口の申込みに予定していた五〇アールの畑では間に合わず、急遽応援をたのみ一ヘクタールまで拡げました。農民連でも生産地を増やし、結局全国一五カ所の生産地が消費者を受け入れることになりました。

参加した多くの消費者は、遺伝子組み換えの大豆を拒否し安全な国産の大豆を食べたいから、国産の大豆で味噌を作りたいから、という人々でしたが、国産の大豆がわずか三パーセントしかないことにショックを受けて、この運動に共鳴しカンパを添えて申し込んできた人もいました。農業の現場にいってみたい、実際に農作業に参加したいといった人も多かったですし、また、一方ではこんな高い値段で買ってくれるなら生産者として参加したいと言ってきた農協や生産グループもありました。作る人は沢山いる、しかし、それが消費と結びつかない現状がまたここでも確認できたのでした。長年有機栽培でやっているが、形や色が悪いから買ってもらえない、味噌や納豆や豆腐には支障がないのに、安全性よりも色や形など見た目ばかりを重視すると市場の問題を訴えてきた生産者もいました。

広がる〝縁農〟

トラストの生産者側も栽培を引き受けるだけじゃなく、消費者を迎えるためにツアーやイベントを用意したり、大豆の生育や村の様子をお便りで知らせたりと、農作業とは違う活動に汗を流しました。

新庄では六月六日に最初の「種まきツアー」を組み三〇人余りの参加者がやってきました。経験のない消費者に農作業を教えたり、食事や宿の世話など援農というよりまさに縁農でしたが、大豆畑トラストの代表の今田浩徳さんを中心に「農縁」のメンバー総出で消費者を受け入れました。生産者にとっても慣れない消費者との交流イベントで、農作業以上に大変なのですが、二回目の「草取りツアー」に同じ顔ぶれの参加者をみて、今田さんは「新庄のファンになってくれた人がいたとホッとした」と言っていました。

新庄ではその後も「収穫ツアー」「味噌仕込みツアー」などイベントを行ないました。農縁のメンバーのエネルギッシュな活躍は、今年二月に「大豆畑トラスト運動全国交流集会」を新庄市で開催するまでになったのです。

「委託栽培でも産直でもなく、消費者が収穫ゼロも覚悟したうえで畑にお金を払う。新しい形です」と「農縁」の井ノ部さんがいうように、各生産地ではいろいろなドラマやエピソードを生みながら運動は進んでいきました。

農民連の生産者の一人は畑にまいた種と同じものを栽培方法を添えて「ベランダでこの豆を育てて、広い畑で同じ豆が育っているところを想像してください」と畑を訪れることができない人達のためにとお便りをだしました。消費者の一人はまいた大豆を鳥に食べられてしまってまた送ってもらったり、大豆の生育の様子を絵日記に書いて生産者に送ったりと、私たちが提起した運動が参加している一人一人の思いをのせて、確実に進んでいきました。

静岡では、耕作放棄された荒れ地を組合員総出で何日もかけて開墾し、消費者と共に種をまきました。「決して作業は楽ではないけれど、消費者がこの運動に参加して、種まきや

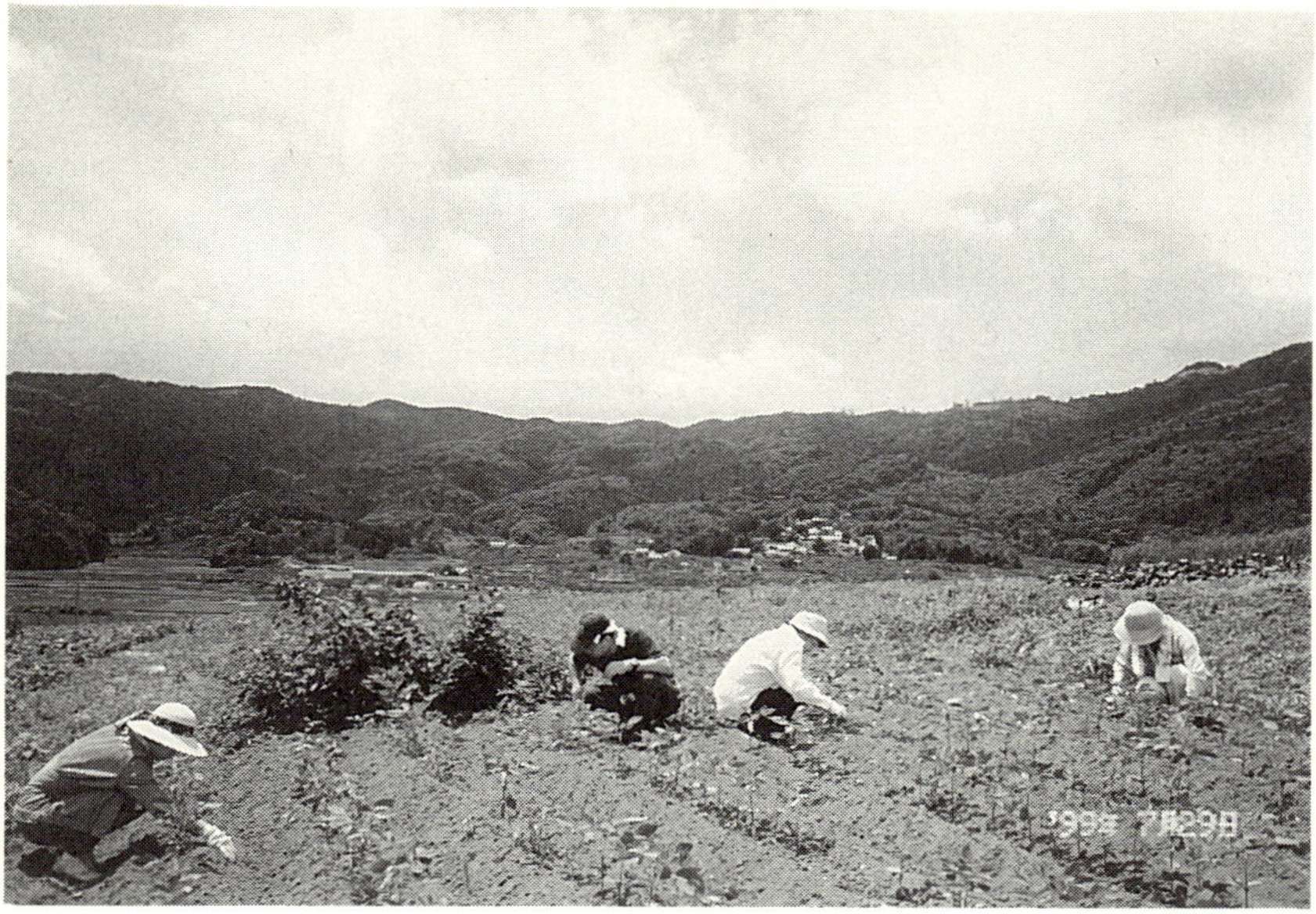

のどかな縁農風景（1999年7月）

草取りに来てくれることが励みになり、今後も農業を続けていく意欲がでてきた」と生産者が語り、訪れた消費者を感激させました。そこには八百屋さんが消費者を組織して参加していますし、消費者グループも参加したりと小さな畑に大きな輪が拡がっています。

全日農の千葉県の斉藤實さんは一四年間、障害者とともに味噌づくりを続けていますが、トラスト運動に参加して消費者と大豆を栽培し、消費者・障害者と共に味噌を作ろうと「大豆トラストみそみそはうすの会」を立ち上げました。種まき、除草などすべて消費者に参加を呼びかけました。六月末種まきは鳩の害により、苗を作り移植する方法に変更、七月の除草の際には手作り豆腐講習会を行ない、できたての国産豆腐の旨さを味わう、十一月の収穫の折には、斉藤さんの自慢の合鴨、除草もち米の餅をついてお祝いするなど、発想豊かなイベントになりました。もちろん味噌作りも三月のお彼岸の頃行ないました。

生産者たちがどんな思いで「大豆畑トラスト運動」に取り組んだかは広島農民連の木戸菊雄さんの新庄市で開かれた「全国集会」での報告にうかがうことができます。

「米の産直を通して長くつきあっている消費者と『農作業のあとのビールには枝豆だ！』と話が盛り上がって始まった大豆トラスト運動。運動の方向性も意義も定かでなかったのだが、昨年の田植え後に『とにかくやるぞ』と発作的に決定。あわてて三〇年以上本格的な耕作をしていなかった畑を耕し、大豆畑を準備した。六月雨のなかで種をまく、炎天下の草取り、九月末、稲刈りのときに枝豆パーティ。古なべにもぎたての枝豆をほうりこみ焚き火でゆでて、うまいビールとともにたらふくほうばった。

無肥料だったけど、マルチをかけていたので、埋没させた草がうまく堆肥化したのだろう、収穫は一〇a当たり二三〇kg。初めて作ったにしては上々のできだった。

二月には、会員と一緒にみそを仕込む。各自で麹をもちよって作るみそはどんな味になるだろう。

手さぐりの半年だった。手作業で収穫し、一つ一つ選別する手間をどう解決するか。会員とのコミュニケーションなど、課題は多いが、これを乗り越えればおもしろい運動だ。米の産直、大豆トラストに続いて菜種トラストへつなげたい。始まったばかりだけれど、ワクワクしています」

八郷の大豆畑トラストは遠方の消費者で「農作業には参加できないけれど大豆はほしい」という消費者を多く受け入れたため、特別な援農の予定は立てず、種まき、草取りなどは生産者が農作業の合間を見て行ないました。生育の様子は生産組合の野菜を食べている会員が農家を訪れた度に畑も見にいき、カメ虫の発生もなく無事育っていることを確認し、トラストの会員にお便りで知らせました。収穫は手作業になるため、東京からも応援に出かけました。いちばん大きなイベントは四月に行なった味噌作りです。五人の会員が参加したのですが、その内の若い日本消費者連盟の田中佳世子さんの感想は次の様です。

「私たちが生産者の桜井正男さんのお宅に着いた時は、すでに下準備はととのい、大豆がほどよく茹で上がるのを待つばかりで、ほんのりと甘い香りがただよっていました。そこで一粒、おいしい！　親指と薬指で大豆が簡単に潰れるぐらいやわらかくなったら、いよいよ私も出番です。味噌づくり名人のおばあさんの指導のもと、餅つき機で潰した大豆を手で少しずつ麹と塩に混ぜ、なじませていきます。数人の手だけで一つのものを作り上げていく作業は味噌作り職人にでもなったような気分ですが、これが粘土遊びのようで楽しいのです。おばあさんの合図がでるまでよく混ぜた後は、大きな団子を作り、空気を抜くため、樽に投げ入れながら詰めていきます。そして最後に表面が隠れるくらい塩を振りかけ仕込みは終了。最高の材料に加え、愛情もたっぷり入っているので、秋にはおいしい味噌ができるはずです」

このように各生産地ではそれぞれの工夫で消費者との交流をはかりながら大豆栽培が進みました。昨年は、関東以北では夏から秋にかけて雨が多く、大豆栽培には苛酷な年でした。

反当たり二〇〇キロをもくろんでいたものの、収穫は二〜三割は減収しました。消費者に約束どおり大豆を届けられなかった生産地もありましたが、このところの異常気象に泣かされている生産者の気持ちを共有できたことも収穫の一つとして受け止めたことでしょう。

目標、展望そして課題

二年目の「大豆畑トラスト」は目標として、さらなる拡大とともに二つの意義を加えました。一つは大豆の在来種を守ろうという運動です。多国籍企業が種の遺伝子に特許をとって人々が使えないようにしていることが世界各地で起きています。これに対抗して「種を守ろう」という運動の呼びかけがありそれに応えて大豆の種を守ろうと、各生産地ではできるだけ在来の種を栽培することを今年からの目標とします。もう一つは「地場生産、地場消費を」です。大豆の消費量を上げるためには地元で採れた大豆を使って地元の製造業者が味噌や納豆、豆腐に加工することが必要で、運動を生産者、消費者を超えて広げていくことが差し迫った課題です。

その目標のもと今年は生産地は北海道から九州まで五四カ所に拡大しました。とにかく始めようと進めた一年目でしたが、二年目となり各生産地はより充実した取り組みを企画しています。

新庄では、「農縁」の提案した大豆畑トラストを核とした企画に新庄市が町おこしの一つとして積極的に関わることになりました。まず、今年は大豆収穫用のコンバインの予算をとり、大豆作りを応援します。農縁のメンバーが提案した企画は、トラストを菜種、ジャガイモ、トウモロコシと広げ、将来は一口一〇〇坪の畑をトラストし、会員にとって新庄を食糧供給基地であり、いつでも遊びにいけるふるさととするというのですから、井ノ部さんの言うように、「大豆畑トラストは、遺伝子組み換え大豆をボイコットするだけでなく、むしろ四〇〇〇円で買うのは〝夢〟だ」を演出していくつもりです。夢だけでなく現実には味噌作りにお年寄りの出番の場を作ったり、東京の若者グループ「ASEED JAPAN」の農業体験申し出を受け入れたりと、人々の輪も拡がっています。

全日農では生産地を五カ所に増やし、特に北海道の生産者は、もしかしたら組み換え大豆の栽培の可能性のある地で、消費者とともに国産の大豆を守っていこうとしています。農民連は生産地を三八カ所に広げました。今年は収穫作業の効率化のために自治体に汎用コンバイン購入を補助するよう呼びかけるなど運動する団体として取り組みは多様です。埼玉と茨城の大豆トラストの会員は、地元の醤油醸造会社に自分たちの大豆を醤油にしてほしいともちかけ、昨年から仕込みが始まっています。

九九年の取り組みで注目されているのは、東京の早稲田商店会の会長安井潤一郎さんが、大豆畑トラストに参加して国産のおいしい豆腐を消費者に届けたいと声をかけてきたことです。早稲田の商店会は「リサイクルで町おこしを」で注目されていて、人作りこそが活性化なのだと子供たちも参加するイベントの開催などユニークな街作りをしています。「MY豆腐作戦」と名付けた企画に応えて、八郷生産組合が豆腐用の大豆を栽培しています。大豆畑トラストには町の豆腐屋さんも関心があり、どういうふうにやれるだろうかと熱心に聞いてきます。早稲田がモデルケースとなり、町の豆腐屋さんに大豆畑トラスト豆腐という旗がなびくことも夢でなく現実味をおびてきています。

まっとうな食べ物をとりもどす

このように「大豆畑トラスト」は最初こそ「やりましょう」と遺伝子組み換え食品いらない！キャンペーンが声をかけたのですが、その後はそれぞれの生産地で自分たちの自由な発想でさまざまに仕掛けて楽しく運動しています。

九九年の二月、私は大豆畑トラストの大豆で味噌作りに挑戦してみました。後日梅雨の晴れ間に恐る恐る覗いてみるとなんと味噌ができていました。少ししょっぱい若い味でしたがまさしく手前味噌です。こんなに簡単にできるのだと、一つ何かができたことに嬉しくて思わずはしゃいでしまいました。大豆畑トラスト運動はこのような味噌作りに象徴されるように、バイオテクノロジーといった先端技術によって影が薄くなっていた身の回りの技術の見直しであり、人間らしい英知と技の復活をめざす、市民の手作りの運動です。遺伝子組み換え技術による種と機械と農薬によって栽培されている、食べ物とは言えない大豆生産に対峙する、まっとうな食べ物をとりもどす運動です。

＊「大豆畑トラスト」に参加ご希望の方は〒一五二-〇〇〇二東京都目黒区目黒本町一-一〇-一六「日本消費者連盟大豆畑トラスト係」へ「大豆畑トラスト生産者リスト」希望と書いて五〇〇円切手を同封してください。

国家バイオテクノロジー戦略を批判する

天笠啓祐

ナショナル・プロジェクト

現在ハイテク分野は、国の手厚い保護を受けながら、研究開発が進められている。現在、もっとも多くとられている方法が、民活路線である。

例えば、老化の研究を進めている研究所にエイジーン研究所がある。エイジーンとは、老化を意味するエイジングと、遺伝子を意味するジーンを組み合わせて命名された。この研究所は、厚生省の医薬品副作用被害救済・研究振興基金から出資を受け、日本ロシュ、エーザイ、キッセイ薬品工業、明治製菓の民間四社によって設立された。

基金からの出資額が七割、民間企業四社の出資額が三割で、厚生省にそのほとんどの研究費を依存した研究所である。研究者は、出資した民間企業四社から集まってくる。このような形でつくられる研究所は、必ず株式会社であり、研究の期間が区切られている。エイジーン研究所が存在するのは、わずか七年間。

その後、研究所は管理会社に転身して、知的所有権などの管理に当たり、研究は一切行なわなくなる。参加していた研究者はそれぞれの出身企業に戻り、その研究所で得た成果を生かすことになる。何のことはない、国のカネを用いて民間企業ではリスクの大きな先端的な基礎研究を行ない、その成果は民間企業がいただくことになる。

このような研究所が増え始めたのは、八〇年代終りからである。それを可能にしたのは、民活法である。民活法とは、民間能力（民間企業のこと）の活用のために、税金面、制度面などを企業優遇に改めた法律のことである。そのひとつがNTT株売上活用である。

八五年四月、電々公社が民営化されNTTとなった。その民営化に伴い売りに出されたNTT株の売り上げが大蔵省の金庫に入った。その資金を先端科学技術の研究に用いる方法である。国家予算に加えて多額の金が企業に注ぎ込まれる仕組みが強化された。

そのために特別の機関として、厚生省が、医薬品副作用被害救済・研究振興調査機構、農水省が、生物系特定産業技術研究推進機構（生研機構）、通産省・郵政省が、基盤技術研究促進センターをつくった。遺伝子組み換え作物開発のために、生研機構が出資した企業としては、日本たばこ産業などが参加した加工米育種研究所や、ホクレンなどが参加した北海道グリーンバイオ研究所を皮切りに、多数設立されている。

株式会社何々研究所という名前がついているにもかかわらず、研究所どころか事務所すらもたないものもある。その場合は、参加したそれぞれの企業の研究所で各自が勝手に研究を行なうことになる。リスクが大きな基礎的な研究・先端科学技術の領域について、民活という形で国が面倒見る仕組みである。

イネゲノム解析プロジェクト

そのほかにも多額の公の資金が民間企業に注ぎ込まれている例がある。それを農水省が進める「イネゲノム解析プロジェクト」で見ていくことにしよう。イネゲノム解析プロジェクトとは、イネの全遺伝子を解読する計画である。同省は、一九九〇年秋に農林水産先端技術産業振興センター（STAFF）を設置した。農水省はそれまで、他の官庁と異なり民間企業とのつながりが薄かった。バイオテクノロジーを通して初めて本格的なつながりができ、そのパイプの役割を果たすものとして、生研機構に次いでSTAFFがつくられたのである。その後も、ニューフード・クリエーション技術研究組合など、パイプ役の組織がつくられている。

それまで農水省は、さまざまな問題点が指摘されているものの、建て前としては日本農業の振興に取り組み、農家の方に顔を向けていた。その建て前が弱まり、徐々に民間企業の方に顔を向けていくきっかけが、この生研機構とSTAFFづくりであった。いまやすっかり民間企業と一体となった開発路線をとっている。

農水省が「イネゲノム解析プロジェクト」を七カ年計画で

スタートさせたのは、一九九一年度のことだった。STAFがこの計画の中核を担って研究を行なうことになった。農水省は、このSTAFFをつくる際、それと並行して「競馬に関する研究会」(畜産局長の私的諮問機関)を組織した。その主な目的は、中央競馬のテラ銭の使途を拡大することにあった。中央競馬のテラ銭は売り上げの二五パーセントで、そのうち一〇パーセントが国に、一五パーセントが中央競馬会のものになる。この中の国に行く分の使途拡大をはかったのである。

中央競馬会法によって国庫納付金は「畜産振興と福祉」にその使途が限定されてきた。競馬に関する研究会は、STAFFなどの試験研究費に、この中央競馬会のテラ銭を当てられないか検討を加えた。そして九一年五月十日、一枠一頭制導入を柱とした競馬法および中央競馬会法を改正した際に、使途を拡大して、研究・開発にもふり分けられるようにしたのである。

イネゲノム解析プロジェクトは、当初計画で七年かけ約三〇〇億円を使って進める予定の大型プロジェクトであった。その予算の大半を中央競馬会に依存した。九七年度にイネゲノム解析プロジェクトは第一期が終了して、九八年度から第二期がスタートした。今期は一〇カ年計画で、一気に解読を終わらせようと考えていたが、後に計画の前倒しを迫られる事態が発生するのである。

このイネゲノム解析プロジェクトの応用段階の計画として打ち出されたのが、二一世紀グリーン・フロンティア計画である。このプロジェクトの柱は、遺伝子解読後の応用研究にある。

農水省のバイオ戦略

農水省が、バイオテクノロジー技術開発計画を発表したのは、一九八四年四月十二日のことだった。この計画は三つの柱から成り立っていた。

第一は、農水省内にバイオテクノロジー室(後のバイオテクノロジー課)を設け、農業バイオの振興をはかっていくこと。

第二は、民間能力の活用をはかっていくこと。そのため八四年十二月二十七日には、政府によってバイオ民活センターが設置された。

第三は、遺伝子銀行(ジーンバンク)をつくり民間に提供していくこと。そのため農水省内に農林水産生物資源管理運営会議を設置し、筑波研究学園都市の生物資源研究所の中に農業生物遺伝資源センターバンクが置かれた。

この計画を受け、法律や指針などの整備も進められた。最初に行なわれたのが、主要農作物種子法の改正だった。この法改正は、主要農作物であるイネ、ムギ、ダイズの種子の開発・販売について、そこから締め出されていた民間企業の参入を可能にするために行なわれた。民間企業がバイオ農作物の研究・開発を行なうためには、欠くことのできないものだった。一九八六年六月に、改正主要農作物種子法が成立している。

九一年六月には、主要農作物種子制度の運用についての通達が出され、試験販売もできるようになった。これまで締め出されていた民間企業の育種・販売が認められるようになった。こうして、官民一体となったバイオテクノロジーの研究開発の基盤がつくられたのである。

この法改正と並行して行なわれたのが、農業バイオテクノロジーを推進していくための遺伝子組み換え利用指針づくりであった。その時点まで遺伝子組み換え技術の規制についてば、文部省と科学技術庁の実験指針しかなかった。これらはあくまでも実験段階での規制であって、実用段階に達したものを対象にした指針はなかった。農水省が「農林水産分野における指針」を告示したのは八六年十二月十八日のことだった。この指針がつくられたことで、野外での実験ができるようになり、作物の開発が始まった。この指針は規制を主目的とするものではなく、推進を主目的としており、そのため「利用指針」と呼ばれている。

農水省は、こうして民間企業の方に顔を向けて、遺伝子組み換え作物開発に乗り出し、農家に背を向けて、突っ走り始めるのである。

グリーン・フロンティア計画

イネゲノム解析プロジェクトの応用段階として計画されたのが、二一世紀グリーン・フロンティア計画（第Ⅱ部資料参照）は、九九年度に策定された政府全体で取り組む「国家バイオテクノロジー戦略」の一環としての位置も占めることになった。九九年一月二十九日、農水省、通産省、文部省、厚生省、科学技術庁の五省庁は、共同で「バイオテクノロジー産業の創造に向けた基本方針」（第Ⅱ部資料参照）を発表した。二一世紀の中心的な産業になると考えて強力な梃入れを行なうための戦略が打ち出された。

この基本方針は、アメリカの『国家バイオテクノロジー政策報告書』の日本版ともいえるものである。一九九一年二月に、アメリカ大統領競争力委員会は、『国家バイオテクノロジー政策報告書』をまとめた。議長は、ダン・クエール副大統領（当時）であった。二一世紀の主力技術であり、主力産業でもあるバイオテクノロジーを、特許戦略を柱に国家戦略として取り組み、世界に冠たるアメリカ産業を築き上げていこうとするものだった。

八年遅れではあるが、日本もまた、国家戦略としてバイオテクノロジーに取り組むことになった。もちろん農業分野だけでなく、医療・医薬品、工業、環境など、さまざまな分野で取り組まれることになる。

すでに九八年の日本のバイオ関連市場は、約一兆二〇〇〇億円まで拡大した。遺伝子組み換え作物の輸入額も、計一五五〇億円にまで市場を拡大している。他に期待できる産業分野がないこともあって、バイオテクノロジーに重点的に投資と制度改革を行なっていこうというものである。そして二〇一〇年までに市場規模を二五兆円、新規創業数を一〇〇〇社まで拡大させることを目標においた。基本方針の盛り込まれた八つの施策は次の通りである。

一、ゲノム解析等の基礎的・基盤的研究の加速的推進。二、事業化支援の強化。三、バイオテクノロジーの実用化に向けた技術開発。四、大学等におけるバイオテクノロジー研究の推進と利用の促進。五、ネットワーク化の推進等、産学官の連携の強化。六、適正な安全確保と規制の適正化。七、知的財産の適切な保護。八、国民的理解の促進。

ゲノム解析に重点的に力を入れ、応用面に展開できるように準備を行なう。それを産官学が一体となって進めていこうとする戦略である。

その戦略を農水省が独自で進めていこうというのが、二一世紀グリーン・フロンティア計画である。

プロジェクトは、三つの分野に分かれている。一つは解析したイネのゲノムの発現や機能を確認していく作業である。これには解読した遺伝子を特許として押さえる知的所有権戦略が絡んでいる。その発現・機能を確認するために、DNAチップを用いたDNAマイクロアレー技術を導入することになった。

イネの遺伝子が分かると、それとの対応関係で他の作物、小麦やトウモロコシに応用して、そのゲノム解析にも用いることができる。世界中で加熱化しているゲノム解析合戦は、遺伝子の発見が特許に結びついている。遺伝子特許をいち早く取得しようという戦略でもある。

二つ目は、そのイネゲノムで解読された遺伝子を用いた次世代遺伝子組み換え作物の開発と、体細胞クローン動物の開発である。体細胞クローンは、遺伝子組み換え動物の増殖の技術として有効である。

三つ目は、人間の遺伝子などを導入して、昆虫、動物、植物に人間にとって有用な蛋白質を大量につくらせる、実用化研究である。それぞれ昆虫工場、動物工場、植物（細胞）工場という名前がつけられている。昆虫や動物、植物の細胞に人間の蛋白質をつくらせ、医薬品や食品・食品添加物などに用いようとするもので、昆虫などを工場と位置づけた応用技術である。

最後に

二〇〇〇年度の国家予算全体の中での、バイオ関連予算要求額は約三七五〇億円と、九九年度の二八六五億円に比べて、実に三一パーセントの増額である。緊縮財政の中で異例の伸びを示している。中でも伸びたのがゲノム関連予算で、約三倍の七五一億円に達した。

なぜ、これだけの増額を要求したかというと、小渕内閣が設けた「経済新生特別枠」の中の非公共事業部門分である「ミレニアム（千年期）プロジェクト」を狙ったためである。この「ミレニアム・プロジェクト」は、バイオ、環境、情報を三大柱にしているが、なんといっても突出した取り組みを見せているのがバイオであり、バイオの中ではゲノム解析である。

農水省の二〇〇〇年度のバイオ関連予算の要求額は二三九億二四〇〇万円と、前年度の四七パーセント増である。農水省全体の予算が二・九パーセント増と微増であったのと比較して、突出した伸び率となった。農水省の方針が良く出ている。イネゲノム解析を中心にしたゲノム関連予算も、実に一五六パーセント増の七六億五五〇〇万円に達している。

農水省が、イネゲノム解析プロジェクトの次のステップとして打ち出したのが、二一世紀グリーン・フロンティア計画である。このプロジェクトの柱は、イネゲノムでの全塩基配列決定後の次のステップである。その柱になっているのが、構造解析したイネのゲノムの発現や機能を確認していく作業である。

このグリーン・フロンティア計画は、九九年度から二〇〇五年度の七年間で、九九年度の予算は一四億八一〇〇万円である。一見少ないように見えるが、これらの研究には生研機構や中央競馬会の資金など、国家予算以外のカネが上乗せされる。

農水省が主導権を握り、民間企業に梃入れすればするほど、農政は日本の農業・農家から離れる。というのは、民間企業にとっては企業間競争に勝つことが、最大の目的だからだ。以前ある企業を取材していて、次のような質問をぶつけたことがある。「遺伝子組み換えイネを開発して日本の農家に作付けしてもらっても、アメリカから来る安いコメに対抗できないのでは」と。すると次のような答えが返ってきた。「日本で商売を考えていったら負けるであろう。しかし、第三世界で賃金が安く、しかも三毛作が可能な国で日本人向きのコメを作り輸入すれば、アメリカから入って来るコメに対抗できる」というのである。そこには、企業の論理はあっても、日本の農業・農家を守る、という考えはない。

企業に梃入れする、農水省が進めている現在の技術開発路線は、国際的な企業間競争に勝つという目的はあっても、日本の農業・農家を守るという目的は失われている。しかも、第三世界の食料を収奪するという、現在の輸入拡大路線をさらに進めることになり、市民の安全や環境への配慮という視点もない。

第4章　遺伝子組み換え食品をめぐる世界情勢

■第Ⅰ部　**第4章　遺伝子組み換え食品をめぐる世界情勢**

生物多様性条約をめぐって

石田　勲

はじめに

遺伝子を組み換えた動植物や微生物による生態系などへの悪影響を未然に防ぐため、国際取引を規制するルールづくりが、生物多様性条約のもとで進められている。法的拘束力のある議定書を策定して、遺伝子組み換え生物を他国に持ち込む場合には、事前に安全性を評価した上で、相手国の同意を得る仕組みをつくろうというものだ。一九九五年十一月にインドネシアで開催された同条約の第二回締約国会議から具体的な作業が始まった。議定書ができれば、これまで野放しだった国際取引に初めて、規制の網がかかることになる。しかし、途上国や環境ＮＧＯ（非政府組織）が厳しい規制を求めているのに対して、米国、カナダなど遺伝子組み換え作物の輸出国が強く抵抗しており、九九年二月にコロンビアで開かれた臨時締約国会議でも、議定書案の合意には達しなかった。今後も交渉は難航が予想され、実効性のある国際規制ができるのか、流動的だ。九五年の第二回締約国会議、九九年の臨時締約国会議を取材した経験から、議定書づくりの問題点、各国の思惑、今後の課題などを報告する。

交渉決裂

カリブ海をのぞむ南米コロンビアの観光地、カルタヘナの国際会議場で九九年二月中旬、生物多様性条約の臨時締約国会議が開催された。

会議は、遺伝子組み換え生物の国際取引を規制する議定書案の最終合意を目指して開かれた。約百七十カ国から政府、NGO、マスコミ関係者ら約八百人が出席し、二週間の会期中、連日、未明まで交渉が続けられた。会議場外では、環境保護団体グリーンピースが、ネズミと魚やイチゴと魚を合体させた架空の遺伝子組み換え生物のぬいぐるみをかぶり、厳しい規制を求めるアピール行動を繰り広げた。一方、遺伝子組み換え技術を推進する業界団体関係者もミニ集会やパネル展示などをして、活発なロビー活動を展開する光景もみられた。

会議での交渉は予想以上に難航した。アフリカ諸国など途上国側が厳しい規制を求めたのに対して、米国、カナダ、アルゼンチンなど遺伝子組み換え作物の輸出国側は、規制が輸出の足かせになることを嫌い、複数の主要テーマで一歩も譲らなかったからだ。交渉は、会期を一日延長する異例の形となり、最終日に利害が一致する各グループが代表を出し合い、NGOやマスコミ関係者を閉め出して、最後の折衝に臨んだ。しかし、五年越しの交渉はここでも決裂した。

「この調停案でものめない。あらためて、交渉しようではないか」

現地時間の午前四時すぎ、米国など輸出国グループを代表したカナダ政府代表が疲れ切った表情で、EU（欧州連合）の調停案の受け入れを拒否した。途上国側は調停案を受け入れ、合意できるかどうかは、事実上、輸出国グループの有力国、米国政府の判断ひとつにかかっていた。米国の意を受けたカナダ政府代表の一言に、会場からは大きなため息が漏れ、結論は二〇〇〇年にケニアで開催される第五回締約国会議以降に持ち越されることになった。

交渉は九二年にブラジルで開かれた地球サミットにまでさかのぼる。サミットでは、地球温暖化防止条約（気候変動枠組み条約）のほか、地球上の多様な生物種を保護、管理して、持続可能な形で利用することを目的とする生物多様性条約が採択された。この条約の締約国会議では、遺伝子を組み換えた動植物や微生物が自然環境下で栽培、飼育、繁殖した場合、生態系に悪影響が出かねないことを警戒し、研究者や途上国から、国境を越える移動、持ち込み、取り扱いを規制しようという声が高まった。九五年にインドネシアで開催された第二回締約国会議では、法的拘束力のある議定書を策定して規制するか、国際的なガイドラインで対応するかが争点になったが、圧倒的多数を占める途上国グループと北欧諸国が法的拘束力のある強い規制策を求め、結局、九八年までに議定書の採択を目指すことで合意された。

その後の締約国会議や専門家による非公式折衝で、遺伝子を組み換えた動植物や微生物を他国に輸出する場合には、相手国に安全性に関する情報を事前に提供して、環境などへの影響を事前に評価した上で、同意を得なければ、持ち込めないという事前同意制を導入することで合意された。しかし、規制の対象など複数の主要テーマで関係国が折り合えず、最終合意を目指して、コロンビアで臨時の締約国会議が開かれた。

激突した五つの争点

コロンビアの臨時締約国会議で浮かび上がった主な争点は、どれも複雑で、多岐にわたった。最後まで調整が難航したのは、①事前同意制の対象に、遺伝子組み換え作物の種子や苗、自然環境下におく遺伝子組み換え魚類、微生物などの生体以外に、トウモロコシなどの未加工の組み換え食品や飼料用作物、植物油など加工した食品も含めるか、②相手国が持ち込みに同意するか判断する根拠として、生態系だけでなく、人の健康や農業など経済、社会的な影響も考慮できるか、③この議定書の規制と、自由貿易の原則などを定めた他の国際協定やWTO（世界貿易機関）のルールなどとが衝突した場合、どちらを優先させるのか、④議定書の規制は、米国など生物多様性条約に批准していない国にも準用されるのか、⑤持ち込みに際して、遺伝子組み換えであることをどのようにして、識別、表示するのか、⑥持ち込んだことにより、被害が生じた場合、輸出国側に責任をとらせ、補償させる制度を盛り込むか、などでどれも、輸出国と輸入国との利害が直接対立する難しいテーマだった。では、争点ごとに背景と問題点を考えてみる。

①の規制対象をどこまで広げるか、については、米国など輸出国側は、遺伝子を組み換えた作物の種子や苗、このほか、自然環境下で増殖、繁殖させることを目的とする微生物や魚類など自己繁殖能力のある生体に限定することを強く主張した。一方、途上国側は、遺伝子組み換え大豆やトウモロコシなど未加工の食用、飼料用の遺伝子組み換え食品のほか、植物油、コーン粉など加工品や食品原料も含めるよう主張した。輸出国側の主張の根拠は、生物多様性条約はそもそも、生態系への影響を防ぐことを目的としており、加工した食品はもちろん、未加工の作物でも食用、飼料用など、自然界で栽培、繁殖させる目的でないものまで規制の対象に含めるのは、この条約の趣旨、目的になじまない、というものだ。また、薬用成分や工業成分などを生産させるよう遺伝子操作した微生物など施設内で利用する生物についても、自然界には影響を与えない、として、規制から外すよう求めている。

一方、規制の網を広げたい途上国側は加工したものについては、対象外とすることで譲歩する方向に傾いたが、未加工の作物は対象とするよう求めている。この点については、規制の対象には、食品、飼料用などあらかじめ、環境下で栽培、繁殖、放出する目的でなくても、自己増殖能力のある組み換え体なら、輸送中や施設内から意図せずこぼれたり、逃げ出したりしたりして、生態系などに影響を与えるおそれもあり、慎重な対応、判断が必要だ。利用目的が何であれ、利用場所が施設内外だろうと、自己繁殖できる能力のある組み換え体はすべて、規制の対象にしないと、環境への影響は防げない、との指摘が根強い。

また、途上国グループの代表は「規制の内容をどんなに厳しくしても、規制対象という入り口を狭くしたら、何の意味もなくなる。米国の狙い通りにならぬよう、対象を少しでも広げるよう全力を尽くす」と主張していた。

②の影響を評価する項目について、途上国側は社会、経済的影響も考慮できるよう求めている。遺伝子組み換え作物の輸入により、自国農業、地場作物が打撃を受けるのではないか、と心配しているからだ。欧米の多国籍企業は、ココナツ、バニラなど元来、途上国側の地場作物からしかとれなかった成分をつくるよう、遺伝子を組み換えたナタネなどの開発も進めており、こうした作物やその製品が国内に輸入されれば、自国の農業に影響が出かねない。これに対し、米国などは、経済的影響まで科学的に評価するのは難しい上、この点でもこの条約の趣旨、目的になじまない、と反発している。

また、ひとの健康への影響についても、米国などは、別の交渉の場で議論すべきだとの立場をとっている。ただ、ひとも生態系の一部であり、遺伝子組み換え生物が他の在来微生物などと遺伝子を交換するなどして、新たな病原性微生物が出現する危険性も完全に否定できない以上、人の健康への影響も考慮すべきだとの声も多く、議定書の前文や目的などに「ひとへの健康も考慮して」などの表現が盛り込まれる可能性がある。

③「他の国際協定との関係」、④「未批准国への準用」については、とりわけ、米国は最後まで強硬に反対した。米国は、遺伝子組み換え生物を輸出しようとして、相手国から環境への影響があるとして、持ち込みを拒否された場合、WTOなど自由貿易を原則とする調停機関に提訴して、輸出を認めさせる、というシナリオを描いているようだ。このため、議定書案に「この議定書の運用にあたり、他の国際協定の趣旨に反しないよう（矛盾しないよう）努める」などの表現を盛り込むことに懸命だ。一方の途上国側は、文言によっては、議定書が骨抜きになると警戒している。

未批准国との取引については、途上国側が、議定書案に

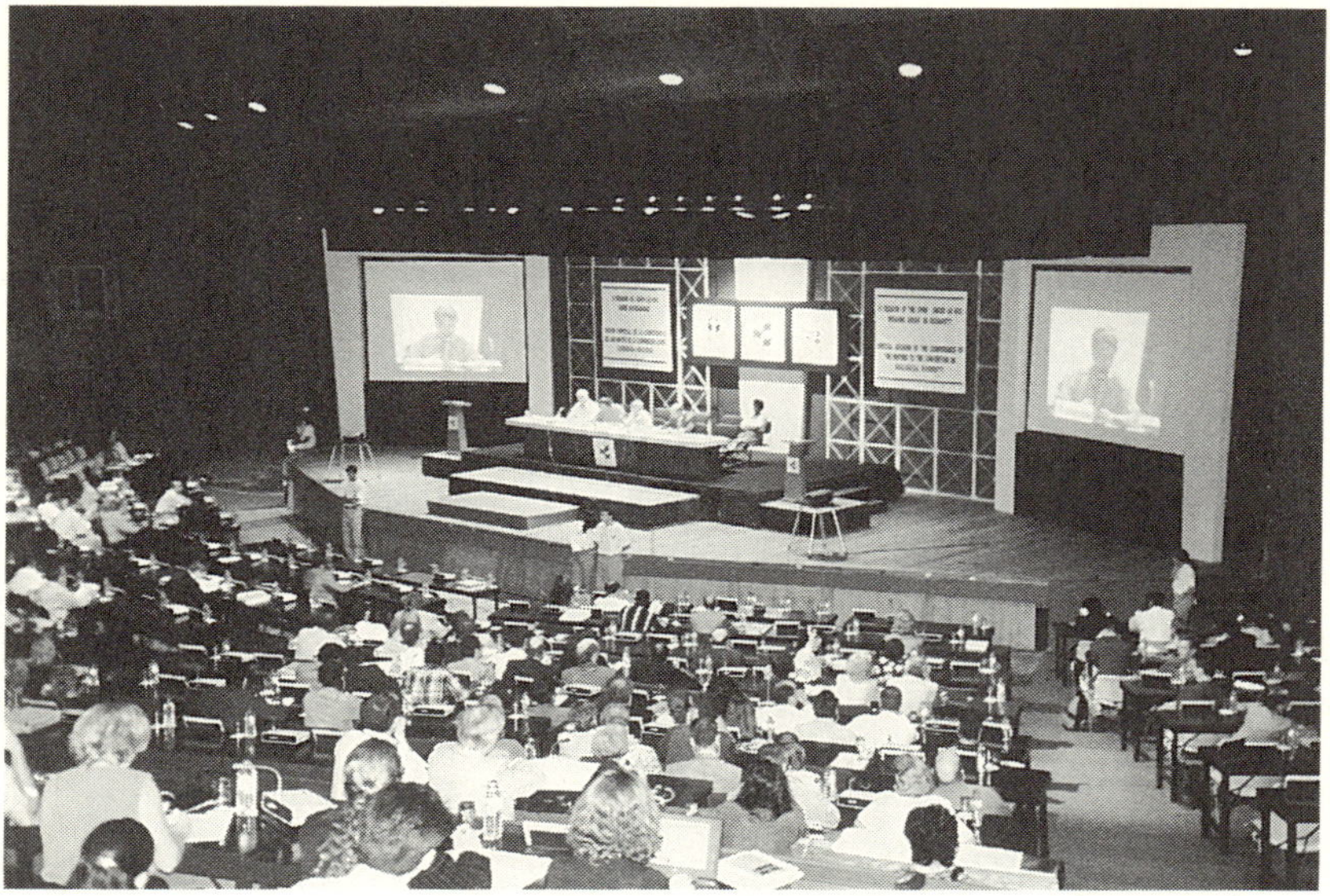
99年2月、コロンビアのカルタヘナで開催された生物多様性条約の臨時締約国会議、約170カ国の代表が参加して、遺伝子組み換え生物の国際取引を規制する議定書案の採択を目指したが、利害対立から合意できなかった。

「未批准国との国際取引についても、議定書の目的、原則を準用する」などの文言を入れることを主張した。これに対し、米国はこの項目を削除するよう、一歩も引いていない。そもそも、米国は、クリントン政権下でも議会の反対などを受けて、生物多様性条約に批准していない。あくまで、締約国会議にはオブザーバーの立場で参加しているが、議決権はないものの、公式折衝での発言は認められているため、議定書案の骨抜き工作にやっきになっているのだ。一方、途上国側としても、遺伝子組み換え作物の最大の開発、輸出国である米国の意向を無視して、数の力で議定書案を決めてしまうだけでは、実効性のある規制ができないことを知っている。このため、双方のかけひきが活発化して、交渉が難航、長期化する一因になっているようだ。

⑤の識別、表示方法については、途上国やオブザーバーで参加しているグリーンピースなどの環境保護団体は、荷積み、輸送などで、遺伝子組み換えであることを識別、分別できるよう、「ラベリングする」との表現を盛り込むよう主張している。これは、袋やケースごとに表示させることで、国内に持ち込まれた後にも識別して、分別表示できるようにしたいからだ。一方、輸出国側は「特定する」とのあいまいな表現にするよう求めている。途上国や環境保護団体は、「特定」との表現になると、袋ごとに「遺伝子組み換え」と表示する

必要がなく、輸送や税関の手続きの書類で、遺伝子組み換え体が含まれていることが一括して判別できればいいと解釈されかねないと警戒する。この場合、国内に入った後は、追跡して識別できなくなり、組み換え食品の分別表示にも役立たないという。今後の交渉のたたき台となるコロンビア会議での議長案では、「表示する」との表現は消えている。ただし、議定書では原則が盛り込まれるだけで、具体的な運用方法は、議定書案の次に検討、交渉される付属書の中で明記される予定だ。

また、この議定書の交渉にあたり、遺伝子組み換え食品の表示を求めている日本消費者連盟（事務局・東京）などは、日本政府に対し、議定書案づくりの交渉で「表示」を盛り込むよう申し入れている。しかし、そもそも、事前同意制の対象から、加工された食品などが除外されれば、この議定書で「表示」が盛り込まれても、日本や欧州などで議論されている組み換え食品の表示問題には影響を与えないことになる。

バイテク制覇ねらう米国

交渉が合意に達しない理由のひとつに、米国の強硬な姿勢がある。バイオテクノロジーで世界をリードする米国は八〇年代から、産官学一体となり、農業、医薬、エネルギーなど様々な分野で、バイテクの実用化、商品化を進め、国際競争力の強化策も推進してきた。九一年に、当時のブッシュ政権がまとめた「バイオテクノロジー連邦政策に関する報告書」が象徴的だ。これは、当時のダン・クエール副大統領を議長として、バイオテクノロジーに関する政策を大統領に提言したものだ。

報告書はまず「バイオテクノロジーは医薬、食料品、農作物、エネルギー及び環境浄化の分野で、現状を打破する有望な新技術である。科学者はこの分野で革命が起きると予測している。（中略）米国は今後も最新のバイテク製品の商業化で世界をリードし続けるだろう。長期的にみると、バイテクは規模、重要性において、コンピュータ産業を超える可能性がある」と指摘した上で、「競争力を維持し、さらに発展させるために、不要な規制を撤廃することが必要」などと提言している。具体的には、関連予算の充実、知的所有権の保護と、国際競争力の障害となる規制の緩和を掲げた。つまり、政府として、バイオテクノロジーの重要性、可能性を認識して、国際競争力を確保して、世界をリードしていくための施策を打ち出す方針を明らかにしたのだ。これらの提言は次々に実行に移され、クリントン政権にも引き継がれた。同政権は九三年、遺伝子組み換え作物の野外実験を個別の許可制から事前届出制に規制緩和している。

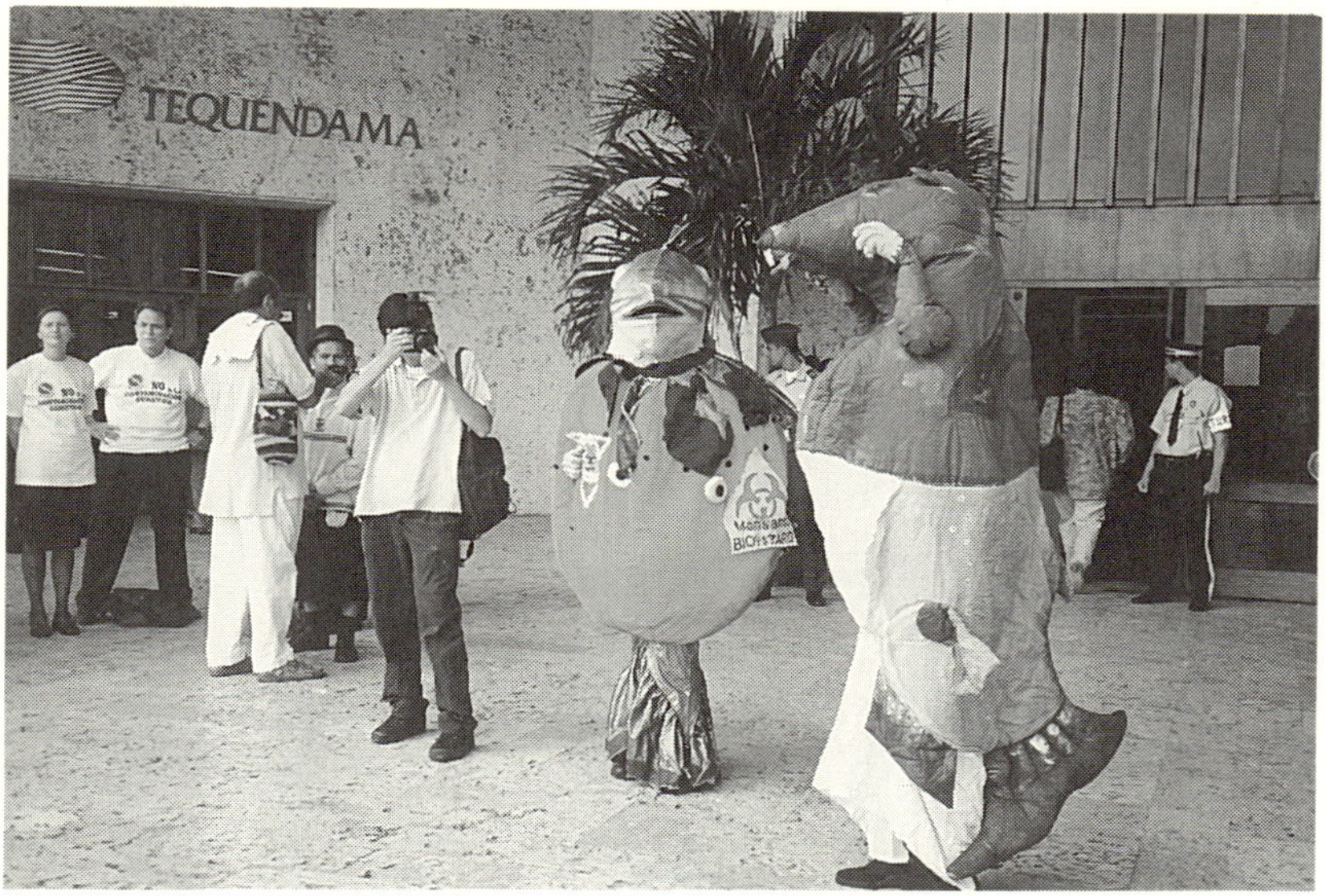

生物多様性条約の臨時締約国会議では、議場外でグリーンピースなどの環境NGOが、遺伝子組み換え生物をイメージしたぬいぐるみで、厳しい規制を求めるデモンストレーションを行なった。

米国では九六年から遺伝子組み換えナタネ、大豆、コーンなどの一般栽培が始まり、九八年には作付面積が二〇〇〇万ヘクタールにまで広がっている。これは日本の国土の半分に相当する面積だ。全世界の作付面積の七割を占める。米食品医薬品局（ＦＤＡ）から安全性を確認された品種も九八年で、四十種以上に上る。現在は、害虫や特定の除草剤に抵抗力をつけるよう、遺伝子を組み換えられた作物が大半だが、大手バイオ企業、モンサントなどは、ビタミンなど特定の有用成分をつくるよう、操作した作物の開発を精力的に進めている。

当然、生物多様性条約のもとで進められている議定書づくりについても、米国は「科学的な根拠のない規制は、自由貿易の障害になるほか、バイテク産業の発展の妨げにもなる」（政府代表）として、一貫して強く反対してきた。コロンビアで開催された臨時締約国会議でも、米国は同条約に批准していないオブザーバー国ながら、地元コロンビアを除き、最多の二三人の代表団を送り込んだ。このほか、バイテク推進派の産業界からも多数の研究者らが出席していた。

しかも、米国で特徴的なのは、安全性を評価して、規制する側の政府機関と、開発を進める側のバイテク企業との間で、活発な人的交流があることだ。途上国を中心とする研究者や法律家らでつくる環境ＮＧＯ「第三世界ネットワーク」がまとめた資料によると、農務省や環境保護庁、食品医薬品局の現職職員、過去に勤務した職員一四人が、モンサントなど遺伝子組み換え作物の開発を進める企業や業界団体との間を行き来している。役人の天下りがときに問題になる日本と違い、米国では、あらゆる分野で、産官の人的交流は活発で必ずしも悪影響だけがあるとはいえないだろうが、バイオテクノロジーの危険性を警告している米国の民間研究所のベス・バロウ所長は「規制する側と開発する側との間で、ひとが『回転ドア』のように出入りしていれば、安全性をきちんとチェックするなど、適正な規制ができるはずがない。産官学の強いトライアングルができあがり、遺伝子組み換えの危険性を未然に防ぐシステムが機能していない」と手厳しい。

一方で、米国政府代表がみせた強気の姿勢の裏には、「一般国民の支持を受けている」との自負ものぞいた。会議取材に来ていた『ニューヨーク・タイムズ』の科学記者は「大半の米国民は遺伝子組み換え技術の安全性論争は八〇年代に決着したと考えている。開発の反対派、慎重派はごく少数で、遺伝子組み換え技術は安全で、国民に恩恵をもたらすものと、だれもが信じている。圧倒的多数の国民は、国際的な規制策づくりの動きには関心がないか、反対というのが、実情でしょう」と解説する。実際、この会議にオブザーバー参加していた環境NGOは、グリーンピースのメンバーを含め、欧州や途上国からの参加が圧倒的多数を占めていた。米国からのマスコミ関係者も一人だけだった。

「野外実験場」への警戒

これに対し、アフリカや南米、アジアなどの途上国側やNGOが、遺伝子組み換え生物の国際取引で、厳しい規制を求めているのは、先進国の企業が、国内規制が十分に整備されていない途上国の農場を野外実験場代わりに使っている、との不信感があるからだ。

インドのNGO「科学技術生態系研究所」のジャブリさんは、コロンビアでの臨時締約国会議にオブザーバーとして参加して、各国代表らに直接会い、国際規制の重要性を力説していた。ジャブリさんによると、インドでは九八年、米国の大手バイオ企業が、害虫に抵抗力をつけるよう、遺伝子を組み換えた綿花を無許可のまま、九つの州、約四十カ所で試験栽培していたことが発覚したという。本来、施設外の開放系で栽培する場合には、インド環境省の許可が必要だが、施設内の閉鎖系の栽培しか許可する権限のない科学技術省の許可だけで、実験が行なわれていたという。しかも、科学技術省の許可すら試験栽培が始まった約一カ月後であることが分かったというのだ。農民らは遺伝子組み換え綿花であることを知らされずに、米国企業が買収した地元の種子会社の関係者から「害虫に強いから植えてみてくれ」などと言われるだけで、試験栽培に協力していた。

インドは綿花の原産国であり、遺伝子を組み換えられた綿花の遺伝子が在来種に移り、遺伝子がかく乱される危険性もあるという。これらの事実は地元メディアでも大きく取り上げられ、一部の農民や自然保護団体などが、現地の代理業者らに抗議のハガキを出したり、デモ行進したりするなど、抗議活動を展開しているという。

ジャブリさんは「途上国では、政府関係者すら、遺伝子組み換え作物の潜在的な危険性を知らずに、先進国の企業の言いなりになってしまう。しかも、遺伝子組み換え作物が輸入されたとしても、大多数の国民は貧しくて手が出せず、貧富の差を一層広げるだけでしょう。だからこそ、国際的な規制策をつくってもらい、遺伝子組み換え作物による環境や人体への影響を未然に防いでいく仕組みが必要なのです」と力説していた。

また、グリーンピースは九六年、規制がまだ十分に整備されていない中南米で、欧米の大手企業が遺伝子組み換え作物の野外実験を進めている実態を調べて、報告書をまとめている。この報告書によると、グアテマラなどでは、欧米の企業が、完全に野外と隔離されたとはいえない簡易な施設で、遺伝子組み換え作物の実験を進めていたという。一枚の扉は開け放たれた状態で、周囲にはヤギが放し飼いにされ、実験に使われた作物がそのまま、野外に放置、廃棄されていたと指摘している。こうした現状から、報告書は組み込んだ遺伝子が花粉などを通じて、自然界に拡散して、生態系に悪影響を及ぼす危険性がある、と分析している。

一方で、途上国の間でも、規制づくりへの情熱に温度差があるのも事実だ。途上国グループ「G77と中国」の中でも、中国やアジア諸国の中には、「あまり、厳しい規制になると将来、自分たちの首もしめかねない」（インドネシア）との意識がある。このため、表向き、アフリカ諸国と足並みをそろえながらも、先進国代表と精力的に意見交換を進めたり、欧米の開発企業の関係者とも共同研究ができないか、非公式に協議したりしている国もある。一方、アフリカ諸国などには、厳しい規制を訴え、先進国からの援助を引き出す交渉材料にしようとの意識も垣間見える。

アフリカのある国の代表は取材に対して、「途上国では、遺伝子組み換え生物の危険性を未然に評価する技術も人材も資金もない。規制を有効に機能させるために、先進国が援助するのは当然のこと。生物多様性条約のもとでも、資金援助、技術協力の仕組みをつくる必要がある」と話していた。また、東南アジアのある国の代表は「大半の途上国が、遺伝子組み換え生物の恩恵にあずかりたいと考えている。各国政府代表が国際規制の必要性を訴えるのは、自分たちの頭ごなしに、勝手に実験などの計画を進めるな、というメッセージだ」と解説してくれた。

対立に埋没、輸入大国、日本

遺伝子組み換え作物の最大の輸入国である日本は、コロンビアでの臨時締約国会議に、農水省、環境庁、外務省から一七人が参加登録した。米国、カナダに次ぐ規模だ。政府代表は「遺伝子組み換え生物を国内で開発、利用する場合、科学技術庁、農水省、厚生省のガイドラインで環境、健康への安全性を十分に審査できている。法整備など新たな対応を迫られる議定書案には反対」(農水省)との立場で交渉にあたったが、輸出国と途上国との利害対立の影に隠れる形となった。

また、これまでの交渉経過からみれば、日本に大量に輸入されている、加工された遺伝子組み換え食品は規制対象から除外される可能性が高いほか、日本から遺伝子組み換え生物を輸出する計画もいまのところなく、日本政府では、議定書が発効しても日本に与える影響は大きくない、と判断している。

ただ、近年、欧米で遺伝子組み換えによる生態系への影響を指摘する研究報告が相次いでいることから、政府内で、法制化の必要性を検討すべきとの考えも出てきている。環境庁が過去に、野外利用を法規制することを目指しながら、産業界の強い反対を受けて、挫折した経緯もあり、当面は議定書案の交渉の行方を見守ろうとの考えのようだ。

規制の枠組みづくりが急務

今後、遺伝子組み換え生物の開発は飛躍的に進むことが予想される。遺伝子を改変される生物の対象も広がるほか、組み込む遺伝子の種類も増えていくだろう。当然、どんなに慎重に開発したとしても、生態系への危険性を確実にコントロールすることは難しくなる。しかも、開発国で法律やガイドラインで生態系への影響も十分に考慮して開発したとしても、他国に持ち込んで野外実験する場合、開発国で実施した安全性評価の手法、項目がそのまま、通用するとは限らない。

たとえば、米国や日本など主な先進国では、遺伝子組み換え作物を野外栽培したとしても、近縁種がないため、花粉が飛んで交配して、遺伝子が自然界に拡散するおそれは極端に低いだろう。しかし、様々な野菜、作物の原種が豊富な南米やアフリカ諸国で野外実験すれば、導入遺伝子が自然界に拡散してしまう危険性は高まる。害虫や特定の除草剤などに抵抗力をもたせたり、特定の成分をつくり出す遺伝子が、原種に拡散した場合、生態系に深刻な影響が出かねない。しかも、途上国では、昆虫やウイルス、細菌など微生物にしても、実に多様だ。先進国では想定できない生態系への影響が出る危険性も否定できない。寒さや病気に強くしたり、早く成長したりするよう遺伝子を操作された魚類が外国に持ち込まれて、逃げ出せば、外来種のブラックバスによる生態系への被害をはるかにしのぐ壊滅的な打撃を、その国の生態系に与える危険性がある。

こうしたことを考えれば、遺伝子組み換え生物の国際取引では、国際的な規制の枠組みをつくることが不可欠だ。ただし、交渉がここまで難航し、最終合意に達しないことを考えれば、この条約の原則に一度、立ち返ってみることが大切だろう。遺伝子組み換え生物による生物多様性への影響を防ぐことを最優先とすべきで、食品としての安全性論議や経済、農業への影響などは切り離して、別の場で議論することが現実的だと思う。会議を取材していて、この条約のもとに、自己増殖することのない植物油や穀物粉などの食品を含めることには無理があるとの印象をもった。未批准国の米国の対応も、あまりにご都合主義で、主張がたとえ、科学的根拠のあるものだとしても、交渉の場では説得力をもたないだろう。双方が譲り合い、とにかく、最低限必要な規制だけをまずスタートさせて、科学的な知見にあわせて、改正していくべきだ。双方が、利害対立から一歩も譲らず、あれもこれも欲張り、すべてをご破算にしてしまっては、元も子もない。

そもそも、コロンビアの会議でまとめられ、最終的に合意できなかった議長案（ＵＮＥＰのホームページで公開）をみても、双方の利害対立から、すべての争点が玉虫色の表現になっており、どちらとも読みとれる内容になっている。これでは、実効性のある規制ができないことは明白だ。次回の締約国会議は二〇〇〇年にケニアで開催される。遺伝子組み換え生物によって、もたらされる恩恵とその危険性の大きさを考えれば、今後は、閣僚級レベルの交渉に格上げするなどして、一年でも早く、議定書を採択して、批准することが急務だろう。遺伝子組み換え生物の開発のスピードと、いまも途上国のどこかで、行なわれている野外実験のことを考えれば、我々に与えられた時間、余裕はそうないはずだ。

遺伝子技術の暴走とアメリカ型農業の迷走

ターミネーター、トレーターのもたらすもの

安田節子

ターミネーター・テクノロジー

種苗会社の種子独占につながる重大な技術が、アメリカの綿花種子の会社デルタ&パイン・ランド社と米国農務省によって共同開発され、一九九八年三月に特許が付与された。この特許の正式名称は「植物遺伝子の発現抑制」というものである。この技術をカナダの環境保護団体、国際農業振興財団（RAFI）が「ターミネーター・テクノロジー」（致死的技術）と命名した。現在、綿花と煙草で実験中で、二〇〇四年には綿花で実用化される見込みだという。開発者の一方であるデルタ&パイン・ランド社は、一九九八年五月にモンサント社に買収されたので、現在この技術はモンサント社が保有している。また、イギリスの遺伝子組み換え多国籍企業アストラ・ゼネカも同様の技術の特許を取得している。

両者の技術には、多少の違いがある。デルタ&パイン・ランド社のターミネーター技術は、発芽時に細胞を殺す毒素遺伝子として、サボン草というナデシコ科の植物の毒素（リボゾーム阻害因子タンパク質）の遺伝子を使っているが、アストラ・ゼネカ社の場合はネズミの褐色脂肪細胞の毒素遺伝子を用いている。他のアグリビジネス関連の巨大多国籍企業はいずれも同じような技術を持っており、現在特許申請という状況にある。

ターミネーター技術の大きな特徴はこうだ。種苗会社とは

種を増殖させて製品である種子を作り、消費者（農家）に販売することがその企業活動だ。しかしいったん農家に種子を売却したあとでは、農家がその植物を育てて自家採種することができる。これでは種苗会社の利益の増大にはつながらない。

すでに種苗会社の利益保護の手段として、ハイブリッド化がある。他花受粉のトウモロコシやヒマワリではハイブリッド（雑種）化されているものがほとんどだ。同一種で性質の異なる遠縁親株二種の掛け合わせで作り出した雑種一代（F1）は優良形質を備えるが、それは第二世代ではほとんど失われる。このため農家は種子を毎年買わなければならない。世界で生産されているトウモロコシのほとんどは、ごく少数の多国籍種苗企業が提供する一、二品種のハイブリッド種になっている。しかしハイブリッド種子では優良形質のばらけた第二世代から根気よく選抜と交配を繰り返して優良種子を手に入れることも可能だ（とはいえ作物に均質性を求められる先進国の農家ではそのような手間暇をかけることはないだろうが）。自家受粉の作物、例えば小麦、豆、米、大麦なども原理的にはハイブリッド化は可能だが、雄しべをすべて切除するなど技術的に難があり、経済性の観点からも実用化されてこなかった。

開発企業にとっては、遺伝子組み換え作物の開発によって、知的財産権のただ乗りを防止することが最大のテーマだ。そこで販売した種子から作物は収穫できるが、次世代の種子を採種することはできない製品（種子）がもしできれば、農家は種苗会社から毎年種子を購入しなければならなくなり、種苗会社は将来にわたって、安定的な売り上げを保証されることになるはずだ。それは開発者の知的財産権の保護につながる。そしてこのターミネーター技術こそ、種苗会社にとって、自分たちは販売用の種子を増殖でき、農家が自家採種した種子は死んでしまうようにという相反する二つの目的を解決する、非常に巧妙な技術なのである。

メカニズム

ではここでメカニズムを簡単に説明しよう。

種苗会社の商品である第一世代の種子には三種類の遺伝子が組み込まれている（図を参照）。まず、胚芽が土の中で芽を出そうとするその特定の時期に働くようなプロモーター（転写開始遺伝子）が前述した毒素（胚芽致死毒素）遺伝子とともに組み込まれている。したがって、発芽が開始されるとこの植物は「自殺」を余儀なくされる。しかしそれでは種苗会社も困るわけである。そこで毒素遺伝子とプロモーターの間にスペーサー（遮断遺伝子）を挿入して毒素遺伝子が不活性化されている。

もう一つは、その遮断遺伝子を切り出す特殊な酵素（リコンビナーゼ）の遺伝子である。この遺伝子が働くと遮断遺伝子が切り出され、プロモーターが活性を回復し、毒素遺伝子に働きかけ、オンとする。その結果自殺に至る。しかしこの切り出し酵素遺伝子も特定のタンパク質（リプレッサー）によって通常は不活性化されている。

そして三つめはリプレッサーを産生する遺伝子である。

この種子を普通に栽培すると、種子中にリプレッサーが産生され、それがリコンビナーゼ遺伝子を不活性化するので、遮断遺伝子が毒素遺伝子を不活性化したままである。こうして第二世代の種子は採種できるのである。

さて、この種子をテトラサイクリンなどの薬剤に浸すと、自殺へのスイッチがはいる。薬剤によってリプレッサーが阻害され、リコンビナーゼ遺伝子の活性を促し、毒素遺伝子を抑えていた遮断遺伝子をとりのぞく。こうして毒素遺伝子とプロモーター遺伝子が結合する。種苗会社はこの状態で、種子を農家に販売するのである。この種子を農家が育てた場合、普通に収穫物は取れるのだが、その収穫物から種を採種し、翌年蒔くと、種が成熟して、胚芽をつくる時期に毒素遺伝子が働きはじめ、その種は死んでしまうのである。農家は毎年種子を買わないわけにはいかなくなってしまう。

ねらいはどこに？

一方、遺伝子組み換え技術を持つ多国籍化学企業は、生命化学（ライフサイエンス）企業と名乗り、種子ビジネスを手中に収めつつある。遺伝子組み換えの種子も普通の種子も、ターミネーター技術を施すことで毎年確実に種子からの利益を確保できる。前述したようにこの技術はモンサント、アストラ・ゼネカや他の企業も特許を申請している。ターミネーター技術の特許獲得に血道をあげているこれら遺伝子組み換え企業の姿勢から、彼らの本当の狙いは〝企業利益の追求だけで、生産者のためでも環境保全のためでもない〟ということが、市民にははっきりと見えてきたのだ、このことから遺伝子組み換えに対する批判が一層高まっていった。

まず、この姿勢は開発途上国の農民を直撃する。開発途上国には、貧しい農民が八億人もいる。彼らはお金がなくとも、自家採種をして翌年蒔く種を手にいれ再生産をしている。そこへ毎年種子を買わない限り翌年の生産ができないという状況を作り出すことは、種子の買えない農民は生産が不可能になることであり、「遺伝子組み換え技術は食料不足を解決する」というモンサントなどの主張とは逆に飢餓を生み出す可能性がある。

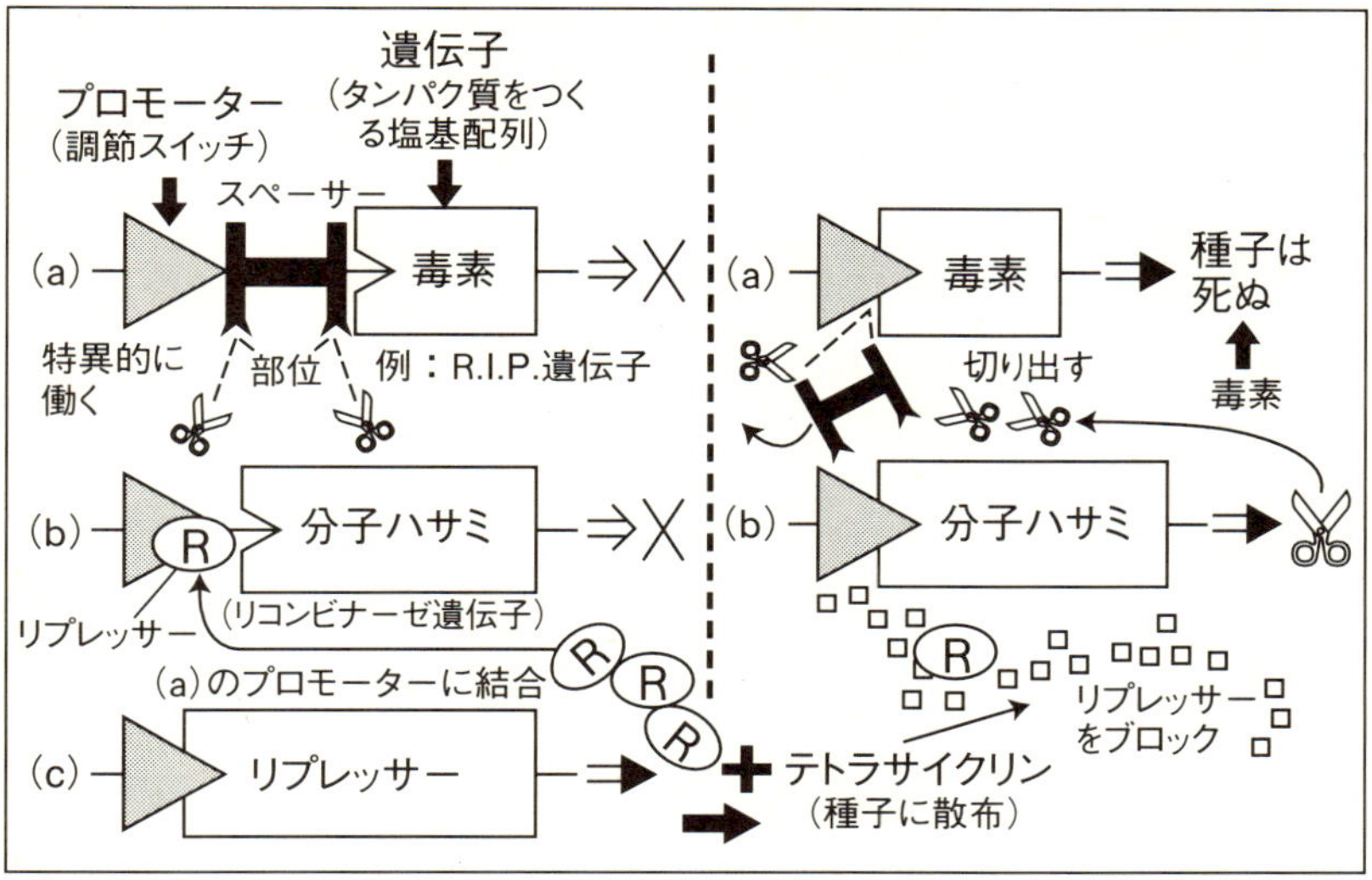

図1　ターミネーター技術

ターミネーター植物には、三つの遺伝子が組み込まれており、それぞれ「プロモーター」と呼ばれる調節スイッチをともなっている。それらの遺伝子の一つは、スイッチがオンにされたとき、リコンビナーゼと呼ばれるタンパク質をつくり出す。リコンビナーゼは、分子を切るハサミのように働く（図—b）。リコンビナーゼは毒素産生遺伝子（図—a）とそのプロモーターとのあいだの「スペーサー」を取り除く。スペーサーがあるあいだは、それは毒素遺伝子が活性化するのを防ぐ安全装置として働いている。三番目の遺伝子は、リプレッサーをつくり出すように操作されている（図—c）。その遺伝子は、ターミネーター技術を施された植物が、ある特定の外部からの刺激、たとえば特定の化学物質とか気候の変動、浸透圧衝撃（訳注・生物の体に水分の急激な変化が与える影響）などにさらされない限り、リコンビナーゼ遺伝子をオフのままにしている。販売される前の種子に特定の刺激が与えられると、リプレッサーの機能がさえぎられる。そして遺伝子が抑制されなくなると、リコンビナーゼ遺伝子はスイッチをオンにされる。ここでつくり出されたリコンビナーゼは、「安全装置」であるスペーサーを取り除く。毒素遺伝子のすぐ前にあるプロモーターは、種子が成熟する後期にだけ活性化するように選ばれているので、そのときにのみ、種子を殺す毒素の生産を始める。（『遺伝子組み換え企業の脅威』（『エコロジスト』誌編集部編、緑風出版刊より）

この技術は作物だけではなく普通作物の小麦や米などにも応用でき、種子開発企業にとって、確実に莫大な利益が保証される。しかし農家には繁殖力を奪われた種子しか与えられないようになっていく。どんな未来になるか想像してほしい。なによりも問題なのは、企業による種子の独占、支配へとつながり、各国の農業が多国籍企業の思惑に左右されるようになることだ。

これに対して推進側の言い分はこうだ。私たち「遺伝子組み換え食品いらない！キャンペーン」が開いたシンポジウムで、農水省農業生物資源研究所分子遺伝部長（当時）美濃部侑三氏は、ターミネーター技術の特許申請が、遺伝子の発現制御に関する技術の包括的内容になっており、一私企業にすべてを握られる特許内容は問題だと指摘はしたが、自家採種ができないという点については現在、日本の農業において自家採種の比率はほとんどなく、この技術がとくに農業者の利益をそこねるものではないと強調した。また国際貿易の点からも、開発途上国などに開発者権利が無視されがちなところがあるので、この技術が開発者の利益を守る点で有用性があるという見解を示した。また開発者が自分の知的所有権を完璧に保護できるので、開発意欲が湧き、ひいてはすぐれた品種が開発される。そういうことは農民にとっても消費者にとってもよいことだ、という。遺伝子組み換え植物の栽培によって遺伝子が伝播して環境を破壊する恐れがあるが、ターミネーター技術ならばたとえ伝搬しても一代限りなので、その恐れはなくなる、ということだ。

しかしこの主張を私たちはとても受入れることはできない。高松修氏（日本有機農業研究会幹事）は、「種子について農民がその実を知らないような状態になるような技術、育種・栽培方法さえ指定される技術は、農民が、高度な技術を持った大資本に支配されることであり、これは文化の破壊であり民主主義の破壊だ」と反論した。

ターミネーターへの批判が高まるなか、まずアトラス・ゼネカが実用化を当面あきらめた。そして九九年アメリカのロックフェラー財団の会長が、モンサントに対して、ターミネーター技術の応用化は辞めるよう助言したのだ。ロックフェラー財団はフィリピンのIRRI（国際稲研究所）に世界中の米の品種を持ち、遺伝子組み換え技術も導入して品種改良を進めている。その建て前は二十一世紀の飢餓に向けて十分有用な品種を作ることだ。そんな彼らにとって、「ターミネーター」という企業利益優先の露骨な技術は遺伝子組み換え技術の応用化に向けて市民の反発を招くだろう。〝遺伝子組み換え技術は結局は多国籍企業の利益のためだけにある〟との批判を恐れての忠告と思われる。モンサントのロバート・シャピロ会長が要請に応え、ターミネーター技術の応用化は当面見合わせる、という回答をロックフェラーに送ったことが公表された。

それではもうこのような技術の復活を私たちは心配しなくていいのかというとそうではない。

トレーターという技術

またひとつとんでもない技術が開発された。それを前述のRAFIがトレーターテクノロジーと名付けた。トレート（trait）には「特性形質」という意味があるが、トレーター（traitor）とは裏切り者、反逆者の意味もある。この二つの意味を掛けたのが命名の由来と思われる。トレーター技術というのは、ターミネーター技術をさらに洗練したといってよいものだ。開発した企業にとっては、ターミネーター技術を放棄してもこのトレーター技術で十分に自社の利益を確保できる道が開けた、ということである。現在トレーター技術についてノバルティス、モンサント、アストラ・ゼネカをはじめとする企業は皆これに類する技術の開発を終え、争って特許を申請している。

ＲＡＦＩが一二の機関から入手した二四の特許について情報分析を行なったところ、これはみなトレーター技術に関するものだった。巨大遺伝子企業はみなトレーター技術の研究開発中であることをみとめたという。「われわれＲＡＦＩのレポートで、政府がもしなんの手も打たなかったら、このテクノロジーは二、三年で商業化され破滅的な結果を招くかも知れないと警告をした」とパット・ロイ・ムーニー氏は述べている。

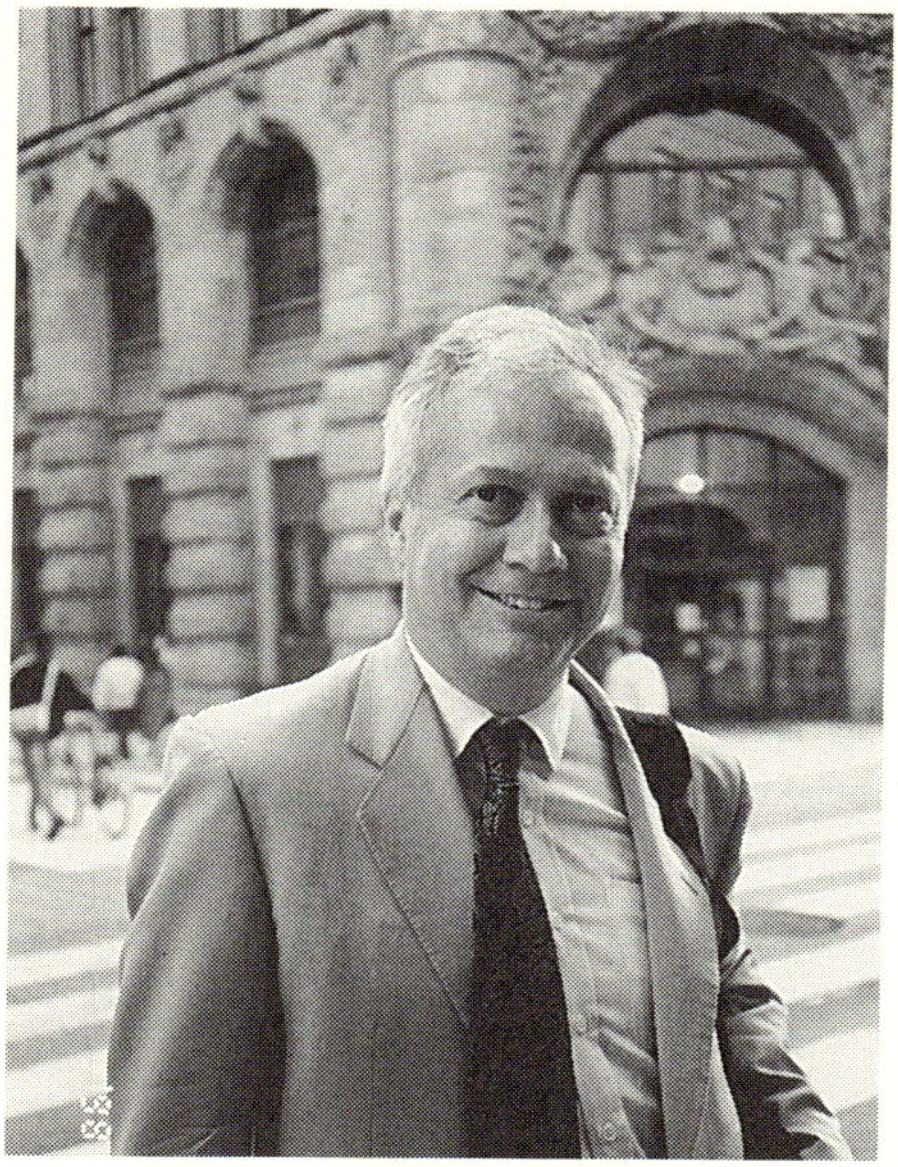

ターミネーター技術を批判するRAFIのパット・ロイ・ムーニー氏（提供・アキコ・フリッド氏）

話が前後したが、ではトレーター技術とは何か。遺伝子操作技術によって、特別の薬剤などの投与なくしては、植物がまともに育たないようにすることだ。

作物にはもともと病原ウィルスに対する抵抗性、健全に生長するための諸々の機能、第二世代の発芽を促す機能などが、遺伝子にプログラムされている。

この作用をを人為的に止めてしまうのである。本来あるべき姿を損傷して売る、ということで、損傷商品とも呼ばれている。その種子を買った農家が、健康に育ち、十分な収量があり、取った種から芽が出て再生産できるものにしたいのであれば、それぞれの用途に応じて、農薬や抗生物質などの化学薬剤を散布したり、漬けたりすることが必要になる。

例えばウイルス感染へ抵抗する遺伝子が止められているとする。すると病気にかかるので、ある時期になったら特定の薬剤を撒かなければならない。収量を上げるには別の薬剤を散布しなければならない。あるいは遺伝子組み換えでＢＴ毒素を出すような性質を備えた作物には、また特定の薬剤を撒くことによって機能を発揮する……。

ターミネーターによる芽の出ない種子についても、農家が薬剤を買い、種を浸せば発芽能力が復活する。これならば農家に次世代が発芽できない種子を売るという批判はかわすことができるであろう。

なぜこのような技術を開発する必要があるのか、はっきりしている。これらの遺伝子組み換え開発企業はみな本来製薬会社や農薬メーカーだ。彼らの狙いは、このトレーター技術によって作り出した種子と自社の薬剤のセット売りということで、頭打ちになった化学薬剤の販路を拡大し、利益を確保することである。その結果として、農家は種子の他に薬剤を買わなければまともな生産はできなくなるということだ。

薬剤を使わない有機農業を目指そうというこの時代に、これでは種子や畑に化学薬剤を沢山使わなければ農業はできない、という方向へと逆行するものだ。ターミネーター技術の応用化は当面見送ると言っていても、彼らの掌中にはトレーター技術という、より精緻な技術がある。私たちはターミネーターに類する、作物の本来あるべき姿を奪い、企業が植物遺伝子の発現をコントロールするような技術の応用化はすべて禁止すべきである、と要請したい。

イネゲノムと特許戦争

遺伝子組み換え技術の基本的な特許というのは、すべて五つ六つの限られた多国籍企業の手中に納まっている。大金を投じて開発または買収して手にした知的所有権を保護するために、ターミネーターなりトレーターなりといった技術が不可欠だ、ということであろう。

ところで、日本がなぜ〝イネの研究開発〟に集中するのか。そこには結局特許の問題がある。基本的特許を他に全部抑えられている状態で、日本がアメリカや欧米の多国籍企業に追いつくためには、唯一先行しているイネゲノムの解析で特許を取るしかない。その分野だけが日本が先行して、遺伝子地図を作ってきている。ゲノム解析によってイネの遺伝子の特許を取得できれば、モンサント社が持っているイネに遺伝子を打ち込むのに必要な基本的な技術の特許料とクロスライセンスする形をとれば始めて日本も応用化できるのである。研究開発中には様々の技術を使うことができるが、商品化する時には特許料を支払わなければならない。イネに遺伝子を打ち込むパーティクルガン法などに莫大な特許料を払うと、そのイネはとても高価なものになってしまう。高ければ市場では競争力がない。妥当な価格で商品化するためには、自分たちの持つ特許と交換するしかないのである。そこで日本が先行しているこの分野に国家予算を注いで邁進せざるを得ないということになっている。

しかしこうした追いつめられた視野狭窄状態で日本がイネを応用化していくことには非常に問題がある。

九九年春、日本モンサントが筑波で、野外栽培実験の許可を得て、ラウンドアップ耐性の米（ラウンドアップ・レディ・ライス）の生産実験を開始し、三年後に応用予定だ、と発表した。日本政府は、六年後の応用化を目指していたので焦りを隠せない。そこで政府自民党が四年間で二兆円の予算を上乗せして、毎年五〇〇〇億円に四〇〇〇億円を上積みした九〇〇〇億円という莫大な予算を投じて日本モンサントの三年後に間に合うように「国家バイテク戦略」の計画の前倒しを発表した。

日本の圃場は非常に近接しているので、農水省やモンサントの米が栽培されれば、非組み換えの水田にも花粉が飛散し交配して、遺伝子汚染がほとんどの水田に進む可能性がある。さらに研究に係わるいろいろな新規物質が水や土壌に入って広がって行くだろう。また米は私たち一億二〇〇〇万人が大量に食べる主食なのだから、その影響は私たちの子孫にも及び、日本は、遺伝子組み換えの壮大な実験場になってしまう可能性もある。

生命に特許をかけるということ自体を根本的に問う必要がある、と私は思う。アメリカが生命特許という考え方を打ち出したのはバイテク産業界からの後押しがあったからだが、そもそも特許は発明にあって発見にはないはずだ。例えばチタンを発見したとすると、チタンそのものには特許はかけられない。なぜならチタンは自然産物だからだ。チタンの精錬方法については「発明」として特許をかけられる。特許とはそういうものであるはずだ。遺伝子ももともと在ったもので、人がこれを作ることはできない。それを切ったり貼ったりすることができるにすぎないのだ。だから遺伝子そのものに特許をかけるとはまさに「発見」に特許をかけることでおかしいと思う。しかし、それを発見するのに高い技術が必要だということでアメリカは特許を認める立場をとる。日本も含めた先進国はその考えに倣う方向だ。オランダが生命特許を禁止しているが、私たちも生命に特許をかける考え方を国際的に問い直していくということが、今差し迫って必要なことだ。そうしないとこの特許戦争の中では、私たちが広い社会的視点で、はたしてこの技術を受け入れるべきか、そのような開発を認めるべきかという十分な議論なしに突っ走ってその先にどんな状況が生み出されるか想像もつかないのだ。

家族農業とアグリビジネス

一九九八年七月に遺伝子組み換えに反対する草の根市民運動の集りが合衆国で開かれ、参加した。エコノミックトレンド、エドモンド研究所、ＲＡＦＩなど、世界二十数カ国の市民団体が、モンサント本社のあるミズーリ州セントルイスの大学のキャンパスに集った。私たちは、大豆やトウモロコシの生産の大穀倉地帯を見学しながら会場に向かって南下した。あたりはミシシッピ川の上流にある中西部のコーンベルトといわれる大穀倉地帯で、途中で家族農業者、有機農業者、遺伝子組み換え作物の展示圃場などを見学・交流する機会に恵まれた。見渡す限り木一本ないように切り払われ、地平線のかなたまで広がっているアメリカの中で最も肥沃な穀倉地帯を目の当たりにして、しかし、その土地の恵みがいつまで続くのだろうか、というのが正直な印象だった。大豆だけ、トウモロコシだけを見渡す限り生産しているからだ。連作すれば当然地力は弱まる。

例えば有機農業者は大豆やトウモロコシに牧草、アルファルファ、小麦を入れるなどの工夫をしているが、大規模農場の場合はとにかく大豆だけ、トウモロコシだけ、という作り方をする。

そこでは農民たちも特定の買い上げ業者の指定するままに作物を作っている。驚いたことに彼らは自分たちの食料をスーパーマーケットで購入するのである。自分たちが生産した農作物は、どこの国の誰が食べるのか知らない。ここはアメリカの大穀倉地帯なのである……。

アメリカでは農業法が改正されて、価格維持政策、補助金が廃止され、自由に作れるようになった。相場をみて作物生産を機敏に変えるような企業型の農業の方が有利になり、家族農家はどんどんその数を減らしている。廃墟になった農村がいくつもある。ほそぼそと続けている農家では、子供たちがバスに乗って二時間もかけて学校に通っている。つまりコミュニティが消滅しているわけだ。コミュニティがなくなれば、地域環境を守る人がいなくなる。そこに目を付けた多国籍企業の大規模農業が広がり、土地の収奪を広げていくことになる。安価な穀物を世界中に輸出するというアメリカの国家戦略には当面叶っても、今後五〇年間世界のパン篭であり続けられるか。早々に破綻するのではないか。そのとき圧倒的にアメリカの穀物に依存している日本は……と考えざるを得ないわけだ。

モンサントはたびたび言う。アメリカでは土壌流出が深刻で、刈り取った後のむき出しの畑では、強い風にあおられて、栄養分のある土壌がどんどん流されてしまっている。それを防ぐために、草を刈り取ることなく、作物を育てることが必要なんだ、と。ラウンドアップ・耐性作物の有効性をさかんに宣伝しているわけだが、それは誤りだ。そもそもなぜアメリカで土壌流出がおこるのか。アメリカの家族農業は等高線農業といって、傾斜地では等高線に沿って、土壌の流出をとめる堤を築いて、その内側を平らにし、耕作する。ところが、大型機械を導入するため土塁を削り取ってしまった。アメリカの家族農業も、環境に配慮した優れた農法をもっていたのである。それを、大規模農業でだいなしにしてきたのである。土壌流出は自分たちの農法の欠点が現れている。そのような農法を見直すことをせず、ラウンドアップを撒いて解決しようというのが、多国籍企業の考えである。自分たちの行なってきたことにまったく反省がないのだ。

多国籍企業の体質

多国籍企業には、その土地、地域を守ろうという意識はない。多国籍企業は、その土地から自分たちに最も利益をもたらすものを収奪し尽くして、さっさと別の土地へ移っていく。家族農家とアグリビジネスの大きな違いはここにある。

モンサントはアメリカの企業であるけれども、アメリカを愛しているのか、アメリカの農家やアメリカの国民のために、という思いがあるのかといえば決してそうではない。彼らは最も効率よく利益を上げられる所はどこかと考えているにすぎない。

家族農家はそこで再生産をし、次世代の子供に土地を譲り渡し、コミュニティで老後を生きていく。土地を疲弊させないように、土地を守り、環境を守りながら農業生産をする。こうしたアメリカの家族農業者連盟が中心となっていま、遺伝子組み換えに反対しているわけだ。

アメリカ型農業の終焉を

アメリカは今、単一作物の均一栽培を広大な面積で行なういわゆる企業農場が中心である。それは会社経営のようなもので、家族農業ではない。移民などの安価な農業労働力を雇って、コンピュータで相場を管理しながら広大な農地で生産する。広大な農地にヘリコプターで農薬を散布して均一な作物を作るというアメリカ型の形態には遺伝子組み換え作物は向いているのかもしれない。こうしてアメリカの農業は今や一パーセントの企業農場がアメリカで消費される食料の半分を生産するという非常に歪んだ状況になっている。

一方でこのような多国籍企業型プランテーションはアメリカの地力を奪い、環境破壊を進めている。先日、環境問題を研究している民間の財団ワールドウォッチが、世界で三万種の植物が絶滅しており、なかでも最も激しく多様性が失われているのはアメリカ大陸である、と述べ、その一因に遺伝子組み換え作物の生産があると発表した。このままいけば何年か後にはアメリカの農業は大きく衰退するだろう。

遺伝子組み換えにとっても生物の多様性は欠くことのできない重要なものである。なぜなら遺伝子資源がなければ使うもとが無くなってしまうことを意味するのだから。自分たちの開発した均一な作物を大量に栽培することによってさまざまな種を駆逐してしまう。均一・大規模生産の場合病害虫の大発生や天候の異変などで大凶作にみまわれる危険性が常にある。これらに耐性のある遺伝子を交配でも遺伝子組み換えでも導入して強い作物を作り出さなくてはならない。しかし私たちは、遺伝子を作り出すことはできない。いろいろな原種の中から特徴のある遺伝子を選んで導入するだけだ。品種交配でも遺伝子組み換えでも、もととなる遺伝子は自然の産物である。それがどんどん淘汰されて多様性が失われれば、組み換えるべき資源がなくなってしまうというジレンマに陥ってしまう。

長期的な視点で見た場合、遺伝子組み換え作物というものは遺伝子資源を失わせることになり、結局、遺伝子組み換え技術そのものの衰退を招く。そういう危険をはらんでいる。いまこそ長期的な視野でこの技術とどう付き合うのかを考えるべき時だ。闇雲に進めるというのは危険なことだ。

将来もしも人類が滅びるとすれば、要因は三つあるという。原子力、環境ホルモンそして遺伝子組み換えだ。「遺伝子組み換え」はいまや生命を脅威にさらす重要なファクターとなりつつあるのだ。

■第Ⅰ部　第4章　遺伝子組み換え食品をめぐる世界情勢

化学企業による特許戦略と種子企業買収

天笠啓祐

化学からバイオへ、メーカーの生き残り作戦

二〇世紀は「化学の世紀」だった。人工的な化学物質の生産が産業として本格化するのは第一次大戦後であり、大量生産が始まるのは、第二次大戦後である。化学の世紀といっても、正確には、まだ一〇〇年も経っていない。その間にさまざまな合成化学物質がつくられつづけた。そのつけが、いま顕在化してきた。

環境汚染物質が、生態系に異常をもたらし、人間に歯向かうまでになった。それを代表するのが、ダイオキシンと環境ホルモンである。想像を超えた有害物質の氾濫と、人類の存続自体を脅かすその影響は、化学の世紀の終焉を予告したものだった。この有害化学物質は、化学産業を直撃している。中でも農薬メーカーは、二一世紀の生き残りをかけた方向転換をすでに開始している。二一世紀は、化学農薬が使えない時代になる可能性が強くなっているからだ。

どのような方向転換なのか。消費者が望む無農薬・有機農業の広がりではない。化学からバイオへの転換である。遺伝子組み換え作物と生物農薬などへの転換が、強力に押し進められている。現在、遺伝子組み換え作物を支配している主な企業は四つ、モンサント社（米）、ヘキスト・シェーリング・アグレボ社（独）、ゼネカ社（英）、デュポン社（米）で、いずれも巨大・多国籍化学メーカーである。しかも農薬をつ

くっているところにも共通点がある。なかでもモンサント社は、「モンスター」という異名をもち、バイオテクノロジー応用農業で独占的な地位を築いてきた。

この四社を追いかけているのが、ダウ・ケミカル社（米）とノバルティス社（スイス）、そしてローヌ・プーラン社（仏）であり、ノバルティス社は、チバガイギー社とサンド社が合併して誕生した化学メーカーである。いずれも各国を代表する化学メーカーである。すなわち化学企業が業界を挙げてバイオテクノロジーに転換を進めてきたことがよくわかる。すでに脱石油化学を打ち出している企業もある。

企業の合併・提携相次ぐ

一九九九年に入り、ドイツのヘキスト社がフランスのローヌ・プーラン社との合併を発表した。新会社の名前はアベンティス社。ヘキスト社はすでにシェーリング社とバイオテクノロジー開発でヘキスト・シェーリング・アグレボ社をつくっており、三社による共同開発体制が整うことになる。モンサント社やデュポン社などに対抗して、ドイツ・フランスの化学企業が連合したことになる。ローヌ・プーラン社は、すでに米ダウ・ケミカル社と提携しており、米・独・仏を横断したバイオ企業大連合が成立した。ゼネカ社もスウェーデンのアストラ社と合併して、アストラゼネカ社となった。

最近、急速にバイオ部門に力を入れ始めたもう一つのモンスター企業がある。穀物メジャー・ナンバー1企業のカーギル社である。同社は、穀物メジャー・ナンバー2企業のコンチネンタル・グレイン社から穀物部門を買収し、アメリカ合衆国の穀物輸出能力の三五パーセントを占めるまでになった。

そのカーギル社が、九九年一月にモンサント社と共同でレネセン社を設立した。遺伝子組み換え穀物の支配をターゲットに置いた新会社設立である。二一世紀の食糧流通の中心が、高付加価値農作物と読んで、その分野の先駆者であるモンサント社と組み、研究・開発・種子販売・穀物流通に至るまで、世界のバイオ農作物を独占的に掌握することを目的に設立した新会社である。まさに強者連合である。

化学農薬に代わるものが、遺伝子組み換え作物であり、生物農薬である。二一世紀をにらんだ新しい戦略として展開を始めているのである。その点を、いま最も発売されている遺伝子組み換え作物のひとつ、殺虫性作物で見てみよう。

殺虫性作物

この殺虫性作物は、殺虫剤として用いられている微生物農薬のＢＴ菌の遺伝子が用いられている。作物の中で、ＢＴ菌遺伝子の殺虫性毒素をつくらせることで、害虫が作物をかじると死ぬ仕組みをつくった。こうすることによって、殺虫剤を使わなくてすんだり、使用回数が減らせることから、省力化・コストダウンを目的に開発され、作付け面積を拡大している。北米大陸のように、広大な面積に単一の作物をつくる、企業化が進んだ農業には、受け入れられやすい作物である。同時に化学農薬の時代に終止符が打てるという側面がある。

殺虫性作物で遺伝子が使用されているＢＴ菌は、一九一五年にドイツのチューリンゲンで発見されたため、バチルス・チューリンゲンシスという名前がつけられ、その頭文字を取ってＢＴ菌と呼ばれてきた。もっとも、それより以前の一九〇一年に、日本ですでにカイコに卒倒病を引き起こすバクテリアとして発見されていた。

このＢＴ菌は、強い殺虫能力をもちながら、人間にはほとんど害をもたらさないことから、殺虫剤として活用されてきた。しかし、日本では養蚕業にダメージをもたらす可能性があることから、一九七一年まで輸入が禁止されていた。また化学農薬より能力が劣るということで、市場は伸び悩んでいた。

そのＢＴ剤が注目されるようになったのは、化学農薬の毒性や残留性が問題になってきたためで、それに加えて遺伝子工学の登場で、脚光を集めるようになった。ＢＴ菌そのものを遺伝子組み換え技術を用いて、より強力なものに改造しようという動きが出てきた。さらにはＢＴ菌の毒素をつくる遺伝子を、他の細菌に入れて新しい微生物農薬を開発したり、植物そのものに遺伝子を入れて殺虫能力をもたせた作物づくりが始まった。これまでは人間に、ほとんど害を及ぼさないと考えられていたが、改造がすすめば、当然、危険性は高くなる。

八七年にアメリカ農務省のラッセル・トラバーズらによって、従来発見されていた二四種類に加えて、新しく七二種類のＢＴ菌株の発見が報告された。中には化学農薬に匹敵する殺虫能力をもつものがあり、ＢＴ菌は宝の山に変身した。カブト虫、ハエ、蚊を殺す菌株も発見されている。

しかも、それを遺伝子工学で応用すればさまざまな殺虫剤、殺虫性作物が開発できる。かつてモンサント社は、植物の根に群生しながらＢＴ毒素をつくりだし、土壌中の昆虫を殺す微生物をつくりだしたことがある。このようにさまざまな危険な試みが始まっているのである。

しかも殺虫性作物は、農薬の主成分を作物の中でつくらせるにもかかわらず、遺伝子組み換え作物としての「安全性評価指針」での評価は必要であるが、農薬取締法などの法的規制にひっかからない。指針はあくまでも倫理規定であり、罰則を伴った規制ではない。このように、外から撒くのではなく、植物の内部でつくらせることで、法的規制の網の目を逃れる、実質的な規制緩和となる。

環境ホルモンの問題によって、農薬を使わない農業への転換が迫られているいま、有機農業ではなく、バイオテクノロジーによって乗り切ろうというのが、化学企業の戦略である。しかも、法律の規制がなくなるなど、転換はスムーズに進んでいる。しかし、食品となったときの安全性が確認されていない。また、技術が一部の化学企業に握られているため、世界の食糧がその企業に独占されるという事態が進行している。

積極的に転換を図る企業に対して、農家や消費者は不安をつのらせている。日本農業・農家のための転換ではなく、消費者のための転換でもなく、化学企業の生き残りをかけた転換だからである。

進む化学メーカーによる種子企業買収

モンサント社（米）、ヘキスト・シェーリング・アグレボ社（独）、アストラゼネカ社（英）、デュポン社（米）の戦略は、遺伝子特許の確保と、バイオテクノロジーを用いた新製品開発である。そのためベンチャー企業の買収、特許支配の拡大、そして種子会社買収による販路拡大が積極的に展開されている。

モンサント社が、穀物メジャー・ナンバー1企業のカーギル社の海外種子事業を買収したのに、世界中が驚かされたが、その後の両者の関係から見て必然的だったことが分かる。モンサント社はさらに、アメリカ大手ワタ種子企業のデルタ＆パイン・ランド（DPL）社を買収、同社と共同で、アメリカ国内はもとより、メキシコやオーストラリアでワタの種子を販売している。その戦略を拡大して、アルゼンチンのシアグロ社と合弁企業を設立、アルゼンチンでワタの栽培を展開していくことになった。また、中国河北省種子公司と合弁企業を発足させ、世界第二位の生産国での栽培にも乗り出している。その他にも、トウモロコシの種子企業であるデカルプ・ジェネティック社を買収した。

またモンサント社単独での海外戦略として、ブラジルの大手トウモロコシ種子企業のセメンテス・アグロセレス社を買収、すでに買収したダイズ種子企業のモンソイ社と合わせて、ブラジル市場への進出を果たしている。なお、ブラジルはアメリカに次ぐトウモロコシ生産国である。さらには、ユニリバー社のイギリスの種子企業を買収し、コムギ販売体制も強化した。

ヘキスト・シェーリング・アグレボ社も、オーストラリアのワタ種子企業のコットン・シード・インターナショナル社と合弁企業を設立したり、ブラジルの種子企業グランジャ・4・イルマオス社のイネ部門を買収したり、世界第四位の野菜種子企業の米サンシード社を買収するなど、種子販売に力を入れ始めている。さらには、モンサント社同様、カーギル社の北米の種子事業を買収している。カーギル社は、種子事業からの全面撤退を打ち出しており、化学企業中心の種子支配へと世代交代が進んでいることが、鮮明になってきた。

アストラゼネカ社も、アメリカの穀物の種子会社のエドワード・ジェネティックス社の株を取得して、穀物販売への積極的な参入を図りつつある。

デュポン社は、世界最大の種子企業パイオニア・ハイブレッド・インターナショナル社と提携して、モンサント社に対抗して活動範囲を拡大している。同社はとくに、種子から加工まで、すべてそろえた総合戦略として遺伝子組み換え作物開発を進めている点に特徴がある。

この四社を追いかけているのが、ダウ・ケミカル社（米）とノバルティス社（スイス）である。ダウ・ケミカル社は、フランスのローヌ・プーラン社と全面的な提携をはかり、先行する四社を追いかけていることは、すでに述べた通りである。ダウ・ケミカル社は殺虫性作物を開発しており、ローヌ・プーラン社は除草剤耐性作物を開発しており、両者を合わせることで、対抗できる力をもった。さらには、米トウモロコシ種子企業のイリノイ・ファンデーション・シード社と提携し、種子販売の拡大もはかっている。

ノバルティス社は、これまでトウモロコシ中心に取り組んできた。そのため高付加価値トウモロコシの食品・飼料への応用を進めるためにアメリカの食品メーカーのランド・オークス社と合弁企業を設立した。

種苗法改正される

このような動きは、日本にも影響が及んできた。九八年五月二十二日に種苗法改正案が参議院を通過し成立した。この改正案は、一九九一年三月にＵＰＯＶ（植物の新品種保護に関する国際条約）が改正されたのを受けて、その国内法である同法を改正したものである。五カ国以上が国内法を改正したことから、九八年には国際条約改正も発効した。

同条約改正、国内法である種苗法の改正の最大の狙いは、遺伝子組み換え作物などの新品種開発者である企業の権利を強化することにある。

植物の特許に当たる新品種保護制度は、国際的には一九六一年に締結されたＵＰＯＶによって本格的なスタートを切った。最初、この条約は、西ドイツ（当時）、オランダ、イギリス、デンマークの四カ国からスタートした。条約締結は国際間の約束事を取り決めたものだが、同時に各国に国内法の制定を求めていた。

日本が国内法である種苗法を制定したのは一九七八年、それまでの農産種苗法を改正したものだった。そしてUPOVに加盟したのは八二年だった。UPOVや種苗法による新品種保護の考え方は、開発者の権利を守るという前提から、企業の権利を保護する立場を前面に立てている。とはいっても、いくつかの前提条件があった。それは次のようなものだった。

1、品種の育成方法は問わない。2、品種の優劣は問わない。3、品種の登録の効力は、農家の自家採種にまでは及ばない。その前提条件に加えて、次の二つの制限が加えられていた。1、権利を保護する対象の品種は、農作物の四三〇種類に限る。2、登録者の権利は、種子や苗木の販売に限る。

九一年にUPOVが改正されたが、その最大の狙いは、企業の権利を強化し、バイオテクノロジーで開発された植物を保護しようというものである。UPOV改正の内容は次の通りである。

1、適用範囲を農作物だけに限定せず全植物にまで広げる。2、適用範囲を種苗の販売だけでなく、収穫物や販売物にまで広げる。3、自家採種は認めない。4、登録をバイオテクノロジーに絡んで細胞一個にまで広げる。5、イミテーションを排除するため、植物品種権を強化するとともに、仮保護制度を導入してスピードアップをはかる。6、保護期間を基本的に一五年から二〇年に延長する。7、植物新品種保護制度と特許制度の二重保護を認める。

種苗法が改正されたために、全植物種という広い範囲で企業の権利が保護されると同時に、その権利の範囲は収穫物や販売物にまで達することになった。農家が汗水たらしてつくった作物や、ジュースのような加工品にまで及ぶのである。農家の権利は著しく制約されることになる。

自家採種は認めない、とする点も農家の権利を著しく損なうものである。企業の中でもバイオテクノロジーで先行している、モンサント社のような企業が有利になり、ますます激しい競争が起き、作物の人工化にいっそう拍車がかかることになる。

改正種苗法では、開発者の権利を強化するとともに、生命も特許にしていい、という考え方が取り入れられている。従来は、生命は特許にはならない、という考え方だった。そのため、植物新品種保護制度がつくられたのであり、この保護制度と特許制度の二重保護が禁止されていた。それを変更して、植物も特許として認めたのだ。

すでにアメリカでは生物が特許として認められ、世界もそれに追随してきた。特許は、工業製品に対して開発者の権利を守るためのものである。それが遺伝子組み換え技術などを用いて改造した生命も特許として認められるようにしたのである。生物だけではなく、遺伝子も特許になり始めている。自然界に存在している遺伝子そのものも、最初の解読者に権利が与えられる。そのような生命特許の時代に合わせて、植物新品種保護の考え方を変えたのである。

遺伝子組み換え作物の開発のポイントは、遺伝子である。画期的な遺伝子を発見すれば、さまざまな作物で画期的な品種が開発できる。その遺伝子を特許として権利を確保すれば、大変な利益を得ることができる。改造した生物も特許になる。

このように企業の権利が強化され、農家が無権利状態になっていく法律が成立したことで、いっそう企業間の競争は激化する。そこに、とんでもない技術が登場して、いま国際的に市民による反対運動が起きている。

ターミネーター技術の登場

それがターミネーター技術と呼ばれるものである。ターミネーターとは、映画の題名にもなったが、「終わらせるもの」という意味である。バイオテクノロジーの分野では、遺伝子の読み終りをもたらす塩基配列を意味する。この場合、市民グループによって、両者をひっかけて命名されたものと思われる。種子が大地にばらまかれ、発芽を始めると自殺する、自殺種子のことである。

そのような種子が、世界最大のワタの種子企業、アメリカのデルタ&パイン・ランド社と米農務省と共同で開発された。モンサント社は、九八年五月十一日、このデルタ&パイン・ランド社の買収を発表した。これによって事実上、この技術はモンサント社のものになったのである。

この自殺種子は、巧妙な遺伝子組み換え技術を用いて、まずワタで開発された。この技術の特徴は、種子を殺さず、種子が発芽する時点で自殺するように毒素を蓄積させたところにある。九八年三月三日に、アメリカで特許が認められた。

ポイントはいくつかある。まず第一に、遺伝子を起動させるプロモーターに工夫が加えられている。ここではＬＥＡプロモーターといって、ワタが成長していく最終段階で働き始め、蛋白質を作り出すものを用いている。このプロモーターを用いると、種子ができあがるまで働かない。第二に、そのプロモーターと組み合わせたのが、自殺する毒素蛋白質をつくり出す遺伝子である。自殺毒素を蓄積させて自殺に追いやる遺伝子である。

この二つを組み合わせると、種子は正常な形でできあがる。脂肪や蛋白質を通常の形で蓄積させ、やがて落下して、発芽を準備する。種子ができる最終段階から自殺毒素がつくられ始め、落下し、発芽の準備を行ない、土の中で発芽を始める、その過程で毒素蛋白質が蓄積していく。そして、発芽を始めてまもなく自らを殺すのである。

なぜ、このようなややこしい過程を必要とするかというと、種子が綿実油などの食糧になることと、種子の表皮細胞が綿の繊維になるため、種子そのものができなければ意味がないからである。

この技術には、もう一つポイントがある。それは、プロモーターと毒素をつくり出す遺伝子の間にDNA断片を入れることである。そのDNA断片は、特定の酵素によって切り出されて、その結果、プロモーターと毒素産生遺伝子がつながり、蛋白質がつくられ始める。プロモーターが予定より早く働き始めるのを防ぐ目的で入れられている。このDNA断片によって、このターミネーター技術は、完璧なものになっている。

多くの問題点が指摘できる。第一に、花粉が飛散して、自殺毒素をつくる遺伝子が広がることによる生態系への影響である。もし他の植物と交雑を起こせば、自殺する植物が拡散する。植物が次々と自殺する風景は、想像を絶するものがある。

第二に、その毒素が食品の中に入り込んでくることになる。それは人間にとって有害ではないのか、アレルギーは引き起こさないか、そういった問題が指摘できる。もちろん、動物や鳥、昆虫、微生物などに及ぼす影響も懸念される。

第三に、自殺した種子そのものが地中にとどまることになる。その代謝産物が地中のバクテリアや周辺の作物に影響を及ぼすことも、充分ありえる。

第四に、大規模な飢餓が発生する危険性が高くなる。これまでのハイブリッド種子の場合、同じものはできないまでも、種子を撒いて作物を収穫することはできた。このターミネーター技術の場合、種子を撒いても収穫ができなくなる。もし冷害などで農作物が大きなダメージを受けたとき、企業提供の特定の種子しかないため、作物がつくれなくなる可能性が出てくる。大規模な飢餓をもたらしかねない。そのような社会的リスクを増幅させる危険な種子である。

なぜ、このような自殺する種子が開発されたのか。最大の理由が、種子支配の強化である。遺伝子組み換え作物が開発され、付加価値が付いた種子が販売され始めた。企業としては、高額の開発費をかけて開発してきた、除草剤耐性、殺虫性、栄養改良などをもたらす遺伝子が拡散したり、盗まれることへの対策に苦慮していた。これまで、その拡散・流用を防ぐために、栽培の管理を厳しくする以外に有効な手だてはなかった。

これから世界中に種子を販売していこうとする際に、管理の手が届かないところが増えてくる。この自殺種子の開発は、その管理を不要にする。すなわち、世界中に種子を販売する前提条件ができることになる。

この自殺するターミネーター種子が広がれば広がるほど、企業の種子支配は強化され、農家はますます企業依存を強めることになる。遺伝子組み換え作物が、とんでもない技術を生み出したものだ。イギリスのアストラゼネカ社は、すでにこのターミネーター技術への対抗する技術を開発した。

このように、これまでほとんど注目されてこなかった種子をめぐって激しい競争が起きている。種子戦争の勃発である。仕掛けたのは化学企業であり、遺伝子組み換え作物の開発が進んだことが原因である。

特許戦争

種子企業買収とならんで過熱化しているのが、特許戦争である。八〇年代始めに、アメリカ政府・産業界による知的所有権戦略が始まった。アメリカが知的所有権にこだわるようになった、最大の理由は、アメリカ産業界の競争力の喪失だった。七〇年代にアメリカの産業界は、日本、ECの激しい追い上げもあって、国際競争力を喪失した。八〇年、アメリカの財政収支は七三八億ドルの赤字となり、貿易収支も二四二億ドルの赤字となっていた。いわゆる双子の赤字である。競争力を維持している分野はわずかに農業だけで、とくに製造関係は惨澹たる状態に陥っていた。アメリカは、得意とする知的所有権を戦略の柱に据え、巻き返しを開始した。

アメリカ企業は、特許紛争が起きた場合、多くのケースで、ITC（国際貿易委員会）に提訴している。知的所有権紛争でITCは大変強い権限をもっている。アメリカの企業は関税法三三七条に基づいて特許を侵害されていると判断するとITCに提訴することができる。もしITCがクロだと判断すると、対象となった製品は通関禁止となり、アメリカへ輸出ができなくなるからだ。

レーガン大統領は、八七年冒頭の一般教書で知的所有権戦略のいっそうの強化を打ち出し、具体的な対策を立てていくことが確認された。それを受けた形で登場したのが八八年八月に発効した包括貿易法であった。この法律に基づいて国内法が改正された。その一つが通商法三〇一条、いわゆるスーパー三〇一といわれるものである。それと並行して、知的所有権にかかわる分野の強化を打ち出したのがスペシャル三〇一であった。このスペシャル三〇一は、知的所有権の不備な国を特定し制裁を可能にしたもので、この条項に基づいて調査と制裁を決めるのが、米国通商部である。

包括貿易法に基づいて改正されたもう一つの国内法が、関税法三三七条である。同条項に基づいてＩＴＣにその対象製品の通関禁止を求めることができる、ということはすでに述べた通りであるが、その提訴をやりやすくしたのである。それまでは訴える際に、営業上被害を受けていることを立証しなければならなかったが、それを不必要にした。また輸入仮差止めが行なわれるまで半年以上かかっていたが、それを原則九〇日に短縮した。

以上のようにアメリカは、知的所有権戦略に基づき、各国にプレッシャーをかけると同時に、国内法の強化を進めたのである。その戦略は、とくにバイオテクノロジーで強化された。生命特許・遺伝子特許をいち早く認めた国が、アメリカであった。

遺伝子特許

一九九一年二月、アメリカ大統領競争力委員会は、『国家バイオテクノロジー政策報告書』をまとめた。議長はダン・クエール副大統領（当時）だった。その中で明確な形で、知的所有権を戦略として打ち出した。まだその頃は、遺伝子そのものまでも、特許として権利を保護できるか否かという問題が議論されているときだった。それまでは、完全な人工遺伝子に関しては特許が認められているが、解読された遺伝子そのものは特許になっていなかった。この報告書と軌を一にして、一九九一年にアメリカ国立衛生研究所（ＮＩＨ）が、ヒトのＤＮＡを機能が分からない状態で特許申請して、世界的な論争を呼んだ。

その時は、特許申請が取り下げられたが、特許を制するものがすべてを制する、という流れが作られたのである。こうして、特許戦争が激化することになり、世界的なゲノム解析合戦が始まったのである。九八年、ついにアメリカのベンチャー企業、インサイト・ファーマシューティカルズ社が、推定のみで、正確な機能の分からないＤＮＡ断片の特許を取得した。ＥＳＴ（ｃＤＮＡ断片配列）特許といわれるものである。

いま遺伝子特許問題で最大の焦点になっているのが、このＥＳＴ特許問題である。それが特許戦争の火に油を注ぐ形となった。このＥＳＴ特許に関して、ヨーロッパは、九八年七月三十日に発効したＥＵ指令によって、特許成立の可能性がなくなり、ここでも欧米間の対立が先鋭化している。

遺伝子特許戦争が拡大している。この戦争を仕掛けたのは、米セレーラ・ジェノミクス社である。元ＮＩＨ（国立衛生研究所）の研究者と、ＤＮＡ自動解析装置メーカーの最大手パーキン・エルマー社が組んで、九八年につくられたベンチャー企業である。

同社は、設立早々の九八年五月に、すべてのヒトゲノムの塩基配列の決定、すなわち構造解析を三年以内に行なうと宣言して、世界中を驚かせた。九九年五月に解析を始めたショウジョウバエのゲノムは、九月九日には、全塩基配列を決定した。これを予備的な実験にして、ヒトゲノム、イネゲノムと進んでいる。

これまでヒトゲノム、イネゲノム解析計画は、国際共同プロジェクトとして取り組まれてきた。人類の共有の財産であり、独占せず公開を原則にしてきた。しかし、同時に遺伝子が特許になることから、早く解読すれば権利として押さえることができる、という矛盾をもちながら進行してきた。その矛盾をついたのが、セレーラ・ジェノミクス社である。これまでゲノム解析を先導してきた米英がさっそく、動きだした。

九八年九月二十八日、アメリカ科学財団（NSF）は、植物ゲノム解析に五年間で総額八五〇〇万ドル投入することを発表した。モンサント社は、米ミレニウム・ファーマシューティカルズ社との共同研究で、植物ゲノム解析に五年間に一億八〇〇〇万ドルを投入することを決めている。デュポン社は、世界最大の種子企業パイオニア・ハイブレッド・インターナショナル社と提携して、トウモロコシ・ゲノム解析を進めるなど、モンサントに対抗して活動範囲を拡大している。ダウ・ケミカル社は、米バイオソース・テクノロジー社と提携し、新会社アグリトレイツ社を設立し、ゲノム解析を進めている。ノバルティス社は、ゲノム解析で遺伝子発現解析技術をもつ米アケイシア・バイオサイエンス社と提携することを決めた。しかも植物ゲノム解析に一〇年間で総額六億ドルを投じることを、九八年七月二十一日に発表している。

その他にも、ゲノム解析のベンチャー企業が次々につくられている。ゲノム解析は、作物の品種改良に直接結びつき、企業による新品種開発が活発になる。それによって農業の企業支配がさらに進むことになり、市場経済に基づいた食糧戦略が、世界の食糧生産をさらに決定していくことになる。

新しい欧州をめざして人々は動き始めた

――スウェーデンからの報告・熟考と行動提起

▨アキコ・フリッド

遺伝子組み換え食品は、それらが世界市場に出始めた一九九六年当時、ジェネティカリー・マニピュレイティッド・フードと呼ばれたが、マニピュレイティッド（操られた）の持つ意味合いを嫌った企業やアメリカ政府の戦略により、その呼び方はほとんど使われなくなり、現在では、ジェネティカリー・エンジニアード・フード（GEフード）や、ジェネティカリー・モディファイド・フード（GMフード）と呼ばれている。

エンジニアードという言葉から連想されるのは、「最新技術を駆使して」という意味合いであり、企業にとっては最適である。モディファイドは、修正するという意味であり、これも否定的な響きではない。

企業は、バイオ・テクノロジー（生物工学）という言葉を好んで使っている。バイオ・テクノロジーやバイオ・サイエンス（生物科学）、ライフ・サイエンス（生命科学）などの名称を企業側が好む理由は、それにより、一般社会との間に適当な距離を置きたいがためである。

難しそう、とか、専門的、という印象を私たち大衆に植えつけたいがためである。

企業はPR（宣伝活動）の専門業者と手をしっかり組み、現代人の知覚作用を操る詳細なマインド操作により、綿密に遺伝子組み換え食品のマーケティングを行なっている。

彼らの得意とする集団洗脳作戦には、大国の政府機関をも関わってきた。遺伝子組み換え分野で他の国に差をつけたいがために。

「知覚作用は実在する」が、PR業者の合言葉

遺伝子組み換え食品に関わる企業の一代表として一躍有名になったモンサント社。本国アメリカでは、当初、『フォーチューン』誌や『フォーブス』誌などを味方につけ、大々的に「環境にやさしい尊敬される企業」というイメージを売り込んだ。一九九六年三月七日、モンサント社はクリントン大統領の「持続可能な開発賞」を受賞している。

派手な雑誌に広告（除草剤・ラウンドアップ）を打ち、人気タレントを起用してテレビCF（人工甘味料アスパルテーム・商品名ニュートラスウィート）を流したり、アイススケート競技会のスポンサーをするなどして、とにかくいいイメージを国中にばらまくことに徹した。社の国内でのモットーは、「よい行ないをすれば、うまくいく」で、農業従事者向けには「小さな農場の友」を売り込んだ。

遺伝子組み換え企業であるモンサント社らが、PR会社のバーソン＆マステラを使い、ヨーロッパや日本で遺伝子組み換え作物のプロパガンダ作戦を実行したことはよく知られている。

彼らはとにかく人間の、特に消費社会に馴らされた私たちの知覚作用を計算し、例えば、「遺伝子組み換え作物は飢餓を救う」とか、「農薬の散布量を減らす」、「収穫量を増やす」という宣伝を繰り返すことによって私たちに、「それならいいことなのかもしれない」というイメージを抱かせる。

食品としての安全性や、環境への影響などについてはできるだけ触れないようにし、いいイメージだけを売り込む。

はっきり言ってしまえば、企業にとっては消費者を「うまくだまして売りつける」ことができれば、それでいいのだ。そして、そのような企業の右腕になるのが、PR業者の仕事である。それが仕事なのだから、嘘をついているという感情にとらわれていては「出世」できない。

「回転ドア」の男

日本では、政治家や政府高官が民間企業などの管理職に就くことを天下りと言うが、アメリカでは、政府と企業の間を自由自在に行ったり来たりして出世することを「回転ドア」と呼ぶ。

アメリカでの遺伝子組み換え食品認可にはこの回転ドアが重宝に利用されている。例を挙げれば、日本でもよく知られる元通商代表部ミッキー・カンターは現モンサント社、元農務省ヴァル・ギディングスは現バイテク企業体（ＢＩＯ）、元

大統領補佐マルシア・ヘイルは現モンサント社、元モンサント社のリディア・ワットゥルドは現環境保護庁（EPA）、元FDAのマイケル・フリードマンは現モンサント社（サール社）、農務省（USDA）と食品医薬品局（FDA）を経たテリー・メッドリーは現デュポン社、農務省と通商代表部を経たクレイトン・ユッターは、現ダウ・ケミカル社、副大統領アル・ゴアの相談役を務めるデイヴィッド・ベイアーはジェネンティック出身などなど、きりがない。

このように政府と企業が入り乱れるアメリカだが、なかでも、遺伝子組み換え食品に反対する世界の活動家の間で最も名の知れているのは、〝回転ドアのプロ〟マイケル・テイラーだろう。

一九七六年、ヴァージニアの法学大学院を卒業したテイラーは、まずアメリカ食品医薬品局（FDA）に就職、行政官の補助官の位置までのぼりつめる。

その後、ワシントンでも名高い法律事務所、キング&スポルディングに入社。ここでは、食品と医薬品に関する審議を担当。顧客の中にはコカ・コーラ社や食品バイオテクノロジー審議会、モンサント社などが含まれていた。

モンサント社からの依頼は、遺伝子組み換え牛成長ホルモン[1]（rBGH）をFDAによって認可させることだった。

一九九一年、テイラーはキング&スポルディングを辞め、もう一度、FDAに戻った。今度は政策立案代理人として。ここでの任務は、遺伝子組み換え牛成長ホルモンに関するガイドラインの作成にあった。

このガイドラインにどうしても押し込んでおかなければならなかった一節は、「遺伝子組み換え牛成長ホルモンを使用したか否かの表示づけを免除する」である。

モンサント社にとって、かけがえの無いこの男、テイラーは、現在、モンサント社において、社が「長期的計画」と呼ぶプロジェクトに関わっているという。

ついでにつけ加えておくと、テイラーは、キング&スポルディング時代、アメリカ連邦法「デラニー・クラウズ」を批判するいくつもの論文を書き、発表していた。

「デラニー・クラウズ」とは、一九五八年にアメリカで可決された「発がん物質の加工食品への使用を禁ずる法」である。モンサント社や他の化学薬品会社および農薬会社が、長い間、反対してきた法律である。

FDAに戻った後もテイラーは、「デラニー・クラウズ」をくつがえすべきだとの意見を訴え続けた。そして、遂に、一九九六年の大統領選挙前夜、クリントン大統領により、「食品品質保護条例」に署名がされ、テイラーはその任務を無事終了することとなった（エドモンズ研究所作成の資料・一九九八年九月一日付けおよび、『イート・ザ・ステイツ』誌・自然と政治・一九九九年二月十七日号より)。

遺伝子組み換え牛成長ホルモン

遺伝子組み換えによって開発された牛成長ホルモン(rBGH)は、乳牛に使用するものである。このホルモンを注射することにより牛乳の量を増やす。

一九九三年十一月、アメリカの食品医薬品局(FDA)はrBGHの国内での使用を許可した。この認可には回転ドアの男、テイラーと並んで、マーガレット・ミラーが欠かせなかった。ミラーは、モンサント社の研究室でrBGH開発に関わった女であり、その後FDAに入り、自分自身でrBGHの安全性レポートを作成した。回転ドアの女、ミラーも、ヨーロッパやアメリカの活動家の間では有名である。

カナダ政府は九九年一月、牛の健康への影響を理由に、モンサント社が申請していた遺伝子組み換え牛成長ホルモンを不認可とした。カナダの健康保護局の科学者らの報告によると、遺伝子組み換えホルモンを注射された牛は、乳房の炎症を起こしやすくなったり、足が弱くなったり、寿命が縮まったりするという。このように牛が病気になりやすいということは、これまで以上に抗生物質を使うことにもつながる。

家畜への抗生物質の使いすぎは、それでなくても社会問題になっているという今この時に、これまで以上に体の弱い牛を増やしてどうするというのか。

欧州委員会(EU)は社会経済的な理由(ヨーロッパには十分過ぎるほどの牛乳があり、乳量を増やすためのホルモン剤は不要)により、九九年の年末まで、遺伝子組み換え牛成長ホルモンのEUでの使用および販売を禁じている。

カナダの報告に続き、九九年三月、EUの消費者政策と消費者健康保護を管轄する消費者委員会(第二四総局)もこのrBGHに関する公衆衛生的レポートを公開した。このレポートでは、特に、rBGHを接種した牛の牛乳中のインシュリン様成長因子(IGF—1)値が、通常の牛乳より増えている点が注目されている。IGF—1は、人間に乳がんおよび前立腺がんを引き起こす疑いがあると懸念されている。

消費者委員会は、牛の健康への影響と、乳製品を食する人間の健康への影響を配慮し、rBGHの使用を認めるには研究が不十分であるゆえ、世界的に通用している「安全性の事前評価概念」により、公衆衛生の見地からの認可を下すことは現状では不可能であることを明らかにした。

コーデックス委員会、rBGHにさじを投げる

第二三回コーデックス委員会総会が一九九九年六月二十八

日から七月三日までローマで開催された。

六月三十日、総会に出席していた国際消費者機構（CI）から吉報が届いた。

「rBGHの最高残留量値（MRL）設置への賛同が得られないことから、rBGHに関しては、各々の国においての判断に任せることとなった。CIは、このコーデックスの決定に拍手を捧げる」

コーデックスでMRLを設けるということは、基本的にrBGHは安全であると認めたことになる。そうなると、rBGH使用を認めている国々（アメリカ、メキシコ、南アフリカ）からの乳製品輸入を拒む行為は、世界貿易機関（WTO）の自由貿易ルールに反することになる。

今回コーデックスがrBGHにさじを投げたことは、rBGHの安全性が証明されていないという証拠であると同時に、コーデックス委員会が消費者の懸念を配慮したことの証明でもある貴重な第一歩である、とCIはつけ加えた（CIプレスリリース六月三十日）。

アメリカの消費者連盟（CU）は、「rBGHの接種された牛の牛乳、乳製品への表示を実施するよう、政府との交渉を始めたい」と、米『ヨンカーズ』紙の記者に語った（六月三十日付け、『ヨンカーズ』紙）。

このコーデックス会議では、日本を議長国として「バイオテクノロジー食品臨時部会」が新設されたことが、新しい動きとして注目された。

EUの「デ・ファクト・モラトリアム」

ヨーロッパの消費者が遺伝子組み換え食品に強く反対していることは、新聞やニュースを通して、世界中に知られている。

特にイギリスの消費者団体、環境保護団体の活動はかなり活発で、一九九九年に入ってからは、イギリスの新聞が遺伝子組み換え食品に関わる記事を載せない日がほとんどないといっていいくらいである。イギリスの消費者たちは、野外で試験栽培されている遺伝子組み換え作物の引き抜き運動を実行している。遺伝子組み換え作物を自然界に放出することはすべきではないのだ。

一九九九年五月二十日、英科学雑誌『ネイチャー』に、アメリカ・コーネル大学、昆虫学部の論文が掲載された。これによると、遺伝子組み換え害虫抵抗性トウモロコシの花粉のついたトウワタの葉を食べたオオカバマダラ蝶の幼虫が死んだという。この報告を受け、EUは米パイオニア・ハイブレッド社の開発した害虫抵抗性遺伝子組み換えトウモロコシの認可手続きを凍結した。

この論文は、研究室内での実験における理論のみにすぎないとすぐに非難を浴びたが、EUの消費者委員会における植物科学委員会は七月十六日の一四回本会議において、この論文に関する調査を続行することに同意し、九月二十四日に予定されている次回本会議にて報告を行なうことを明らかにした。植物科学委員会は、EU加盟各国、関連企業、および環境保護団体グリンピースなどから提出された資料も検討材料としている（EU消費者委員会議題四四結果）。

六月二十四、二十五日、ルクセンブルクにてEU加盟一五カ国の環境大臣による理事会が開かれ、二〇時間に及んだ交渉の後、遺伝子組み換え有機物（GMO）の環境への慎重な放出に関する指令（90/220/EEC）の改正案に対する重要な決定がなされた。

改正案の主な内容は次のとおり。

一、「予防原則」を適用し、EU倫理委員会への諮問を行なうこと。
二、GMOの承認手続きの差別化、厳格化を図ること。
三、一般公衆の意見を聞くこと。
四、市場流通のあらゆる段階における表示を義務化すること。
五、表示を要する限界値（何パーセントのGMOを含む場合に表示が義務づけられるか）に関し、偶然あるいは技術的に不可避なGMOの含有については表示を要さないこと。
六、追跡可能性（トレーサビリティー）に関する条項を規定することにより表示要件を補完すること（流通の様々な段階を通じ、当局によるGMOの記録確保を可能とする目的）。
七、承認の有効期間を一〇年間とすること。

（日本外務省国際経済第一課「EU環境相理事会における遺伝子組み換え物質に関する合意について」（平成十一年七月八日付け）の資料より）。

これらのほか、「ファスト・トラック（最高権力者のみによる認証）方式の認可は認めない」、「暗黙の了解はあり得ない」、「リスク分析の過程での特別な精査を必要とする。それには間接的影響および長期的影響も含む」などの細かい内容が含まれ、特に重要事項として、「抗生物質耐性マーカー遺伝子使用に関しては、その確認を行ない、最終的には取り除かなければならないこと」に合意がされた。

EUの科学者らは、抗生物質耐性マーカー遺伝子の使われた遺伝子組み換え食品を食べることにより、人間が一般的な医薬品（ペニシリンなどの抗生物質）の効かない体質になるおそれがあると警告し、マーカー遺伝子の遺伝子組み換え作物への使用を禁止すべきであると、EUに申し入れている。

90/220/EECの改正案は、EU議会の賛成が得られないことには施行されないので、それは二〇〇二年以降になるのではと見られている。この期間中のGMO販売流通に関わる新たな承認手続きには、加盟国の三分の二の賛成投票が必要とされる。二六票が反対ならば、認可はされないということである。

今回の環境相理事会において、フランス、イタリア、ギリシャ、ルクセンブルグ、そしてデンマークの五カ国が「GMO新規認可中止宣言」に署名をした。今後、新しく申請されるGMOの認可は一切しない、という宣言書である。この五カ国では今後、野外での新規の試験栽培も認可しない事とした。この五カ国の票を合わせると三〇票になる。ということは、EUでの新規認可は妨げられるということになる。

これを、「デ・ファクト・モラトリアム」と呼ぶ。事実上の凍結という意味である。

EUでは九八年末までに、一七種のGMO商業的認可が実施されていることをつけ加えておく。食品として認められているのは、モンサント社の除草剤耐性ダイズと害虫抵抗性トウモロコシ、ノヴァルティス社の除草剤耐性害虫抵抗性トウモロコシの三種である。これらはいずれもEU内での栽培はされておらず輸入品のみである。

新しいヨーロッパを目指して

EUの改正案に新しく「倫理的考慮」が取り入れられたことは画期的である。遺伝子組み換え食品に関しては、「宗教的、思想的な理由」で反対する消費者の存在があるが、アメリカでは彼らの言うところの、サウンド・サイエンス(「科学的実証」の意)のみが適応され、倫理的な問題については一切取り上げられていない。

EUで倫理面が重要視されるようになったことには、九九年三月十七日のEU委員会解散の一件が幸いしているのかもしれない。解散理由は、教育と研究委員であったフランスのエディット・クレッソン(かつて、日本人を蟻のようだと表現し、批判されたことがある)の職権乱用および汚職であった。EU委員会はチームとして運営されていたことから、委員のうち一人を辞めさせることはできず、二〇人の委員すべての解散となった。

この解散により、EUが大きく変わると予想されている。新委員長はロマーノ・プローディ(イタリア)に決まり、七月九日付けで残る一九人の委員候補が発表された。そのうち五人は女性であり、環境委員としてスウェーデンの元社会福祉大臣マーゴット・ヴァールストローム(フランスの核実験に反対し、ムルロアでの反対運動に参加したことで有名)が選ばれている。

遺伝子組み換え食品には、環境委員のほか、農業、研究、貿易、消費者保護の委員が係わるが、元農業委員のフランツ・フィシュラーが再び新農業委員として選出されたことは、EUの農業に対する真剣な取り組みが伺える。オーストリア人のフィシュラーは、若い時から農業に親しみ、スウェーデンの有機農業を二年間体験したこともあるという人である。オーストリアといえば、いち早く遺伝子組み換えトウモロコシを禁じたことでよく知られている。プローディ新委員長は、新委員会の重要な役割のひとつに「消費者の健康保護」も掲げている点に、私は期待をかけている。

プローディ新委員会への議決はEU議会において九月十五日に行なわれ、可決された場合には翌十六日付けで運営が開始されることになっている。ヨーロッパがもっともっとグリーンになるよう期待しながら、私も自分でできることを実行していくつもりである。

飼料栽培の国、アメリカ

ここに一冊の古い小冊子がある。一九五一年に岩波写真文庫が発行した『アメリカの農業』である。

この中に、こんな記述がある。

「最近の四半世紀の間には、種々の科学的成果が農業の実際に応用されることが特に顕著であった。殆ど農学のあらゆる場面の進歩がなんらかの形で実際に用いられているそうである。なかでも改良品種（農畜産にわたって）の普及はしかりである。この点で、雑種トウモロコシの普及はすばらしいもので、反当牧量がはなはだしく増大した。乳量の場合もしかりである。大豆は最近四半世紀の新しい作物であるが、油脂の需要の増加、輪作の必要などの理由から短時日の間に世界の最大生産国（標準生産量五〇〇万トン）となった。アメリカの農業は科学的成果の農業への普及の速度がはやいという点で、世界の農業界にも珍しい程であるが、これは農民が進歩を求める欲求のつよいことと、普及の機構が農民本位にできていることを知らねば理解できないであろう」

遺伝子組み換え作物にアメリカの農業従事者らがいち早く飛びついたのも、このような農民性ゆえなのかもしれない。「進歩を求める欲求がつよい」ゆえなのかもしれない。

この小冊子の監修者である東畑精一氏は、アメリカの農業についてこうコメントしている。

「われわれが農業を営むのは、直接に人間の食物をつくるにあるが、彼等はまず家畜の飼料をつくるといってもさまで過言ではない。じっさいアメリカで生産される穀物のほぼ七五％は飼料（特に豚と鶏、乳牛のため）に当てられ、人間の食料に直接用いられるのは二五％にすぎないという。このほかにまた多量の牧草を栽培せねばならない。家畜なくして農業なしとは、しばしばいわれるところであるが、アメリカの農業の本体は正に畜産そのものである」

以上は半世紀前に書かれたアメリカ農業であるが、現在のアメリカ農業とさほど変わりがないように感じられる。

密かに引き上げられた除草剤残留値

遺伝子を組み換えられて除草剤に耐性になった作物は、それを栽培する生産者にとって便利だと宣伝されている。化学薬品である除草剤をその植物に直接かけても枯れないから、便利なのだそうだ。作物のまわりに生える雑草に、それぞれに効く数種の除草剤をかけるのは、たいへん手間がかかる。もうそんな面倒なことはしなくてもいいのだ、と宣伝する。

しかし、その作物を食べる私にとっては、かなり不便になる。なぜなら、作物にこれまで以上に除草剤がかかっていることになるうえ、除草剤をかけても枯れない作物ということは、除草剤が中まで浸透しているおそれさえある。中まで洗って食べるなんて不可能だ。

遺伝子組み換え作物に農薬が残留していることは、ただ単に私が想像しているわけではない。ラウンドアップ（主要成分・グリフォサート）は、遺伝子組み換え作物とセットで販売される有機リン系の除草剤である。従来のダイズにかけるともちろん枯れるので、ダイズの芽が出る前、周辺の除草のためのみ、使用される。

それゆえ、私の住むスウェーデンでは、ダイズにおけるグリフォサートの残留基準は、〇・一㎎／㎏で、最高残留値（ＭＲＬ）は、〇・三㎎／㎏であった。

これまでダイズにグリフォサートが残留していることは現実にあり得なかったので、ゼロ値が設定されていたのだ。

しかし、そのＭＲＬがヨーロッパ連合（ＥＵ）により、突如として二〇〇倍にも引き上げられ、二〇㎎／㎏に訂正された。一九九七年一月一日のことだった。

遺伝子組み換え作物の輸入に反対する消費者団体や環境保護団体は、オーストラリア政府がＭＲＬの引き上げを密かに行なっていたことをすでに知っていたので、すぐに「ＥＵにもアメリカから圧力がかかったのだろう」と理解した。

この件については、九九年七月二十一日、イギリスの国会答弁でも取り上げられていた。それによると、イギリスでは、九七年四月三十日付けで、正式に大豆へのグリフォサートＭＲＬが引き上げられ、二〇㎎／㎏とされたそうである。

この答弁では、遺伝子組み換えダイズを飼料とする牛への影響や、その牛の肉を食べる消費者の健康への影響についての検討が行なわれていることが明らかにされた。

グリフォサートは遺伝毒性を示し、特に肝臓と腎臓に対し親和力があるというイタリアでの研究が、答弁の中で引き合いに出されていた。[2]

スウェーデンの腫瘍学者レナート・ハーデルらは、グリフォサートとがんの一種であるHCL（ヘアリー細胞白血病、多数の髪の毛様の突起が細胞質に出現する異常細胞が、骨髄、肝臓、脾臓、血液中に出現するがんのこと）との関連性についての研究結果を、イギリスのがん研究誌に発表している。[3] ハーデルは、農薬を頻繁に使用する農業従事者のがんについて調査を行ない、その結果をアメリカのがん雑誌に発表した。[4]

七月二十九日、モンサント社とアメリカン・ホーム・プロダクツ（AHP）社との、グリフォサート販売許可に関する取り引きが成立した。ダウ・ケミカル社、ノヴァルティス社、アストラ・ゼネカ社などに続き、これで七社にグリフォサートの販売許可を与えたことになる。モンサント社のアメリカ国内でのグリフォサート特許は二〇〇〇年の九月で切れる。国外の特許はすでに期限切れである。

モンサント社は、グリフォサートの販売許可を与えた企業のうち数社に対し、モンサント社の開発した除草剤耐性作物への各社の除草剤使用許可を与えることとしている。

グリフォサートの毒性が騒がれるようになった今、少しでも小銭を稼いでおこうとする魂胆は見え見えであるが、それと同時に、社の開発した除草剤耐性作物の売り上げが伸びることも期待していることが考えられる。

「われわれは世界中で勝負する」とモンサント社のリサ・ワトソン広報担当局長は、セントルイスの『セントルイス・ポスト&ディスパッチ』紙（七月三十日付け）に語った。である。

減っていなかった農薬

生産者だって、好きで農薬（除草剤や殺虫剤など）を撒いているのではない。生産者自身がいちばん農薬を浴びることになるのだから、できれば避けたいだろう。がんになる可能性も指摘されている現在である。そこで企業は「除草剤耐性遺伝子組み換え作物なら、農薬の使用量が減る」と宣伝する。しかし、実際には、農薬の使用量は減っていないそうである。九九年七月八日付けの英国『デイリー・メール』紙の記事に、「米国農務省が行なった調査の結果、遺伝子組み換え作物への農薬使用量は、従来の作物への農薬使用量と比べて同量だった」とある。英国『ニュー・サイエンティスト』誌の七月十日号にもその調査結果に関する記事が掲載された。

これらの記事によると、これまで企業が生産者への宣伝文句としていた、「遺伝子組み換え作物なら、収穫が伸びる」ということも、農務省の調査で否定される結果となったそうである。

米国農務省が公表した、「一九九七年と一九九八年に作付けされた遺伝子組み換え作物（綿花、トウモロコシ、大豆）の調査結果」によると、農薬使用量を調査した一二カ所のうち七カ所で、遺伝子組み換え作物に従来の作物より少し多めに農薬を使用したとあり、収穫量に関しては、調査した一八カ所のうち一二カ所で収穫が伸びなかったとある。

企業は、「農薬の使用量が減ることと、収穫が伸びることにより、「収入が増える」と、アメリカの生産者にむけて宣伝してきたわけだが、実際には、農薬の使用量も減らず、収穫も伸びず、ヨーロッパの消費者には売れずで、遺伝子組み換え作物に期待をかけた生産者はさぞかしふんだりけったりを味わっているのではないだろうか。

遺伝子組み換え作物作付け量最大の農業国、アメリカ。私たちが忘れてはならないのは、アメリカは農業国であるということだ。アメリカという国は、ハリウッド映画や、ディズニーランド、ラスベガスのギャンブルなどで華やかなイメージを売りとしているが、アメリカが国家を公に支配できるのは、農業なのである。

肉食通念とホルモン剤

アメリカ人にとって、大豆は基本的に家畜の餌（えさ）である。実際には食品加工にも大いに利用されているのだが、大豆を直接食べる習慣のないアメリカの人々にとって、大豆のイメージは、相変わらず家畜の飼料なのである。

遺伝子組み換え大豆が認可された時、まず懸念を示したのは、伝統的に大豆を主要作物として食してきた日本人、そして、大豆からタンパク質を摂っている菜食者であった。アメリカやヨーロッパで、遺伝子組み換え食品反対運動を活発に行なっている人たちの中にも、菜食者が多い。

私は一九六五年生まれで、肉を食べて育った日本人だ。肉を食べないと日陰のもやしのようになると言われて育った日本人だ。学校給食で肉が食べられないという人を見て、やっぱりひ弱そうだ、などと考えていた人間である。

そんな自分だったが、だんだんと肉を食べなくなってそろそろ十年近くなる。どう見ても日陰のもやしのようではないし、体調はいたって快調である。なんだ、あの肉食通念もプロパガンダだったのか、と今では思う。

よくよく考えてみれば、その昔、人間は野山を駆けめぐって動物を獲った。動物も野山を駆けめぐっていたのだから、そのような動物の肉を食べることで、人間もそういった精力を補給することができた。動物の肉を食べるだけでなく、骨も皮もすべて暮らしに利用し、無駄にすることはなかった。

では、現代人の食べている肉というのはいったいどんな肉だろうか。

ヨーロッパ連合（ＥＵ）は、消費者の健康への影響を理由に、ホルモン剤を使用したアメリカ産牛肉の輸入を禁じている。アメリカはこのＥＵの方針に対し、世界貿易機関（ＷＴＯ）の自由貿易ルール違反だと主張していた。

ＷＴＯはＥＵに対し、ホルモン剤を使用した牛肉を食べることで人間の体に影響が及ぶことに関する科学的な証拠を、九九年五月十三日までに提出するよう要求していたが、証拠書類が期日までに揃わなかったため、七月十二日、ＷＴＯはアメリカの言い分を適当だと認めた。

七月十九日、アメリカ政府はＥＵへの報復として、ＥＵからアメリカへの輸出品の中から一億一六八〇万米ドル分をリストアップし、発表した。このリストは、特にフランス、ドイツ、イタリア、そしてデンマークに経済的打撃を負わせるよう計算されたもので、豚肉やフランスのマスタード、トリュフ、ロクフォルチーズ、そしてフルーツジュースが中心となっている。リストアップされたＥＵの食品は、七月二十九日からアメリカの食料品店の棚で、価格を二倍に値上げされ販売されることになるという。

ホルモン剤を使用した牛肉に関しても、遺伝子組み換え作物に関しても、アメリカ政府寄りであるイギリス政府からの輸出品は、このリストからは外されている。

ＥＵの農業委員であるフランツ・フィシュラーは、「アメリカは貿易を拡張したいのだと思っていた。まさか制限するとは思いもよらなかった。わたしは深く後悔している」と語ったが、それでも、ホルモン剤を使用するアメリカの牛肉生産を支持するつもりはないと、きっぱりと言い切った（七月二十日付け、『インターナショナル・ヘラルド・トリビューン』紙）。

アメリカではホルモン剤（アメリカの牛肉業者は、ホルモン剤とは呼ばず、ビーフ・グロース・プロモータンツという独自の新語を使っている。プロモータンツは、促進剤の意）を牛に与えることにより、牛の成長を早め、体を大きくしている。大量生産が目的であり、牛は動物というより機械のように扱われている。

機械化される動物

ヨーロッパの消費者は、食品の安全性に関して慎重にならざるを得ない。イギリスの狂牛病は世界中の消費者を心配させた。ベルギーのダイオキシン鶏のニュースもつい先ごろ、世界中の関心を集めた。

私はスウェーデンに住んで六年になるが、家畜動物に関するドキュメンタリー番組を何度も目にした。生まれてから死ぬまで同じ檻の中で生きる牛を見た時、私は居たたまれない気持ちになった。小さなうちはその檻の中で立ったり座ったりできるけれど、大きくなると身動きができない。

二年前に世界中に流れたスウェーデンの不妊手術のニュースを覚えているだろうか。あの時、あなたは何を考えたか覚えているだろうか。家畜動物に対しては、当たり前のように不妊手術が行なわれる。豚の生殖器を麻酔もかけずにそのまま切り取ったシーンには、思わず目をつぶった。

肉を食べるのが好きな消費者は、肉食産業の裏側は見たくないだろう。現実を知るのは怖いだろう。人間様のために家畜として飼われている牛や、豚や、鶏の生まれてから死ぬまでの日々については知りたくないだろう。自分自身が関わりを持っているとは認めたくないだろう。でも、少し、考えてみてほしい。

私自身は完全に菜食の食事で満足しているが、満足を得られない人もいると思う。やはり肉が血になり肉になると思っている人もいるだろう。肉を食べないと物足りないという人もいるだろう。

肉を食べて活力をつけたいのなら、本当に活力のつくような動物の肉を感謝して食べたらどうだろうか。抗生物質やホルモン剤、ワクチン、そして放射線照射殺菌にさらされた肉を食べていては、活力がつくどころか、逆に病気になってしまう。心の声を聴くことも困難になってしまう。

一九八二年にNHKが出版した『日本の条件7・食糧②一粒の種子が世界を変える』という本がある。

この中で、当時ブリティッシュ・ペトロリアム社(BP)に買収されたばかりのオランダのユーブリット社という家畜改良会社を取材した部分が興味深い。

取材班は全身に羽根のないニワトリを見せられて思わず、「こうなると、いささか気味が悪いですね」と発言する。それを受けて主任研究員は、「そんな感傷には浸っておれません。少しでも飼料効率のよい品種を作らないと企業競争に勝ち残れないのです。ニワトリは経済動物です。われわれはもっと経済性を追求してゆかねばなりません」と答えるのだ。経済動物という動物がいるとは知らなかった。

主任研究員は続ける。「翼も羽根と同様に肉をつくるためには必要ないのです。ただ、翼がないと交尾の時に体のバランスがとれないという欠点がありまして、その点は、人工受精でカバーしようということで研究を続けています」。まったく呆れたものである。

このような経済動物(クローン牛ももちろん含まれる)はすべて人間用の食肉となるためだけに生まれ、死ぬ。どこに精力や活力があるというのか。

では、本当に活力のつく動物の肉というのはどんな肉だろう。化学薬品との直接的な接触のない本来のままの動物で、太陽の下で他の動植物とたわむれた日々を送った動物ではないだろうか。

肉の好きな人には、そういう動物の肉をよくかみしめて食べてほしい。これは菜食で暮らす私からの願いである。

機械化される種

スウェーデン政府が、不妊手術の告白をした時、世界中が「あの、福祉国家で有名なスウェーデンが」と、騒いだ。個人の選択権なしに行なわれていたことが問題になった。

家畜動物の不妊手術の場合、誰も気にしないのか。気にするのは、私のような菜食者だけなのだろうか。そんなことはないだろう。健康な牛や豚を育ててくれている農場もある。元気な鶏を育てている養鶏場もある。いずれは人間用の食肉として売るとわかっていても、名前をつけて育てられている動物もいる。動物は人間の次にわかりやすい。血も出るし、目もある。

でも、植物ならどうだろう。

春の種まきの時期になると、小さな紙の袋に入った花や野菜の種がお店の棚に並ぶ。袋にF1種と書いてあるのに気づいたことはあるだろうか。

F1種というのは雑種一代目（ハイブリッドとも呼ぶ）のことで、この種からは上等な植物が育つが、それから採れた二代目の種からは貧弱な植物しか育たないということになっている。ということは、次の年も種を買わなければならないという図式が成り立ち、種会社にとっては都合がいい。日本人はよく「雑種の犬はかわいい」というけれど、それがハイブリッドであると考えれば簡単だろう。

さて、ハイブリッドの種までは、私たちが許してしまったことになっている。次に来たのが、遺伝子組み換えのターミネーター種である。これは、次世代が発芽しない種である。種を採っても芽が出ない。こうなったらもう買うしかないのであるから、種会社にとっては喉から手が出る種である。忘れないうちに書いておくが、ターミネーター種は、除草剤耐性作物や害虫抵抗性作物の種に応用される。

F1種は発芽し、育つ。一代目のように立派ではない可能性は高いが、育つ。しかし、ターミネーター種は発芽しない。言ってみれば、不妊化された種である。そして、種が発芽しないというのは死んだも同然である。

日本でもヨーロッパでも「少子化」が問題とされている。しかし人間は、動物や植物を不妊化しておいて、人間だけ増やさなければ、と騒いでいるのはどうしたことだろう。「持続可能な開発」って一体なんなのか。私たち人間の地球での目的は、人間以外の生物を機械化することなのか。空気や水を汚染して、その地球で、人間だけと交流して生きるということなのか。

それなら私は「いちぬけた」。

知らなかった、科学者たちの世界

九九年の二月、スウェーデンのルーレオで、「ドリーと大豆・広範囲に及ぶバイオテクノロジーの背景を理解する」と題された三日間の国際会議が開かれた。

この会議に私は日本の「遺伝子組み換え食品いらない!キャンペーン」からとして、スウェーデン人の夫は、スウェーデン消費者連合の世界的問題担当者として参加した。生物学者であり、ターミネーター種に詳しいインディアナ大学のマーサ・クラウチは、一日目のスピーチでターミネーター種について話し、「生命循環は円である。しかし企業は生命を線としてとらえる。生産者も種を線としてとらえるように日々、訓練されている」と、アメリカ農業界の現実についても私たちに話してくれた。農業関係の新聞雑誌には「種を保存しないように」という広告が繰り返し掲載されるという。マーサは最終日のスピーチで、アメリカの科学者、研究者たちの閉ざされた世界についても語ってくれた。

「私は子供のころから昆虫や植物が好きで、もっと生物の生命について追究したくて生物学を専攻しました。

大学院で植物の遺伝子についての研究をしていた時には、遺伝子を並べ換えたりすることで植物が突然変異を起こすことに悩まされましたが、私たち研究者は、そういうことをいちいち気にするな、と訓練されるので、私は心の中では植物に対して申し訳ない気持ちでいっぱいでしたが、それを面に出すことはしませんでした。

研究室というのは閉ざされた世界です。いつの間にかその中だけでしか自分が存在しないような雰囲気に包まれるようになり、例えば他の学部の人たちと交流することなども、なんとなくできなくなります。

同じ目標に向かって一緒に研究をしている研究者仲間とでさえ、やはり競争の世界ですから、本音で話すこともなりません。とても孤独な世界です。そんな世界にいると、人間の心とは遠ざかっていく方向に進んでいきます。他の人を信じることもできなくなっていきます。研究材料である遺伝子を相手に過ごす時間が、研究者にとっての日々です。

私はそんな世界に自分が存在していることに反発する意識を失わずにずっと持ち続けることができたので、現在、自分のできる範囲で市民団体の人たちと交流し、ターミネーター種の危険性などをみなさんにお話しすることができますが、科学者の大半は、彼らの特殊な世界から脱出する勇気などなく、そのような世界でそのまま生き続けていきます。そのような世界から抜け出せない現実的な理由として、お金や社会的地位があります。

科学者はどこに行ってもエリートして扱われますし、収入も一般の人たちとは比べものにならないほどです。特に、流行りの遺伝子組み換えの研究者は、多国籍企業にとっては宝の存在ですから、金銭的にもたいへん恵まれます。

一度、そのような待遇を経験すると、人間というものは、物質社会においての自分の環境以下の場に自分を置くことがとても容易ではなくなります。

家族のある科学者にとっては、家族の理解も得なければなりません。ひとりならまだしも、ハイ・スタンダードに馴れてしまった子供たちを巻き込み、突然、生活水準を下げることは簡単なことではありません。

遺伝子組み換え食品に反対している世界の市民団体は、企業や国から独立した研究機関が少なすぎると感じていると思います。私自身もそのような機関の必要性を感じています。でも、忘れてはならないのは、研究者というのはこのような世界で生きてきた人たちだということなのです。

彼らにとって、あなたたちのコミュニティー（共同体）に加わることは容易なことではない、ということを理解して下さい。たとえ、あなたたちのコミュニティーが、もっと深い意味で、とても魅力的な場であるとしても、です」

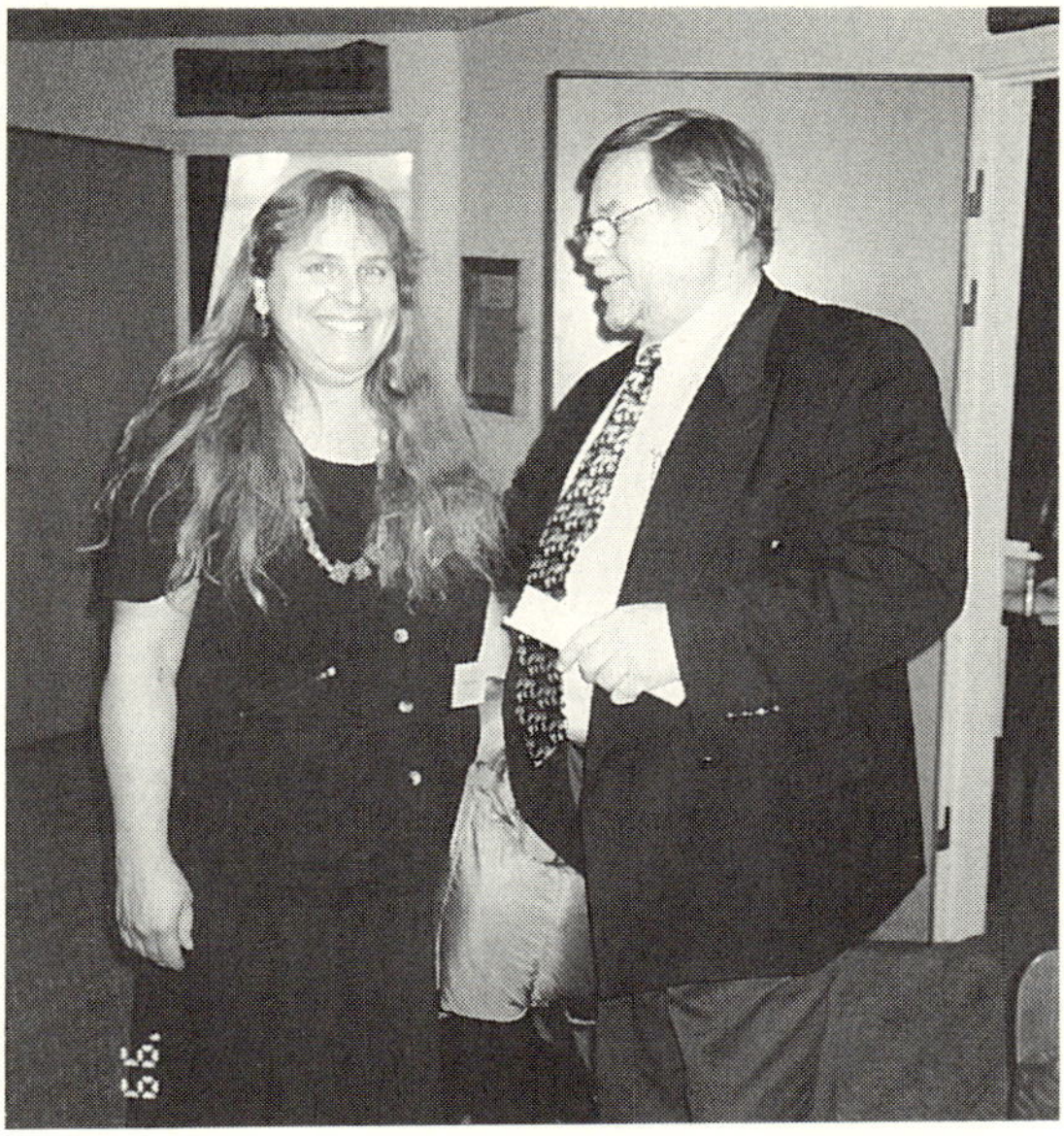

マーサ・クラウチ（左）とスウェーデン消費者連合ベンクト・インゲスタム代表（右）

種を殺すことも、植物育種と呼ぶのだろうか

九九年四月に、スウェーデンの外務省と通産省による「世界的貿易アジェンダ・難題と好機」と題されたWTOに関する国際会議が開かれ、南アフリカからアレック・アーウィン通商大臣が招かれた。

スウェーデンのレイフ・パグロッツキー通商大臣は、経済協力開発機構（OECD）において交渉されていた「多国間投資協定（MAI）」が失敗に終わった理由を、市民との交流をおろそかにしたためだとし、WTOの次期交渉を円滑に進めるためには「透明性」が重要だと、このような会議への市民団体の参加を奨励している。私は夫と共に参加した。

休憩時間に、アーウィン通商大臣とOECDのジョアンナ・シェルトン事務総長代理、世界銀行の経済学者ジョセフ・スティグリッツ氏の三人が、遺伝子組み換え作物について立ち話をしているのが耳に入ったので、私も加えてもらった。

シェルトン事務総長代理は、「次世代に発芽しない種については個人的に気になっている」と心配顔で漏らした。ターミネーター種のことだ。

OECDといえば、「実質的同等性」原則を打ち出し、私たち反対派や慎重派を辛い目にあわせている先進国政府間組織である。

元OECDの炭田精造氏の論文によれば、OECDが科学技術政策委員会の中にバイオテクノロジー安全性専門委員会（GNE）を創設したのは、一九八三年。GNEが「組み換えDNAの安全性に関する考察」をまとめたのが、一九八八年。この考察の中で、遺伝子組み換え技術を用いて遺伝的に改変された生物について、「組み換えDNA技術は従来の育種法を拡大したもの」である、という認識が打ち出されたとある（『遺伝子組み換え食品の危険性』「安全性は確認されたのか」天笠啓祐、緑風出版刊）。

この認識は、世界のリーダーたちに確実に広まっていたようである。

スティグリッツ氏は、「遺伝子組み換え作物ってのは、これまでの植物育種法の延長上にあるものでしょう。わたしは専門外なので、よくわからないけれども」と、口ごもりながら言った。ターミネーター種については、特に知っている様子はなかった。

GNEが遺伝子組み換え食品の安全性に関する考え方をまとめたのが一九九二年で、その中で最も重要な概念が「実質的同等性」である。

実質的同等性。これもまた厄介な言葉である。実質的に同等であるとは、どういうことか。

OECDの考え方によれば、除草剤をかけても枯れない大豆であっても大豆は大豆であり、ほかのなにものでもない、ということなのだそうである。大豆は大豆なのだから、特別なテストをする必要もなし、とされてしまったのである。そして、すぐに輸入が始まってしまったのである。なんともいい加減ではないか。除草剤をかけても枯れなくて、次世代の種が発芽しない大豆であっても、植物育種の延長上に存在す

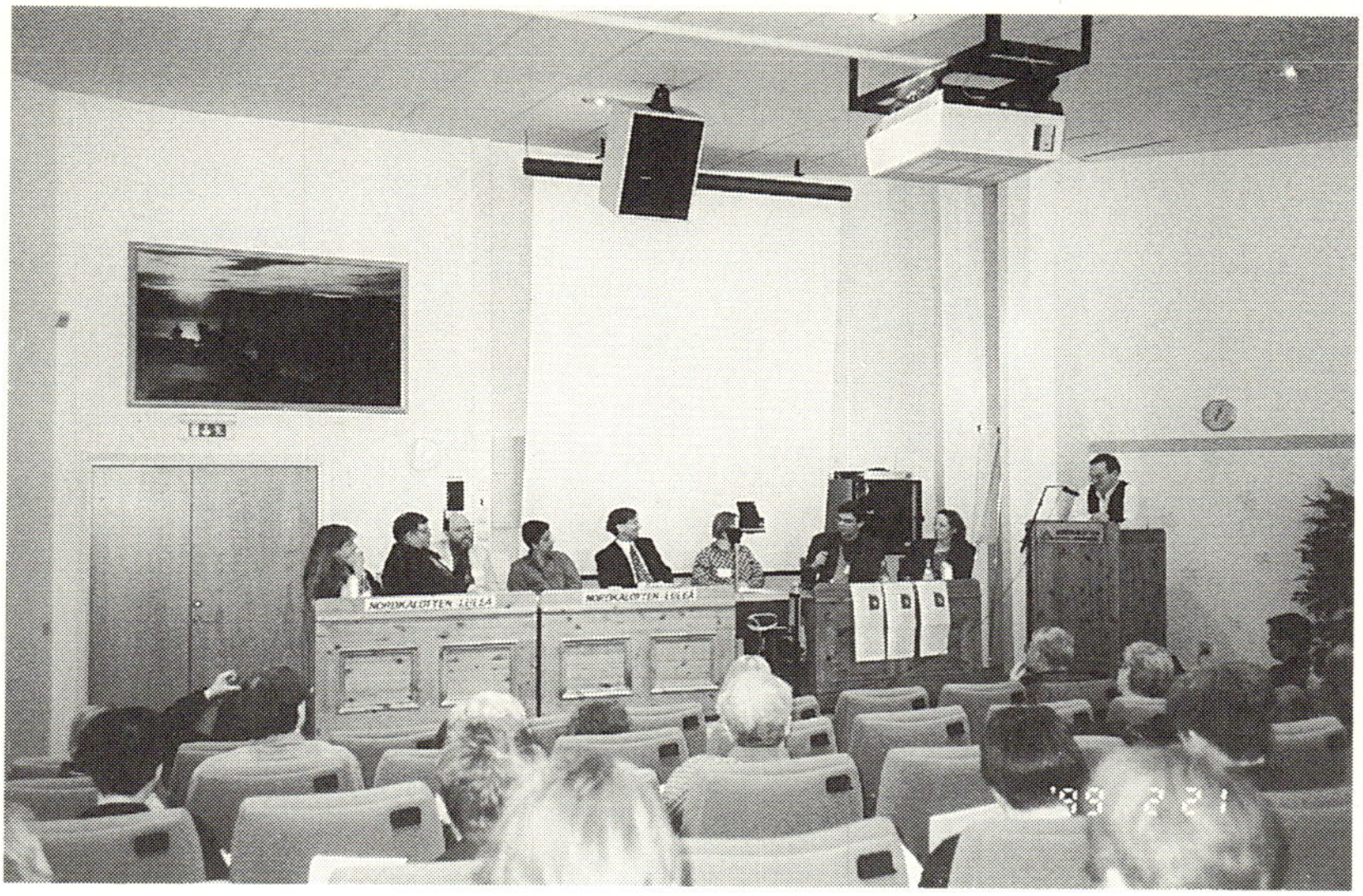

ルーレオ会議会場の様子（99年2月21日）

る植物になりえるのだろうか。

植物育種者とはその字のとおり、「種を育てる人」という意味であるはずなのだが、ターミネーター種の場合は、どう考えても「種を殺す」のだから、植物育種とは呼び難い。それでも、実質的同等性が通用してしまうのだろうか。

シェルトン事務総長代理は「実質的同等性概念による問題については心得ている。遺伝子組み換え食品については、倫理的考慮も含め、再検討のプロセスにある」とだけ言った。

私はアーウィン通商大臣に、南アフリカでは遺伝子組み換え作物をどう考えているのかと聞いてみた。「遺伝子組み換え作物の種を使うと、収穫が伸びると聞いている。南アフリカの農業にとって、収穫を伸ばすことは重要なことであるから、そのような作物がこれから増えていくのではと考えているが」と、大臣は言った。

農家の人がこれまでのように種を保存することができなくなって、種を毎年買わなければならないということに対してはどう思うか、と質問したら、「それはいったいどういうことだね」と、逆に質問された。彼は農業大臣ではないので、込み入った事情までは知らないのかもしれない。

私が企業のやり方について大臣に話しだしたところで、休憩時間が終わってしまった。私が大臣に資料を送りたいと申し出たら名刺をくれた。後日、手持ちの資料の中からターミネーター種や遺伝子組み換えに関わる特許の問題、自然界にすでに現われている遺伝子組み換え作物による影響などを中心にした航空便を送った。すぐに秘書官から感謝状が届いた。

企業やそれを支える国々（特にアメリカ）はアフリカを狙っている。北の私たちがいくら騒いでも、南の人たちにはなかなか届かない。南で農業を営んでいる人たちが、彼らの心の声に耳を傾けているよう、私は心から願っている。

それから、私自身を含め、北で暮らす人々が、種を殺すことなどに荷担することのないよう、切望する。地球に在るすべてと調和して生きることを想像し、私たちみんながそのことを再確認する素晴らしい日々が早く訪れることを私は望み、行動する。

「浪費社会」のからくり

マルチ・ナショナル・コーポレーション（多国籍企業）やトランス・ナショナル（超国籍企業）と呼ばれる会社は、数々あるが、それらの多くが化学薬品絡みの企業であることにお気づきだろうか。

多国籍企業の代表として挙げられるのは、化学薬品会社、農薬会社、食品会社、製薬会社などである。ついでに挙げれば、自動車会社やたばこ会社、燃料会社も世界を股に掛けている。そして現在は、それらの企業の合併が頻繁に行なわれている。遺伝子組み換え作物が世に出てからは、種会社の買収が特に注目されている。

ここで、私たち消費者が想像してみなくてはならないことがある。私たち人間は食べ物を食べて生きている。その食べ物はどこから来るのか。例えば、野菜なら畑から来る。それはお百姓さんが大事に育ててくれた野菜だろうか。野菜の種はどこから来たのか。お百姓さんが前の年の収穫の際、明くる年の種まきのために大事に採っておいてくれた種だろうか。信頼できるお百姓さん仲間と交換した種だろうか。それとも、種会社からの広告を見て買った品種改良されたＦ１種だろうか。

その野菜には農薬が残留していただろうか。外国から入ってきたお米や野菜、果物には、ポストハーヴェスト農薬なる薬品（収穫後、貯蔵庫の中で散布される）がたっぷりと使われているらしいが、そのような薬品を食べて病気になりはしないのか。

すぐにおなかが痛くならないからって大丈夫だと考えていいのだろうか。私の体は危険信号を発してくれるだろうか。危険信号をキャッチしたらどうしよう。病院に行くか、薬屋さんに行って薬を買って飲めば治るのだろうか。私たちにすでに植えつけてあるイメージとしては、食品会社であっても、世界的に食品を売りさばくような会社は、ケミカル（化学調味料、合成食品添加物など）なしにはあり得ないことを忘れないでほしい。

製薬会社もそうだ。医薬品と一言でいえば、「病気の人のための薬」であるが、メディスン（治療に使う薬）だろうか、ドラッグ（薬剤）だろうか。アメリカでは薬局をドラッグ・ストアと呼び、イギリスでは、ケミスツ（薬剤師の、という意味）と呼ぶ。一般的にはファーマシーといい、多国籍製薬会社は、ファーマシューティカルと呼ばれている。

さて、ここでもう一度、考えてみよう。

なぜ、農薬会社は種会社を買うのか。なぜ、農薬会社と製薬会社が合併するのか。化学薬品会社と食品会社が提携したり、たばこ会社が食品会社を買収するのはなぜなのか。

農家の人は種会社から種を買って、種を育てるために農薬会社から農薬を買う。私たちは化学調味料などで加工された食品を食品会社から買う。おなかが痛くなったら製薬会社が製造した薬を飲む。こう考えれば、種会社と農薬会社と化学薬品会社と食品加工会社と製薬会社が一直線に並んで利益を得ている図式が浮かび上がりはしないか。

このような多国籍企業をこの世にのさばらせたのは、私であり、あなたである。企業の戦略に騙されるように時間をかけて訓練されてきた私たちである。消費社会、浪費社会のからくりがここにある。お金を循環させるように見せかけ、それを一部に集中させることのからくりがここにある。

何事も他人任せ。いいも悪いも他人の言いなり、ではだめだ。遺伝子組み換え食品のことを初めて耳にした時、心からどんな声が聞こえただろうか。その声をきちんと聴いただろうか。思い出してみてほしい。忘れてしまったのなら、もう一度、自分の心に聞いてみてほしい。報道や他の人の意見を聞くのではなく、まず第一に自分の心に聞いてみてほしい。専門家の言い分をそのまま鵜呑みにする前に、自分自身の言い分に耳を貸そう。それがとても大切だ。

「地球を脅かす三大脅威」

九九年六月十八日から二十日までドイツのケルンで開催されたケルン・サミットのG8首脳会合において、世界で最も権力を持つ八人の首脳らは十九日、遺伝子組み換え食品をエイズや二〇〇〇年問題と同格の「地球を脅かす三大脅威」のひとつに掲げた。

遺伝子組み換え食品の市場拡大に力を入れてきたアメリカのクリントン大統領、そして、クリントン大統領とは親しいことで知られるイギリスのブレア首相にとって、これはかなりの打撃であったであろうが、両氏とも、この地球規模での判断に従うよりほかなかった。

この席で遺伝子組み換え食品の安全性に対する新たな調査を行なうことが同意され、ＯＥＣＤの「バイオテクノロジーの規制的監督の調和に関する作業部会」および「新奇食品・新奇飼料の安全性に関する特別調査団」による作業が開始された。調査団は、世界中からの情報を照合し、遺伝子組み換えの及ぼす影響に関する最高の研究にすべての国々がアクセスすることを確実にするべく作業を行ない、次のサミットまでに報告書をまとめることになっている。次回サミットは小渕総理の招待により、二〇〇〇年の七月二十一日から二十三日、沖縄で開催される予定である（英オブザーバー六月二十日）。世界のリーダーたちがもっともっと自分自身の心の声の大切さに気づくよう、私は日々、願っている。

今こそ、改心の時

遺伝子組み換え農業で世界一になろうとしているアメリカ政府、そして遺伝子組み換え食品で直接の利益を上げようとする多国籍企業は、遺伝子組み換え作物の販売促進のため、国際機関や世界各国政府に向け、あらゆるプロパガンダを流し、世界中を丸めこもうと必死に暴走してきた。が、ここになってやっと彼らからも本心が聞こえるようになった。

これまで遺伝子組み換え企業をかばい、遺伝子組み換え作物のＰＲを買って出たり、遺伝子組み換え食品への表示づけを阻止したり、時には、他国政府に圧力をかけることまでをもしてきたアメリカ農務省のダン・グリックマン長官。その長官が、九九年に入ってから、だんだんと消費者よりの発言をするようになってきたのだ。

五月にワシントンで開催された、全国消費者同盟の百年祭での演説の中で、長官は「われわれは、これらの新しい遺伝子組み換え食品を、消費者の喉に無理やり押し込むことはできません。私個人は、生産者と消費者がこれらの製品から経済面、健康面での利益を得る時がいつか来ると信じています。しかし、世の中の懐疑論を軽々しく片付けようとすることは、傲慢なだけでなく、醜いビジネス戦略です。バイオテクノロジーへの私の確信、言い換えれば、バイオテクノロジーへの企業側の見込みは、究極的な的外れです」と、アメリカの消費者の前で発言した（ＵＳＤＡプレスリリース、五月十八日）。そして、七月十四日、「アメリカ政府、遺伝子組み換え食品に表示」というニュースが世界中に伝わった。

これまで一貫して「遺伝子組み換え食品は完全に安全である」とくり返し、食品への表示は必要ないという態度をつらぬき通してきたアメリカ。そのアメリカの方針を変えさせたのは、ヨーロッパとの爆発寸前な貿易摩擦にあるようだ。

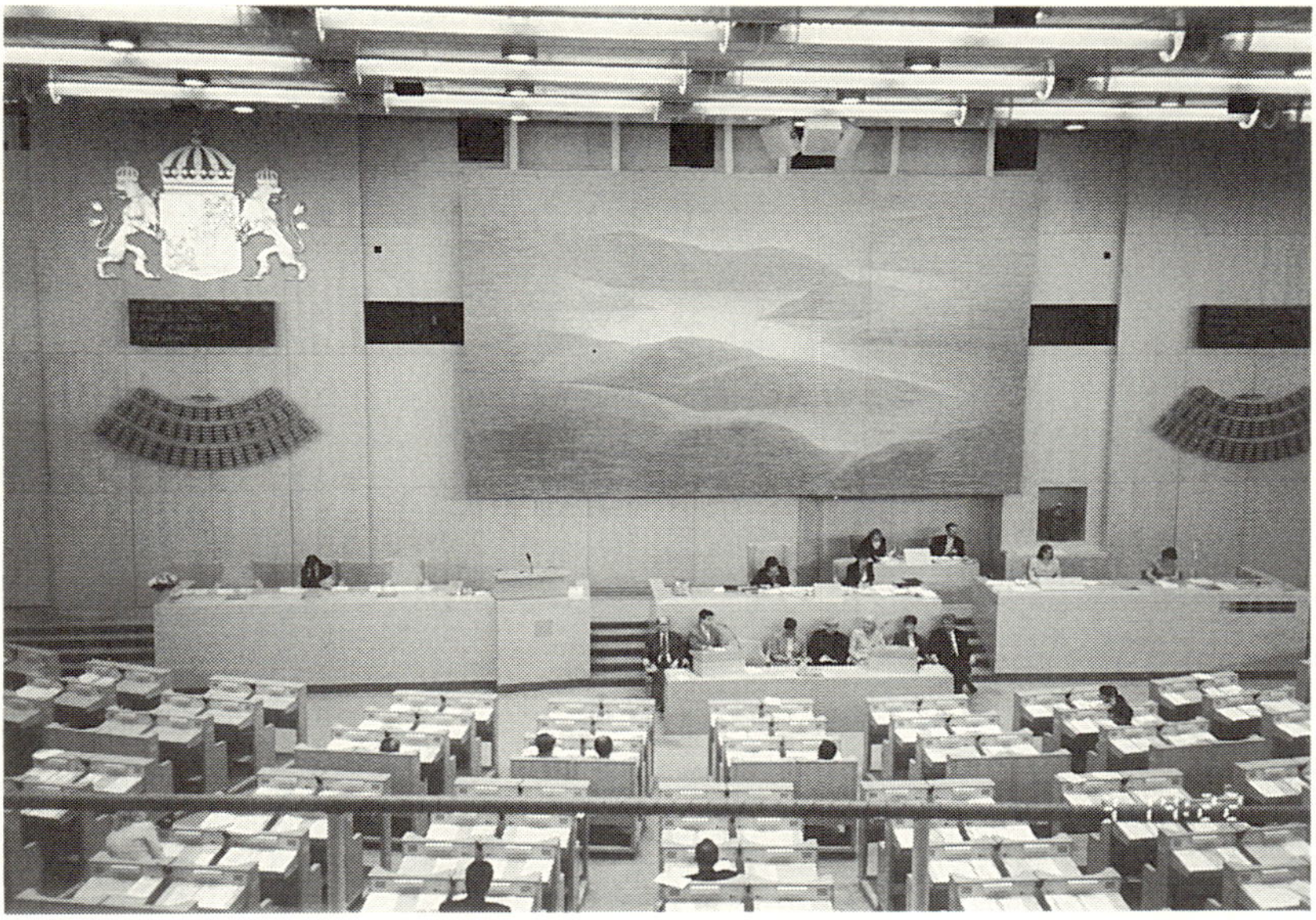

国会答弁で、ホルモン剤使用牛肉戦争について話すレイフ・パグロッツキー通商大臣（99年6月3日）

バナナ戦争（EUは加盟諸国の旧植民地以外からのバナナ輸入に対し、輸入制限措置をとっており、ロメ協定による特恵措置を受けるカリブ海諸国からのバナナの輸入を優遇していると、ラテンアメリカ産のバナナを販売するアメリカはWTOに提訴。WTOはEUの措置を公正取引の原則に反するとした）に続き、ホルモン剤使用牛肉戦争が起こり、次は遺伝子組み換え食品戦争であると、誰もが予測している。

アメリカでは、大豆作付けの四四パーセントが遺伝子組み換え大豆、トウモロコシの三六パーセントが遺伝子組み換えトウモロコシになっている。それが売れないということは大変な赤字である。EUは、表示をしなければ買わない、と言っている。

遺伝子組み換え食品に反対する私を含む消費者にとって表示が必要なのは、そのような食品を避けるためであるが、EUとしては、消費者の選択権を守るための表示である。

EUが表示に関する規則を作ったのは、まさしく消費者の言い分を尊重したからである。消費者は誰にとっても大切である。それと同時に誰もが消費者である。

日本語に「改心する」という言葉がある。字の通り「心を改める」という意味である。私たちみんなが改心する時、それは今である。

企業が押しつける宣伝文句に踊らされることはもうしなく

ていい。それを鵜呑みにすることはもうやめていい。それでも企業も改心できるのだから。

「スレイヴ・メンタリティー」からの脱出

スレイヴ・メンタリティー（奴隷的なものの考え方）は、もうやめよう。

アイドルタレントが、「味の素はさとうきびからできているんだって」と言って、その白く光る粉をなめたのをテレビで見たからって、「味の素って、自然のものだったんだ」と解釈してしまうことは、スレイヴ・メンタリティーだ。

他人の言葉を自分の心を通過させずにそのまま信じ込むのは、もうやめにしよう。科学（サイエンス）という言葉の響きに脅え上がることももうやめよう。科学者がこう言ったからああ言ったからではなく、自分の心の声をまず聴こう。

一九九九年の今、私たちはそのことに気づかなければならない。これまでまんまと騙されてきた自分に対し、詫びなければならない。そして、心の声を聴くように心がけ、その声に素直に従える自分を見いださなければならないのだ。

化学薬品は、私たちの暮らしに深く浸透し、生態系を狂わせている。自然環境だけでなく、私たち人間の神経にも悪い影響を与えている。私たちが、心の声を聴くことを邪魔し、たとえ声が聞こえたとしても、それを信じることの邪魔をする。

このままではいけない。私たちは私たちの内なるものからこれ以上遠ざかるべきではないのだ。もう他人任せの生きかたはやめよう。もっと自分と近づこう。生きるということにもっと真剣になろう。

私たちは、より暮らしやすい社会を目指して生きてきたのではなかったのか。

よく考えてみてほしい。想像してみてほしい。

暮らしやすい世の中とはいったいどんな世の中だろう。

便利とはいったい何なのか。どうして私たちは便利なほど暮らしやすいと信じ込んでいるのだろうか。

「見ざる聞かざる言わざる」は、もうおしまい

実際に社会を動かしているのは私たちであって、政府でも企業でもないことに、私たちみんなが気づいて行動することで世界中が改心できる。

私が生まれ育ったのは高度成長期の日本で、みんな一生懸命に働いていた。どんなものを製造していようと、他の人のしている仕事に文句を言うようなことなどなかった。家族を養うにはお金が必要だ。実際には、働いている人自身の健康

に害を及ぼすような化学薬品を製造する仕事であっても、仕事は仕事、それをすることによってお給料をもらい、それで食べものを買い、生きていくのだ。

環境問題や食品の安全性が世間の話題になっている現在でも、「あなたの会社の製造しているものは環境に悪いね」とか、「あなたの売っているものは体によくないものだね」とは、なかなか言いづらいものだ。

私たちそれぞれが、自分自身で気づいて行動するのが一番なのである。しかし、それをするには、まず自分の心の声を聴くことを習慣づけなければならない。

「見ざる聞かざる言わざる」なんてもうやめて、立ち上がろう。一人ひとりができることを実践することで、地球を愛でいっぱいの星にしよう。

（一九九九年夏）

［注］

（1）　アメリカではｒＢＧＨ＝recombinant Bovine Growth Hormoneといい、カナダではｒＢＳＴ＝recombinant Bovine Somatotropinといい、ＥＵでは単にＢＳＴという。本項では、便宜上ｒＢＧＨで統一した。

（2）Environmental Molecular Mutagenesis 1998 31:55-59 "^{32}P-post labeling detection of DNA adducts in mice treated with the herbicide Roundup" by M. Peluso et al.

（3）"Occupational exposures, animal exposure and smoking as risk factors for hairy cell leukaemia evaluated in a case-control study" by Nordstrom et al. British Journal of Cancer 1998 77 11, 2048-2052

（4）"A Case-Control Study of Non-Hodgkin Lymphoma and Exposure to Pesticides" by Lennart Hardell, M. D., ph. D. and Mikael Eriksson, M. D., ph. D. Cancer 1999; 85: 1353-60. 1999 American Cancer Society

〔参考文献〕

・『アメリカの農業』岩波写真文庫二九、一九五一年
・『日本の条件7　食糧②・一粒の種子が世界を変える』ＮＨＫ取材班、一九八二年
・『バイオと農業』ＷＡＶＥ十一月号、ペヨトル工房、一九八七年
・『遺伝子組み換え食品の危険性』緑風出版編集部編、緑風出版、一九九七年
・『わが罪　農薬汚染食品の輸入許可』山本俊一　真菜書房、一九九八年

第Ⅱ部　資　料

◎資料

生物の多様性に関する条約（平成五年十二月二十一日　条約第九号）

前文

締約国は、生物の多様性が有する内在的な価値並びに生物の多様性及びその構成要素が有する生態学上、遺伝上、社会上、経済上、科学上、教育上、文化上、レクリエーション上及び芸術上の価値を意識し、生物の多様性が進化及び生物圏における生命保持の機構の維持のため重要であることを意識し、生物の多様性の保全が人類の共通の関心事であることを確認し、諸国が自国の生物資源について主権的権利を有することを再確認し、諸国が、自国の生物の多様性の保全及び自国の生物資源の持続可能な利用について責任を有することを再確認し、生物の多様性がある種の人間活動によって著しく減少していることを懸念し、生物の多様性に関する情報及び知見が一般的に不足していること並びに適当な措置を計画し及び実施するための基本的な知識を与える科学的、技術的及び制度的能力を緊急に開発する必要があることを認識し、生物の多様性の著しい減少又は喪失の根本原因を予想し、防止し及び取り除くことが不可欠であることに留意し、生物の多様性の著しい減少又は喪失のおそれがある場合には、科学的な確実性が十分にないことをもって、そのようなおそれを回避し又は最小にするための措置をとることを延期する理由とすべきではないことに留意し、更に、生物の多様性の保全のための基本的な要件は、生態系及び自然の生息地の生息域内保全並びに存続可能な種の個体群の自然の生息環境における維持及び回復であることに留意し、更に、生息域外における措置も重要な役割を果たすこと及びこの措置は原産国においてとることが望ましいことに留意し、伝統的な生活様式を有する多くの原住民の社会及び地域社会が生物資源に緊密にかつ伝統的に依存していること並びに生物の多様性の保全及びその構成要素の持続可能な利用に関して伝統的な知識、工夫及び慣行の利用がもたらす利益を衡平に配分することが望ましいことを認識し、生物の多様性の保全及び持続可能な利用において女子が不可欠の役割を果たすことを認識し、また、生物の多様性の保全のための政策の決定及び実施のすべての段階における女子の完全な参加が必要であることを確認し、生物の多様性の保全及びその構成要素の持続可能な利用のため、国家、政府間機関及び民間部門の間の国際的、地域的及び世界的な協力が重要であること並びにそのような協力の促進が必要であることを強調し、新規のかつ追加的な資金の供与及び関連のある技術の取得の適当な機会の提供が生物の多様性の喪失に取り組むための世界の能力を実質的に高めることが期待できることを確認し、更に、開発途上国のニーズに対応するため、新規のかつ追加的な資金の供与及び関連のある技術の取得の適当な機会の提供を含む特別な措置が必要であることを確認し、

この点に関して後発開発途上国及び島しょ国の特別な事情に留意し、生物の多様性を保全するため多額の投資が必要であること並びに当該投資から広範な環境上、経済上及び社会上の利益が期待されることを確認し、

経済及び社会の開発並びに貧困の撲滅が開発途上国にとって最優先の事項であることを認識し、

生物の多様性の保全及び持続可能な利用が食糧、保健その他増加する世界の人口の必要を満たすために決定的に重要であること、並びにこの目的のために遺伝資源及び技術の取得の機会の提供及びそれらの配分が不可欠であることを認識し、

生物の多様性の保全及び持続可能な利用が、究極的に、諸国間の友好関係を強化し、人類の平和に貢献することに留意し、

生物の多様性の保全及びその構成要素の持続可能な利用のための既存の国際的な制度を強化し及び補完することを希望し、

現在及び将来の世代のため生物の多様性を保全し及び持続可能であるように利用することを決意して、次のとおり協定した。

第一条　目的

この条約は、生物の多様性の保全、その構成要素の持続可能な利用及び遺伝資源の利用から生ずる利益の公正かつ衡平な配分をこの条約の関係規定に従って実現することを目的とする。この目的は、特に、遺伝資源の取得の適当な機会の提供及び関連のある技術の適当な移転（これらの提供及び移転は、当該遺伝資源及び当該関連のある技術についてのすべての権利を考慮して行う。）並びに適当な資金供与の方法により達成する。

第二条　用語

この条約の適用上、「生物の多様性」とは、すべての生物（陸上生態系、海洋その他の水界生態系、これらが複合した生態系その他生息又は生育の場のいかんを問わない。）の間の変異性をいうものとし、種内の多様性、種間の多様性及び生態系の多様性を含む。

「生物資源」には、現に利用され若しくは将来利用されることがある又は人類にとって現実の若しくは潜在的な価値を有する遺伝資源、生物又はその部分、個体群その他生態系の生物的な構成要素を含む。

「バイオテクノロジー」とは、物又は方法を特定の用途のために作り出し又は改変するため、生物システム、生物又はその派生物を利用する応用技術をいう。

「遺伝資源の原産国」とは、生息域内状況において遺伝資源を有する国をいう。

「遺伝資源の提供国」とは、生息域内の供給源（野生種の個体群であるか飼育種又は栽培種の個体群であるかを問わない。）から採取された遺伝資源又は生息域外の供給源から取り出された遺伝資源（自国が原産国であるかないかを問わない。）を提供する国

をいう。

「飼育種又は栽培種」とは、人がその必要を満たすため進化の過程に影響を与えた種をいう。

「生態系」とは、植物、動物及び微生物の群集とこれらを取り巻く非生物的な環境とが相互に作用して一の機能的な単位を成す動的な複合体をいう。

「生息域外保全」とは、生物の多様性の構成要素を自然の生息地の外において保全することをいう。

「遺伝素材」とは、遺伝の機能的な単位を有する植物、動物、微生物その他に由来する素材をいう。

「遺伝資源」とは、現実の又は潜在的な価値を有する遺伝素材をいう。

「生息地」とは、生物の個体若しくは個体群が自然に生息し若しくは生育している場所又はその類型をいう。

「生息域内状況」とは、遺伝資源が生態系及び自然の生息地において存在している状況をいい、飼育種又は栽培種については、当該飼育種又は栽培種が特有の性質を得た環境において存在している状況をいう。

「生息域内保全」とは、生態系及び自然の生息地を保全し、並びに存続可能な種の個体群を自然の生息環境において維持し及び回復することをいい、飼育種又は栽培種については、存続可能な種の個体群を当該飼育種又は栽培種が特有の性質を得た環境において維持し及び回復することをいう。

「保護地域」とは、保全のための特定の目的を達成するために指定され又は規制され及び管理されている地理的に特定された地域をいう。

「地域的な経済統合のための機関」とは、特定の地域によって構成される機関であって、この条約が規律する事項に関してその加盟国から権限の委譲を受け、かつ、その内部手続に従ってこの条約の署名、批准、受諾若しくは承認又はこれへの加入の正当な委任を受けたものをいう。

「持続可能な利用」とは、生物の多様性の長期的な減少をもたらさない方法及び速度で生物の多様性の構成要素を利用し、もって、現在及び将来の世代の必要及び願望を満たすように生物の多様性の可能性を維持することをいう。

「技術」には、バイオテクノロジーを含む。

第三条　原則

諸国は、国際連合憲章及び国際法の諸原則に基づき、自国の資源をその環境政策に従って開発する主権的権利を有し、また、自国の管轄又は管理の下における活動が他国の環境又はいずれの国の管轄にも属さない区域の環境を害さないことを確保する責任を有する。

第四条　適用範囲

この条約が適用される区域は、この条約に別段の明文の規定がある場合を除くほか、他国の権利を害さないことを条件として、各締約国との関係において、次のとおりとする。

(a)　生物の多様性の構成要素については、自国の管轄の下にある区域

(b)　自国の管轄又は管理の下で行われる作用及び活動（それらの影響が生ずる場所

のいかんを問わない。）については、自国の管轄の下にある区域及びいずれの国の管轄にも属さない区域

第五条　協力

締約国は、生物の多様性の保全及び持続可能な利用のため、可能な限り、かつ、適当な場合には、直接に又は適当なときは能力を有する国際機関を通じ、いずれの国の管轄にも属さない区域その他相互に関心を有する事項について他の締約国と協力する。

第六条　保全及び持続可能な利用のための一般的な措置

締約国は、その個々の状況及び能力に応じ、次のことを行う。

(a)　生物の多様性の保全及び持続可能な利用を目的とする国家的な戦略若しくは計画を作成し、又は当該目的のため、既存の戦略若しくは計画を調整し、特にこの条約に規定する措置で当該締約国に関連するものを考慮したものとなるようにすること。

(b)　生物の多様性の保全及び持続可能な利用について、可能な限り、かつ、適当な場合には、関連のある部門別の又は部門にまたがる計画及び政策にこれを組み入れること。

第七条　特定及び監視

締約国は、可能な限り、かつ、適当な場合には、特に次条から第十条までの規定を実施するため、次のことを行う。

(a)　附属書１に列記する区分を考慮して、生物の多様性の構成要素であって、生物の多様性の保全及び持続可能な利用のために重要なものを特定すること。

(b)　生物の多様性の構成要素であって、緊急な保全措置を必要とするもの及び持続可能な利用に最大の可能性を有するものに特別の考慮を払いつつ、標本抽出その他の方法により、(a)の規定に従って特定される生物の多様性の構成要素を監視すること。

(c)　生物の多様性の保全及び持続可能な利用に著しい悪影響を及ぼし又は及ぼすおそれのある作用及び活動の種類を特定し並びに標本抽出その他の方法によりそれらの影響を監視すること。

(d)　(a)から(c)までの規定による特定及び監視の活動から得られる情報を何らかの仕組みによって維持し及び整理すること。

第八条　生息域内保全

締約国は、可能な限り、かつ、適当な場合には、次のことを行う。

(a)　保護地域又は生物の多様性を保全するために特別の措置をとる必要がある地域に関する制度を確立すること。

(b)　必要な場合には、保護地域又は生物の多様性を保全するために特別の措置をとる必要がある地域の選定、設定及び管理のための指針を作成すること。

(c)　生物の多様性の保全のために重要な生物資源の保全及び持続可能な利用を確保するため、保護地域の内外を問わず、当該生物資源について規制を行い又は管理すること。

(d)　生態系及び自然の生息地の保護並びに

存続可能な種の個体群の自然の生息環境における維持を促進すること。

(e) 保護地域における保護を補強するため、保護地域に隣接する地域における開発が環境上適正かつ持続可能なものとなることを促進すること。

(f) 特に、計画その他管理のための戦略の作成及び実施を通じ、劣化した生態系を修復し及び復元し並びに脅威にさらされている種の回復を促進すること。

(g) バイオテクノロジーにより改変された生物であって環境上の悪影響（生物の多様性の保全及び持続可能な利用に対して及び得るもの）を与えるおそれのあるものの利用及び放出に係る危険について、人の健康に対する危険も考慮して、これを規制し、管理し又は制御するための手段を設定し又は維持すること。

(h) 生態系、生息地若しくは種を脅かす外来種の導入を防止し又はそのような外来種を制御し若しくは撲滅すること。

(i) 現在の利用が生物の多様性の保全及びその構成要素の持続可能な利用と両立するために必要な条件を整えるよう努力すること。

(j) 自国の国内法令に従い、生物の多様性の保全及び持続可能な利用に関連する伝統的な生活様式を有する原住民の社会及び地域社会の知識、工夫及び慣行を尊重し、保存し及び維持すること、そのような知識、工夫及び慣行を有する者の承認及び参加を得てそれらの一層広い適用を促進すること並びにそれらの利用がもたらす利益の衡平な配分を奨励すること。

(k) 脅威にさらされている種及び個体群を保護するために必要な法令その他の規制措置を定め又は維持すること。

(l) 前条の規定により生物の多様性に対し著しい悪影響があると認められる場合には、関係する作用及び活動の種類を規制し又は管理すること。

(m) (a)から(l)までに規定する生息域内保全のための財政的な支援その他の支援（特に開発途上国に対するもの）を行うことについて協力すること。

第九条　生息域外保全

締約国は、可能な限り、かつ、適当な場合には、主として生息域内における措置を補完するため、次のことを行う。

(a) 生物の多様性の構成要素の生息域外保全のための措置をとること。この措置は、生物の多様性の構成要素の原産国においてとることが望ましい。

(b) 植物、動物及び微生物の生息域外保全及び研究のための施設を設置し及び維持すること。その設置及び維持は、遺伝資源の原産国において行うことが望ましい。

(c) 脅威にさらされている種を回復し及びその機能を後復するため並びに当該種を適当な条件の下で自然の生息地に再導入するための措置をとること。

(d) (c)の規定により生息域外における特別な暫定的措層が必要とされる場合を除くほか、生態系及び生息域内における種の個体群を脅かさないようにするため、生息域外保全を目的とする自然の生息地からの生物資源の採取を規制し及び管理すること。

(e) (a)から(d)までに規定する生息域外保全のための財政的な支援その他の支援を行うことについて並びに開発途上国における生息域外保全のための施設の設置及び維持について協力すること。

第十条　生物の多様性の構成要素の持続可能な利用

締約国は、可能な限り、かつ、適当な場合には、次のことを行う。

(a) 生物資源の保全及び持続可能な利用についての考慮を自国の意思決定に組み入れること。

(b) 生物の多様性への悪影響を回避し又は最小にするため、生物資源の利用に関連する措置をとること。

(c) 保全又は持続可能な利用の要請と両立する伝統的な文化的慣行に沿った生物資源の利用慣行を保護し及び奨励すること。

(d) 生物の多様性が減少した地域の住民による修復のための作業の準備及び実施を支援すること。

(e) 生物資源の持続可能な利用のための方法の開発について、自国の政府機関と民間部門との間の協力を促進すること。

第十一条　奨励措置

締約国は、可能な限り、かつ、適当な場合には、生物の多様性の構成要素の保全及び持続可能な利用を奨励することとなるような経済的及び社会的に健全な措置をとる。

第十二条　研究及び訓練

締約国は、開発途上国の特別のニーズを考慮して、次のことを行う。

(a) 生物の多様性及びその構成要素の特定、保全及び持続可能な利用のための措置に関する科学的及び技術的な教育訓練事業のための計画を作成し及び維持すること並びに開発途上国の特定のニーズに対応するためこのような教育及び訓練を支援すること。

(b) 特に科学上及び技術上の助言に関する補助機関の勧告により締約国会議が行う決定に従い、特に開発途上国における生物の多様性の保全及び持続可能な利用に貢献する研究を促進し及び奨励すること。

(c) 第十六条、第十八条及び第二十条の規定の趣旨に沿い、生物資源の保全及び持続可能な利用のための方法の開発について、生物の多様性の研究における科学の進歩の利用を促進し及びそのような利用について協力すること。

第十三条　公衆のための教育及び啓発

締約国は、次のことを行う。

(a) 生物の多様性の保全の重要性及びその保全に必要な措置についての理解、各種の情報伝達手段によるそのような理解の普及並びにこのような題材の教育事業の計画への導入を促進し及び奨励すること。

(b) 適当な場合には、生物の多様性の保全及び持続可能な利用に関する教育啓発事業の計画の作成に当たり、他国及び国際機関と協力すること。

第十四条　影響の評価及び悪影響の最小化

1　締約国は、可能な限り、かつ、適当な

場合には、次のことを行う。

(a) 生物の多様性への著しい悪影響を回避し又は最小にするため、そのような影響を及ぼすおそれのある当該締約国の事業計画案に対する環境影響評価を定める適当な手続を導入し、かつ、適当な場合には、当該手続への公衆の参加を認めること。

(b) 生物の多様性に著しい悪影響を及ぼすおそれのある計画及び政策の環境への影響について十分な考慮が払われることを確保するため、適当な措置を導入すること。

(c) 適宜、二国間の、地域的な又は多数国間の取極を締結することについて、これを促進することにより、自国の管轄又は管理の下における活動であって、他国における又はいずれの国の管轄にも属さない区域における生物の多様性に著しい悪影響を及ぼすおそれのあるものに関し、相互主義の原則に基づき、通報、情報の交換及び協議を行うことを促進すること。

(d) 自国の管轄又は管理の下で生ずる急迫した又は重大な危険又は損害が他国の管轄の下にある区域又はいずれの国の管轄にも属さない区域における生物の多様性に及ぶ場合には、このような危険又は損害を受ける可能性のある国に直ちに通報すること及びこのような危険又は損害を防止し又は最小にするための行動を開始すること。

(e) 生物の多様性に重大なかつ急迫した危険を及ぼす活動又は事象（自然に発生したものであるかないかを問わない。）に対し緊急に対応するための国内的な措置を促進し及びそのような国内的な努力を補うための国際協力（適当であり、かつ、関連する国又は地域的な経済統合のための機関の同意が得られる場合には、共同の緊急時計画を作成するための国際協力を含む。）を促進すること。

2 締約国会議は、今後実施される研究を基礎として、生物の多様性の損害に対する責任及び救済（原状回復及び補償を含む。）についての問題を検討する。ただし、当該責任が純粋に国内問題である場合を除く。

第十五条　遺伝資源の取得の機会

1 各国は、自国の天然資源に対して王権的権利を有するものと認められ、遺伝資源の取得の機会につき定める権限は、当該遺伝資源が存する国の政府に属し、その国の国内法令に従う。

2 締約国は、他の締約国が遺伝資源を環境上適正に利用するために取得することを容易にするような条件を整えるよう努力し、また、この条約の目的に反するような制限を課さないように努力する。

3 この条約の適用上、締約国が提供する遺伝資源でこの条、次条及び第十九条に規定するものは、当該遺伝資源の原産国である締約国又はこの条約の規定に従って当該遺伝資源を獲得した締約国が提供するものに限る。

4 取得の機会を提供する場合には、相互に合意する条件で、かつ、この条の規定に従ってこれを提供する。

5 遺伝資源の取得の機会が与えられるためには、当該遺伝資源の提供国である締約国が別段の決定を行う場合を除くほか、事前の情報に基づく当該締約国の同意を必要とする。

6　締約国は、他の締約国が提供する遺伝資源を基礎とする科学的研究について、当該他の締約国の十分な参加を得て及び可能な場合には当該他の締約国において、これを準備し及び実施するよう努力する。

7　締約国は、遺伝資源の研究及び開発の成果並びに商業的利用その他の利用から生ずる利益を当該遺伝資源の提供国である締約国と公正かつ衡平に配分するため、次条及び第十九条の規定に従い、必要な場合には第二十条及び第二十一条の規定に基づいて設ける資金供与の制度を通じ、適宜、立法上、行政上又は政策上の措置をとる。その配分は、相互に合意する条件で行う。

第十六条　技術の取得の機会及び移転

1　締約国は、技術にはバイオテクノロジーを含むこと並びに締約国間の技術の取得の機会の提供及び移転がこの条約の目的を達成するための不可欠の要素であることを認識し、生物の多様性の保全及び持続可能な利用に関連のある技術又は環境に著しい損害を与えることなく遺伝資源を利用する技術について、他の締約国に対する取得の機会の提供及び移転をこの条の規定に従って行い又はより円滑なものにすることを約束する。

2　開発途上国に対する1の技術の取得の機会の提供及び移転については、公正で最も有利な条件（相互に合意する場合には、緩和されたかつ特恵的な条件を含む。）の下に、必要な場合には第二十条及び第二十一条の規定に基づいて設ける資金供与の制度に従って、これらを行い又はより円滑なものにする。特許権その他の知的所有権によって保護される技術の取得の機会の提供及び移転については、当該知的所有権の十分かつ有効な保護を承認し及びそのような保護と両立する条件で行う。この2の規定は、3から5までの規定と両立するように適用する。

3　締約国は、遺伝資源を利用する技術（特許権その他の知的所有権によって保護される技術を含む。）について、当該遺伝資源を提供する締約国（特に開発途上国）が、相互に合意する条件で、その取得の機会を与えられ及び移転を受けられるようにするため、必要な場合には第二十条及び第二十一条の規定の適用により、国際法に従い並びに4及び5の規定と両立するような形で、適宜、立法上、行政上又は政策上の措置をとる。

4　締約国は、開発途上国の政府機関及び民間部門の双方の利益のために自国の民間部門が1の技術の取得の機会の提供、共同開発及び移転をより円滑なものにするよう、適宜、立法上、行政上又は政策上の措置をとり、これに関し、1から3までに規定する義務を遵守する。

5　締約国は、特許権その他の知的所有権がこの条約の実施に影響を及ぼす可能性があることを認識し、そのような知的所有権がこの条約の目的を助長しかつこれに反しないことを確保するため、国内法令及び国際法に従って協力する。

第十七条　情報の交換

1　締約国は、開発途上国の特別のニーズを考慮して、生物の多様性の保全及び持続可能な利用に関連する公に入手可能なすべての情報源からの情報の交換を円滑にする。

2　1に規定する情報の交換には、技術的、科学的及び社会経済的な研究の成果の交換を含むものとし、また、訓練計画、調査計画、専門知識、原住民が有する知識及び伝統的な知識に関する情報並びに前条1の技術と結び付いたこれらの情報の交換を含む。また、実行可能な場合には、情報の還元も含む。

第十八条　技術上及び科学上の協力

1　締約国は、必要な場合には適当な国際機関及び国内の機関を通じ、生物の多様性の保全及び持続可能な利用の分野における国際的な技術上及び科学上の協力を促進する。

2　締約国は、この条約の実施に当たり、特に自国の政策の立案及び実施を通じ、他の締約国（特に開発途上国）との技術上及び科学上の協力を促進する。この協力の促進に当たっては、人的資源の開発及び組織の整備という手段によって、各国の能力を開発し及び強化することに特別の考慮を払うべきである。

3　締約国会議は、その第一回会合において、技術上及び科学上の協力を促進し及び円滑にするために情報の交換の仕組みを確立する方法について決定する。

4　締約国は、この条約の目的を達成するため、自国の法令及び政策に従い、技術（原住民が有する技術及び伝統的な技術を含む。）の開発及び利用についての協力の方法を開発し並びにそのような協力を奨励する。このため、締約国は、また、人材の養成及び専門家の交流についての協力を促進する。

5　締約国は、相互の合意を条件として、この条約の目的に関連のある技術の開発のための共同研究計画の作成及び合弁事業の設立を促進する。

第十九条　バイオテクノロジーの取扱い及び利益の配分

1　締約国は、バイオテクノロジーの研究のために遺伝資源を提供する締約国（特に開発途上国）の当該研究の活動への効果的な参加（実行可能な場合には当該遺伝資源を提供する締約国における参加）を促進するため、適宜、立法上、行政上又は政策上の措置をとる。

2　締約国は、他の締約国（特に開発途上国）が提供する遺伝資源を基礎とするバイオテクノロジーから生ずる成果及び利益について、当該他の締約国が公正かつ衡平な条件で優先的に取得する機会を与えられることを促進し及び推進するため、あらゆる実行可能な措置をとる。その取得の機会は、相互に合意する条件で与えられる。

3　締約国は、バイオテクノロジーにより改変された生物であって、生物の多様性の保全及び持続可能な利用に悪影響を及ぼす可能性のあるものについて、その安全な移送、取扱い及び利用の分野における適当な手続（特に事前の情報に基づく合意についての規定を含むもの）を定める議定書の必要性及び態様について検討する。

4　締約国は、3に規定する生物の取扱いについての自国の規則（利用及び安全に係るもの）並びに当該生物が及ぼす可能性のある悪影響に関する入手可能な情報を当該生物が導入される締約国に提供する。その提供は、直接に又は自国の管轄の下にある自然人若しくは法人で当該生物を提供するものに要求することにより、行う。

第二十条　資金

1　締約国は、その能力に応じ、自国の計画及び優先度に従い、この条約の目的を達成するための各国の活動に関して財政的に支援し及び奨励することを約束する。

2　先進締約国は、開発途上締約国が、この条約に基づく義務を履行するための措置の実施に要するすべての合意された増加費用を負担すること及びこの条約の適用から利益を得ることを可能にするため、新規のかつ追加的な資金を供与する。その増加費用は、締約国会議が立案する政策、戦略、計画の優先度、適格性の基準及び増加費用の一覧表に従い、開発途上締約国と次条に規定する制度的組織との間で合意される。先進締約国以外の締約国（市場経済への移行の過程にある国を含む。）は、先進締約国の義務を任意に負うことができる。この条の規定の適用のため、締約国会議は、その第一回会合において、先進締約国及び先進締約国の義務を任意に負うその他の締約国の一覧表を作成する。締約国会議は、定期的に当該一覧表を検討し、必要に応じて改正する。その他の国及び資金源からの任意の拠出も勧奨される。これらの約束は、資金の妥当性、予測可能性及び即応性が必要であること並びに当該一覧表に掲げる拠出締約国の間の責任分担が重要であることを考慮して履行する。

3　先進締約国は、また、二国間の及び地域的その他の多数国間の経路を通じて、この条約の実施に関連する資金を供与することができるものとし、開発途上締約国は、これを利用することができる。

4　開発途上締約国によるこの条約に基づく約束の効果的な履行の程度は、先進締約国によるこの条約に基づく資金及び技術の移転に関する約束の効果的な履行に依存しており、経済及び社会の開発並びに貧困の撲滅が開発途上締約国にとって最優先の事項であるという事実が十分に考慮される。

5　締約国は、資金供与及び技術の移転に関する行動をとるに当たり、後発開発途上国の特定のニーズ及び特別な状況を十分に考慮に入れる。

6　締約国は、開発途上締約国（特に島嶼国）における生物の多様性への依存並びに生物の多様性の分布及び所在から生ずる特別な事情も考慮に入れる。

7　開発途上国（特に、環境上最も害を受けやすいもの、例えば、乾燥地帯、半乾燥地帯、沿岸地域及び山岳地域を有するもの）の特別な状況も考慮に入れる。

第二十一条　資金供与の制度

1　この条約の目的のため、贈与又は緩和された条件により開発途上締約国に資金を供与するための制度を設けるものとし、その制度の基本的な事項は、この条に定める。この条約の目的のため、当該制度は、締約国会議の管理及び指導の下に機能し、締約国会議に対して責任を負う。当該制度は、締約国会議がその第一回会合において決定する制度的組織によって運営する。この条約の目的のため、締約国会議は、第一文の資金の利用（その機会の提供を含む。）についての政策、戦略、計画の優先度及び適格性の基準を決定する。拠出については、締約国会議が定期的に決定する必要な資金の額に基づき、前条に規定する資金の予測可能性、妥当性及び即応性が必要であること並びに同条2に規定する一覧表に掲げる拠出締約国の間の責任分担が重要であることを考慮に入れる。先進締約国その他の国及び資金源から任意の拠出を行うこともできる。当該制度は、民主的で透明な管理の仕組みの下で運営する。

2　締約国会議は、この条約の目的を達成するため、その第一回会合において、資金の利用（その機会の提供を含む。）についての政策、戦略及び計画の優先度並びに適格性の詳細な基準及び指針に関する決定（資金の利用を定期的に監視し及び評価することについてのものを含む。）を行う。締約国会議は、資金供与の制度の運営を委託された制度的組織との協議の後、1の規定を実施するための取決めを決定する。

3　締約国会談は、この条約の効力発生の日から少なくとも二年を経過した日及びその後は定期的に、この条の規定に基づいて設けられる制度の有効性（2の基準及び指針の有効性を含む。）について検討するものとし、その検討に基づき、必要に応じ、当該制度の有効性を高めるために適当な措置をとる。

4　締約国は、生物の多様性の保全及び持続可能な利用のための資金を供与するため、既存の資金供与の制度を強化することについて検討する。

第二十二条　他の国際条約との関係

1　この条約の規定は、現行の国際協力に基づく締約国の権利及び義務に影響を及ぼすものではない。ただし、当該締約国の権利の行使及び義務の履行が生物の多様性に重大な損害又は脅威を与える場合は、この限りでない。

2　締約国は、海洋環境に関しては、海洋法に基づく国家の権利及び義務に適合するようこの条約を実施する。

第二十三条　締約国会議

1　この条約により締約国会議を設置する。締約国会議の第一回会合は、国際連合環境計画事務局長がこの条約の効力発生の後一年以内に招集する。その後は、締約国会議の通常会合は、第一回会合において決定する一定の間隔で開催する。

2　締約国会議の特別会合は、締約国会議が必要と認めるとき又はいずれかの締約国から書面による要請のある場合において事務局がその要請を締約国に通報した後六箇月以内に締約国の少なくとも三分の一がその要請を支持するときに開催する。

3　締約国会議は、締約国会議及び締約国会議が設置する補助機関の手続規則並びに事務局の予算を規律する財政規則をコンセンサス方式により合意し及び採択する。締約国会議は、通常会合において、次の通常会合までの会計期間の予算を採択する。
4　締約国会議は、この条約の実施状況を常時検討し、このため、次のことを行う。
(a)　第二十六条の規定に従って提出される情報の送付のための形式及び間隔を決定すること並びにそのような情報及び補助機関により提出される報告を検討すること。
(b)　第二十五条の規定に従って提供される生物の多様性に関する科学上及び技術上の助言を検討すること。
(c)　必要に応じ、第二十八条の規定に基づいて議定書を検討し及び採択すること。
(d)　必要に応じ、第二十九条及び第三十条の規定に基づいてこの条約及びその附属書の改正を検討し及び採択すること。
(e)　議定書及びその附属書の改正を検討すること並びに改正が決定された場合には、当該議定書の締約国に対し当該改正を採択するよう勧告すること。
(f)　必要に応じ、第三十条の規定に基づいてこの条約の追加附属書を検討し及び採択すること。
(g)　特に科学上及び技術上の助言を行うため、この条約の実施に必要と認められる補助機関を設置すること。
(h)　この条約が対象とする事項を扱っている他の条約の執行機関との間の協力の適切な形態を設定するため、事務局を通じ、当該執行機関と連絡をとること。
(i)　この条約の実施から得られる経験に照らして、この条約の目的の達成のために必要な追加的行動を検討し及びとること。
5　国際連合、その専門機関及び国際原子力機関並びにこの条約の締約国でない国は、締約国会議の会合にオブザーバーとして出席することができる。生物の多様性の保全及び持続可能な利用に関連のある分野において認められた団体又は機関（政府又は民間のもののいずれであるかを問わない。）であって、締約国会議の会合にオブザーバーとして出席することを希望する旨事務局に通報したものは、当該会合に出席する締約国の三分の一以上が反対しない限り、オブザーバーとして出席することを認められる。オブザーバーの出席については、締約国会議が採択する手続規則に従う。

第二十四条　事務局

1　この条約により事務局を設置する。事務局は、次の任務を遂行する。
(a)　前条に規定する締約国会議の会合を準備し及びその会合のための役務を提供すること。
(b)　議定書により課された任務を遂行すること。
(c)　この条約に基づく任務の遂行に関する報告書を作成し及びその報告書を締約国会議に提出すること。
(d)　他の関係国際機関との調整を行うこと。特に、その任務の効果的な遂行のために必要な事務的な及び契約上の取決めを行うこと。
(e)　その他締約国会議が決定する任務を遂行すること。
2　締約国会議は、その第一回通常会合において、この条約に基づく事務局の任務を遂行する意思を表明した能力を有する既存の国際機関の中から事務局を指定する。

第二十五条　科学上及び技術上の助言に関する補助機関

1　この条約により科学上及び技術上の助言に関する補助機関を設置する。補助機関は、締約国会議及び適当な場合には他の補助機関に対し、この条約の実施に関連する時宜を得た助言を提供する。補助機関は、すべての締約国による参加のために開放するものとし、学際的な性格を有する。補助機関は、関連する専門分野に関する知識を十分に有している政府の代表者により構成する。補助機関は、その活動のすべての側面に関して、締約国会議に対し定期的に報告を行う。

2　1の補助機関は、締約国会議の管理の下に、その指針に従い及びその要請により、次のことを行う。

(a)　生物の多様性の状況に関する科学的及び技術的な評価を行うこと。

(b)　この条約の規定に従ってとられる各種の措置の影響に関する科学的及び技術的な評価のための準備を行うこと。

(c)　生物の多様性の保全及び持続可能な利用に関連のある革新的な、効率的な及び最新の技術及びノウハウを特定すること並びにこれらの技術の開発又は移転を促進する方法及び手段に関する助言を行うこと。

(d)　生物の多様性の保全及び持続可能な利用についての科学的な計画並びに研究及び開発における国際協力に関する助言を行うこと。

(e)　締約国会議及びその補助機関からの科学、技術及び方法論に関する質問に回答すること。

3　1の補助機関の任務、権限、組織及び運営については、締約国会議が更に定めることができる。

第二十六条　報告

締約国は、締約国会議が決定する一定の間隔で、この条約を実施するためにとった措置及びこの条約の目的を達成する上での当該措置の効果に関する報告書を締約国会議に提出する。

第二十七条　紛争の解決

1　この条約の解釈又は適用に関して締約国間で紛争が生じた場合には、紛争当事国は、交渉により紛争の解決に努める。

2　紛争当事国は、交渉により合意に達することができなかった場合には、第三者によるあっせん又は仲介を共同して求めることができる。

3　いずれの国又は地域的な経済統合のための機関も、1又は2の規定により解決することができなかった紛争について、次の紛争解決手段の一方又は双方を義務的なものとして受け入れることをこの条約の批准、受諾若しくは承認若しくはこれへの加入の際に又はその後いつでも、寄託者に対し書面により宣言することができる。

(a)　附属書［2］第一部に規定する手続による仲裁

(b)　国際司法裁判所への紛争の付託

4　紛争は、紛争当事国が3の規定に従って同一の紛争解決手段を受け入れている場合を除くほか、当該紛争当事国が別段の合意をしない限り、附属書［2］第二部の規定により調停に付する。

5　この条の規定は、別段の定めがある議定書を除くほか、すべての議定書について準用する。

第二十八条　議定書の採択

1　締約国は、この条約の議定書の作成及び採択について協力する。

2　議定書は、締約国会議の会合において採択する。

3　議定書案は、2の会合の少なくとも六箇月前に事務局が締約国に通報する。

第二十九条　この条約及び議定書の改正

1　締約国は、この条約の改正を提案することができる。議定書の締約国は、当該議定書の改正を提案することができる。

2　この条約の改正は、締約国会議の会合において採択する。議定書の改正は、当該議定書の締約国の会合において採択する。この条約又は議定書の改正案は、当該議定書に別段の定めがある場合を除くほか、その採択が提案される会合の少なくとも六箇月前に事務局がそれぞれこの条約又は当該議定書の締約国に通報する。事務局は、改正案をこの条約の署名国にも参考のために通報する。

3　締約国は、この条約及び議定書の改正案につき、コンセンサス方式により合意に達するようあらゆる努力を払う。コンセンサスのためのあらゆる努力にもかかわらず合意に達しない場合には、改正案は、最後の解決手段として、当該会合に出席しかつ投票する締約国の三分の二以上の多数による議決で採択するものとし、寄託者は、これをすべての締約国に対し批准、受諾又は承認のために送付する。

4　改正の批准、受諾又は承認は、寄託者に対して書面により通告する。3の規定に従って採択された改正は、3の議定書に別段の定めがある場合を除くほか、この条約の締約国又は当該議定書の締約国の少なくとも三分の二が批准書、受諾書又は承認書を寄託した後九十日目の日に、当該改正を批准し、受諾し又は承認した締約国の間で効力を生ずる。その後は、改正は、他の締約国が当該改正の批准書、受諾書又は承認書を寄託した後九十日目の日に当該他の締約国について効力を生ずる。

5　この条の規定の適用上、「出席しかつ投票する締約国」とは、出席しかつ賛成票又は反対票を投ずる締約国をいう。

第三十条　附属書の採択及び改正

1　この条約の附属書又は議定書の附属書は、それぞれ、この条約又は当該議定書の不可分の一部を成すものとし、「この条約」又は「議定書」というときは、別段の明示の定めがない限り、附属書を含めていうものとする。附属書は、手続的、科学的、技術的及び事務的な事項に限定される。

2　この条約の追加附属書又は議定書の附属書の提案、採択及び効力発生については、次の手続を適用する。ただし、議定書に当該議定書の附属書に関して別段の定めがある場合を除く。

(a)　この条約の追加附属書又は議定書の附

属書は、前条に定める手続を準用して提案され及び採択される。

(b) 締約国は、この条約の追加附属書又は自国が締約国である議定書の附属書を承認することができない場合には、その旨を、寄託者が採択を通報した日から一年以内に、寄託者に対して書面により通告する。寄託者は、受領した通告をすべての締約国に遅滞なく通報する。締約国は、いつでも、先に行った異議の宣言を撤回することができるものとし、この場合において、附属書は、(c)の規定に従うことを条件として、当該締約国について効力を生ずる。

(c) 附属書は、寄託者による採択の通報の日から一年を経過した時に、(c)の規定に基づく通告を行わなかったこの条約又は関連議定書のすべての締約国について効力を生ずる。

3 この条約の附属書及び議定書の附属書の改正の提案、採択及び効力発生は、この条約の附属書及び議定書の附属書の提案、採択及び効力発生と同一の手続に従う。

4 附属書の追加又は改正がこの条約又は議定書の改正に関連している場合には、追加され又は改正された附属書は、この条約又は当該議定書の改正が効力を生ずる時まで効力を生じない。

第三十一条 投票権

1 この条約又は議定書の各締約国は、2に規定する場合を除くほか、一の票を有する。

2 地域的な経済統合のための機関は、その権限の範囲内の事項について、この条約又は関連議定書の締約国であるその構成国の数と同数の票を投ずる権利を行使する。当該機関は、その構成国が自国の投票権を行使する場合には、投票権を行使してはならない。その逆の場合も、同様とする。

第三十二条 この条約と議定書との関係

1 いずれの国又は地域的な経済統合のための機関も、この条約の締約国である場合又は同時にこの条約の締約国となる場合を除くほか、議定書の締約国となることができない。

2 議定書に基づく決定は、当該議定書の締約国のみが行う。当該議定書の批准、受諾又は承認を行わなかったこの条約の締約国は、当該議定書の締約国の会合にオブザーバーとして参加することができる。

第三十三条 署名

この条約は、千九百九十二年六月五日から同年六月十四日まではリオ・デ・ジャネイロにおいて、同年六月十五日から千九百九十三年六月四日まではニュー・ヨークにある国際連合本部において、すべての国及び地域的な経済統合のための機関による署名のために開放しておく。

第三十四条 批准、受諾又は承認

1 この条約及び議定書は、国家及び地域的な経済統合のための機関により批准され、受諾され又は承認されなければならない。批准書、受諾書又は承認書は、寄託者に寄託する。

2　この条約又は議定書の締約国となる1の機関で当該機関のいずれの構成国も締約国となっていないものは、この条約又は当該議定書に基づくすべての義務を負う。当該機関及びその一又は二以上の構成国がこの条約又は同一の議定書の締約国である場合には、当該機関及びその構成国は、この条約又は当該議定書に基づく義務の履行につきそれぞれの責任を決定する。この場合において、当該機関及びその構成国は、この条約又は当該議定書に基づく権利を同時に行使することができない。

3　1の機関は、この条約又は議定書の規律する事項に関する当該機関の権限の範囲をこの条約又は当該議定書の批准書、受諾書又は承認書において宣言する。当該機関は、また、その権限の範囲の変更で関連するものを寄託者に通報する。

第三十五条　加入

1　この条約及び議定書は、この条約及び当該議定書の署名のための期間の終了後は、国家及び地域的な経済統合のための機関による加入のために開放しておく。加入書は、寄託者に寄託する。

2　1の機関は、この条約又は議定書の規律する事項に関する当該機関の権限の範囲をこの条約又は当該議定書への加入書において宣言する。当該機関は、また、その権限の範囲の変更で関連するものを寄託者に通報する。

3　前条2の規定は、この条約又は議定書に加入する地域的な経済統合のための機関についても適用する。

第三十六条　効力発生

1　この条約は、三十番目の批准書、受諾書、承認書又は加入書の寄託の日の後九十日目の日に効力を生ずる。

2　議定書は、当該議定書に規定する数の批准書、受諾書、承認書又は加入書が寄託された日の後九十日目の日に効力を生ずる。

3　この条約は、三十番目の批准書、受諾書、承認書又は加入書の寄託の後にこれを批准し、受諾し若しくは承認し又はこれに加入する締約国については、当該締約国による批准書、受諾書、承認書又は加入書の寄託の日の後九十日目の日に効力を生ずる。

4　議定書は、当該議定書に別段の定めがある場合を除くほか、2の規定に基づいて効力が生じた後にこれを批准し、受諾し若しくは承認し又はこれに加入する締約国については、当該締約国が批准書、受諾書、承認書又は加入書を寄託した日の後九十日目の日又はこの条約が当該締約国について効力を生ずる日のいずれか遅い日に効力を生ずる。

5　地域的な経済統合のための機関によって寄託される文書は、1及び2の規定の適用上、当該機関の構成国によって寄託されたものに追加して数えてはならない。

第三十七条　保留

この条約には、いかなる留保も付することができない。

第三十八条　脱退

1　締約国は、自国についてこの条約が効力を生じた日から二年を経過した後いつでも、寄託者に対して書面による脱退の通告を行うことにより、この条約から脱退することができる。

2　1の脱退は、寄託者が脱退の通告を受領した日の後一年を経過した日又はそれよりも遅い日であって脱退の通告において指定されている日に効力を生ずる。

3　この条約から脱退する締約国は、自国が締約国である議定書からも脱退したものとみなす。

第三十九条　資金供与に関する暫定的措置

国際連合開発計画、国際連合環境計画及び国際復興開発銀行の地球環境基金は、第二十一条の要件に従って十分に再編成されることを条件として、この条約の効力発生から締約国会議の第一回会合までの間又は締約国会議が同条の規定によりいずれの制度的な組織を指定するかを決定するまでの間暫定的に、同条に規定する制度的組織となる。

第四十条　事務局に関する暫定的措置

第二十四条2に規定する事務局の役務は、この条約の効力発生から締約国会議の第一回会合までの間暫定的に、国際連合環境計画事務局長が提供する。

第四十一条　寄託者

国際連合事務総長は、この条約及び議定書の寄託者の任務を行う。

第四十二条　正文

アラビア語、中国語、英語、フランス語、ロシア語及びスペイン語をひとしく正文とするこの条約の原本は、国際連合事務総長に寄託する。

以上の証拠として、下名は、正当に委任を受けてこの条約に署名した。

千九百九十二年六月五日にリオ・デ・ジャネイロで作成した。

附属書Ⅰ　特定及び監視

1　生態系及び生息地

高い多様性を有するもの、固有の若しくは脅威にさらされた種を多く有するもの又は原生地域を有するもの

移動性の種が必要とするもの

社会的、経済的、文化的又は科学的に重要であるもの

代表的であるもの、特異なもの又は重要な進化上その他生物学上の過程に関係しているもの

2　種及び群集

脅威にさらされているもの

飼育種又は栽培種と近縁の野生のもの

医学上、農業上その他経済上の価値を有するもの

社会的、科学的又は文化的に重要であるもの

指標種のように生物の多様性の保全及び持続可能な利用に関する研究のために重要

であるもの

3　社会的、科学的又は経済的に重要であり、かつ、記載がされたゲノム及び遺伝子

附属書Ⅱ

第一部　仲裁

第一条

中立国である締約国は、紛争当事国が、この条約第二十七条の規定に従って紛争を仲裁に付する旨を事務局に通告する。通告には、仲裁の対象である事項を明示するものとし、特に、その解釈又は適用が問題となっているこの条約又は議定書の条文を含む。仲裁の対象である事項について、仲裁裁判所の裁判長が指名される前に紛争当事国が合意しない場合には、仲裁裁判所がこれを決定する。事務局は、受領した情報をこの条約又は当該議定書のすべての締約国に送付する。

第二条

1　二の当事国間の紛争の場合については、仲裁裁判所は、三人の仲裁人で構成する。各紛争当事国は、各一人の仲裁人を任命し、このようにして任命された二人の仲裁人は、合意により第三の仲裁人を指名し、第三の仲裁人は、当該仲裁裁判所において裁判長となる。裁判長は、いずれかの紛争当事国の国民であってはならず、いずれかの紛争当事国の領域に日常の住居を有してはならず、いずれの紛争当事国によっても雇用されてはならず、及び仲裁に付された紛争を仲裁人以外のいかなる資格においても取り扱ったことがあってはならない。

2　二を超える当事国間の紛争については、同一の利害関係を有する紛争当事国が合意により共同で一人の仲裁人を任命する。

3　仲裁人が欠けたときは、当該仲裁人の任命の場合と同様の方法によって空席を補充する。

第三条

1　第二の仲裁人が任命された日から二箇月以内に仲裁裁判所の裁判長が指名されなかった場合には、国際連合事務総長は、いずれかの紛争当事国の要請に応じ、引き続く二箇月の期間内に裁判長を指名する。

2　いずれかの紛争当事国が要請を受けた後二箇月以内に仲裁人を任命しない場合には、他方の紛争当事国は、国際連合事務総長にその旨を通報し、同事務総長は、引き続く二箇月の期間内に仲裁人を指名する。

第四条

仲裁裁判所は、この条約、関連議定書及び国際法の規定に従い、その決定を行う。

第五条

紛争当事国が別段の合意をしない限り、仲裁裁判所は、その手続規則を定める。

第六条

仲裁裁判所は、いずれかの紛争当事国の要請に応じ、不可欠の暫定的保全措置を勧告することができる。

第七条

紛争当事国は、仲裁裁判所の運営に便宜

を与えるものとし、すべての可能な手段を利用して、特に、次のことを行う。

(a) すべての関係のある文書、情報及び便益を仲裁裁判所に提供すること。

(b) 必要に応じ、仲裁裁判所が証人又は専門家を招致し及びこれらの者から証拠を入手することができるようにすること。

第八条

紛争当事国及び仲裁人は、仲裁手続期間中に秘密のものとして入手した情報の秘密性を保護する義務を負う。

第九条

仲裁に付された紛争の特別の事情により仲裁裁判所が別段の決定を行う場合を除くほか、仲裁裁判所の費用は、紛争当事国が均等に負担する。仲裁裁判所は、すべての費用に関する記録を保持するものとし、紛争当事国に対して最終的な費用の明細書を提出する。

第十条

いずれの締約国も、紛争の対象である事項につき仲裁の決定により影響を受けるおそれのある法律上の利害関係を有する場合には、仲裁裁判所の同意を得て仲裁手続に参加することができる。

第十一条

仲裁裁判所は、紛争の対象である事項から直接に生ずる反対請求について聴取し及び決定することができる。

第十二条

手続及び実体に関する仲裁裁判所の決定は、いずれもその仲裁人の過半数による議決で行う。

第十三条

いずれかの紛争当事国が仲裁裁判所に出廷せず又は自国の立場を弁護しない場合には、他の紛争当事国は、仲裁裁判所に対し、仲裁手続を継続し及び仲裁判断を行うよう要請することができる。いずれかの紛争当事国が欠席し又は弁護を行わないことは、仲裁手続を妨げるものではない。仲裁裁判所は、最終決定を行うに先立ち、申立てが事実及び法において十分な根拠を有することを確認しなければならない。

第十四条

仲裁裁判所は、完全に設置された日から五箇月以内にその最終決定を行う。ただし、必要と認める場合には、五箇月を超えない期間その期限を延長することができる。

第十五条

仲裁裁判所の最終決定は、紛争の対象である事項に限定されるものとし、その理由を述べる。最終決定には、参加した仲裁人の氏名及び当該最終決定の日付を付する。仲裁人は、別個の意見又は反対意見を最終決定に付することができる。

第十六条

仲裁判断は、紛争当事国を拘束する。紛争当事国が上訴の手続について事前に合意する場合を除くほか、上訴を許さない。

第十七条　最終決定の解釈又は履行の方法に関し紛争当事国間で生ずる紛争については、いずれの紛争当事国も、当該最終決定を行った仲裁裁判所に対し、その決定を求めるため付託することができる。

第二部　調停

第一条　いずれかの紛争当事国の要請があったときは、調停委員会が設置される。同委員会は、紛争当事国が別段の合意をしない限り、五人の委員で構成する。各紛争当事国は、それぞれ二人の委員を任命し、これらの委員は、共同で委員長を選任する。

第二条　二を超える当事国間の紛争については、同一の利害関係を有する紛争当事国が合意により共同で調停委員会の委員を任命する。二以上の紛争当事国が別個の利害関係を有し又は同一の利害関係を有するか有しないかについて意見の相違がある場合には、これらの紛争当事国は、別個に委員を任命する。

第三条　調停委員会の設置の要請が行われた日の後二箇月以内に紛争当事国によるいずれかの任命が行われなかった場合において、当該要請を行った紛争当事国の求めがあるときは、国際連合事務総長は、引き続く二箇月の期間内に当該任命を行う。

第四条　調停委員会の最後の委員が任命された後二箇月以内に同委員会の委員長が選任されない場合において、いずれかの紛争当事国の求めがあるときは、国際連合事務総長は、引き続く二箇月の期間内に委員長を指名する。

第五条　調停委員会は、委員の過半数による議決で決定を行う。同委員会は、紛争当事国が別段の合意をしない限り、その手続を定める。同委員会は、紛争の解決のための提案を行い、紛争当事国は、この提案を誠実に検討する。

第六条　調停委員会が権限を有するか有しないかに関する意見の相違については、同委員会が裁定する。

（平成五年十二月二十一日　外務省告示第六百二十七号）

日本国政府は、平成四年六月五日にリオ・デ・ジャネイロで作成された「生物の多様性に関する条約」の受諾書を平成五年五月二十八日に国際連合事務総長に寄託していたところ、同条約は、その第三十六条1の規定に従い、平成五年十二月二十九日に効力を生ずる。

なお、平成五年十二月二十一日現在、同条約の締約国は次のとおりである。

アンティグァ・バーブーダ、アルメニア

共和国、オーストラリア連邦、バハマ国、バルバドス、ベラルーン共和国、ブルキナ・ファソ、カナダ、中華人民共和国、チェッコ共和国、デンマーク王国、エクアドル共和国、フィジー共和国、ドイツ連邦共和国、ギニア共和国、日本国、ジョルダン・ハシェミット王国、モルディヴ共和国、マーシャル諸島共和国、モーリシァス共和国、メキシコ合衆国、モナコ公国、モンゴル国、ナウル共和国、ネパール王国、ニュー・ジーランド、ノールウェー王国、パプア・ニューギニア独立国、ぺルー共和国、フィリピン共和国、ポルトガル共和国、セント・クリストファー・ネイヴィース、セント・ルシア、セイシェル共和国、スペイン王国、スウェーデン王国、テュニジア共和国、ウガンダ共和国、ウルグァイ東方共和国、ヴァヌアツ共和国、ザンビア共和国、欧州経済共同体

◎資料 21世紀グリーンフロンティア研究（農林水産技術会議事務局研究開発課先端産業技術研究課）

1　趣旨

遺伝子組換えやクローン技術等の革新的な技術を駆使して、二一世紀の食料・環境・エネルギー問題の解決や新産業創出の基礎を確立するため、世界の最先端を走るイネ・ゲノム研究による有用遺伝子の特許化を加速するとともに、これらの遺伝子を利用した新たな植物、動物、食品及び有用物質生産手法の基礎となる技術を開発する。

2　研究内容

(1)　遺伝子発現モニタリング手法を用いたイネ・ゲノム有用遺伝子の機能解明

イネ・ゲノム研究の成果の産業利用を促進するため、最新の遺伝子解析手法を用いた遺伝子機能解析研究を、民間企業も含めて幅広く行い、有用遺伝子の特許化を加速する。

(2)　遺伝子組換え及びクローン技術による画期的な動植物の開発

イネ・ゲノム研究の成果等と最新の遺伝子組換え技術を組み合わせて、優れた生産性等をもつ画期的な植物を開発するとともに、クローン技術の高度化・安定化のための基礎的メカニズムを解明する。

(3)　植物・動物・昆虫を用いた有用物質生産系の確立

遺伝子組換え家畜等を用いて、新たな産業基盤となる高品質な医薬品原料等の有用物質を生産する技術を開発する。

3　研究実施主体

農業生物資源研究所ほか国立試験研究機関（一部大学、民間等へ委託）

4　研究実施期間

平成一一年度～一七年度

5　平成一一年度概算決定額

一、四八一（〇）百万円

［担当課：農林水産技術会議事務局研究開発課先端産業技術研究課］

[1] 遺伝子発現モニタリング手法を用いたイネ・ゲノム有用遺伝子の機能解明

1　研究の詳細

(1)　イネの遺伝子群発現モニターシステムの開発

イネ・ゲノム研究で得られた四万個のcDNAを数千個ずつガラス板の上に規則的に張り付け固定したマイクロアレイを作成

21世紀グリーンフロンティア研究の概要

◎遺伝子モニタリングによる機能解明

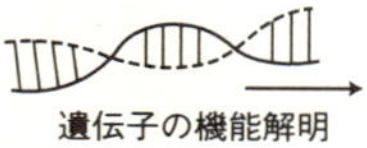

イネ・ゲノム研究で得られたｃＤＮＡについて、革新的技術（マイクロアレイ技術）を活用することにより、遺伝子機能の解明を加速する。

→ 期待される成果 →

機能が解明された遺伝子の特許化、イネ・ゲノム成果の民間移転の強化により、画期的な動植物を自在に創出する基礎を築く

↓ 新たに機能が解明されたイネの遺伝子

↓ ヒト、微生物等の有用遺伝子

◎画期的な農林水産生物の開発

病気、害虫やストレスに強い植物の開発

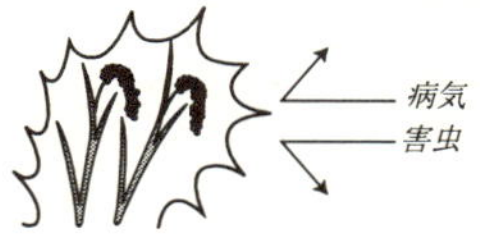

環境保全機能のある植物の開発

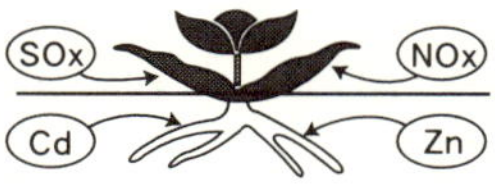
SOx
NOx
Cd
Zn

高品質、高機能性の作物の開発

良食味米　　高ビタミンのカンキツ

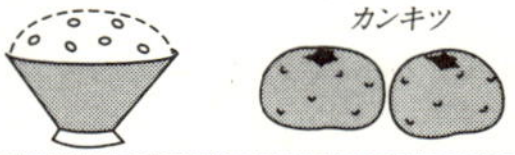

クローン技術の高度化・安定化のための基礎的メカニズムの解明

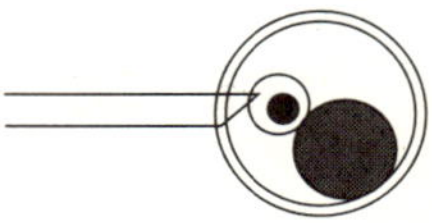

→ クローンの高度化・安定化技術 →

◎植物・動物・昆虫工場の確立

植物を用いた有用物質の生産

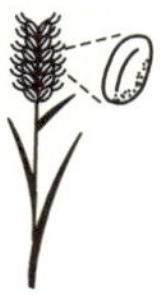
種子、塊茎等に生理活性物質を高集積

動物を用いた有用物質の生産

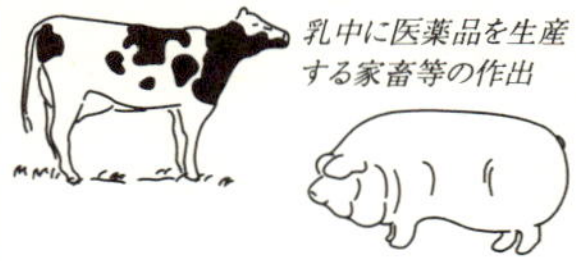
乳中に医薬品を生産する家畜等の作出

昆虫を用いた有用物質の生産

昆虫に有用物質を生産させる組換えウイルスの接種

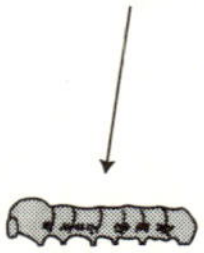

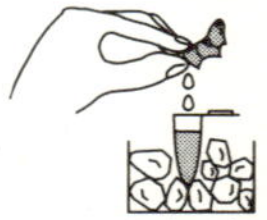

体液の採取

DNAマイクロアレイとは

イネ・ゲノム研究で単離された4万個のcDNAを、小さな基板上に規則正しく固定する。これに、イネ発現遺伝子（mRNA）から作成した蛍光標識化cDNAを結合させると、機能が分からない多数の発現遺伝子から、特定の病原菌の感染や植物ホルモンの処理等によって発現の変化する遺伝子、つまり、病害抵抗性や成長・分化等に関連する遺伝子を予測できる。

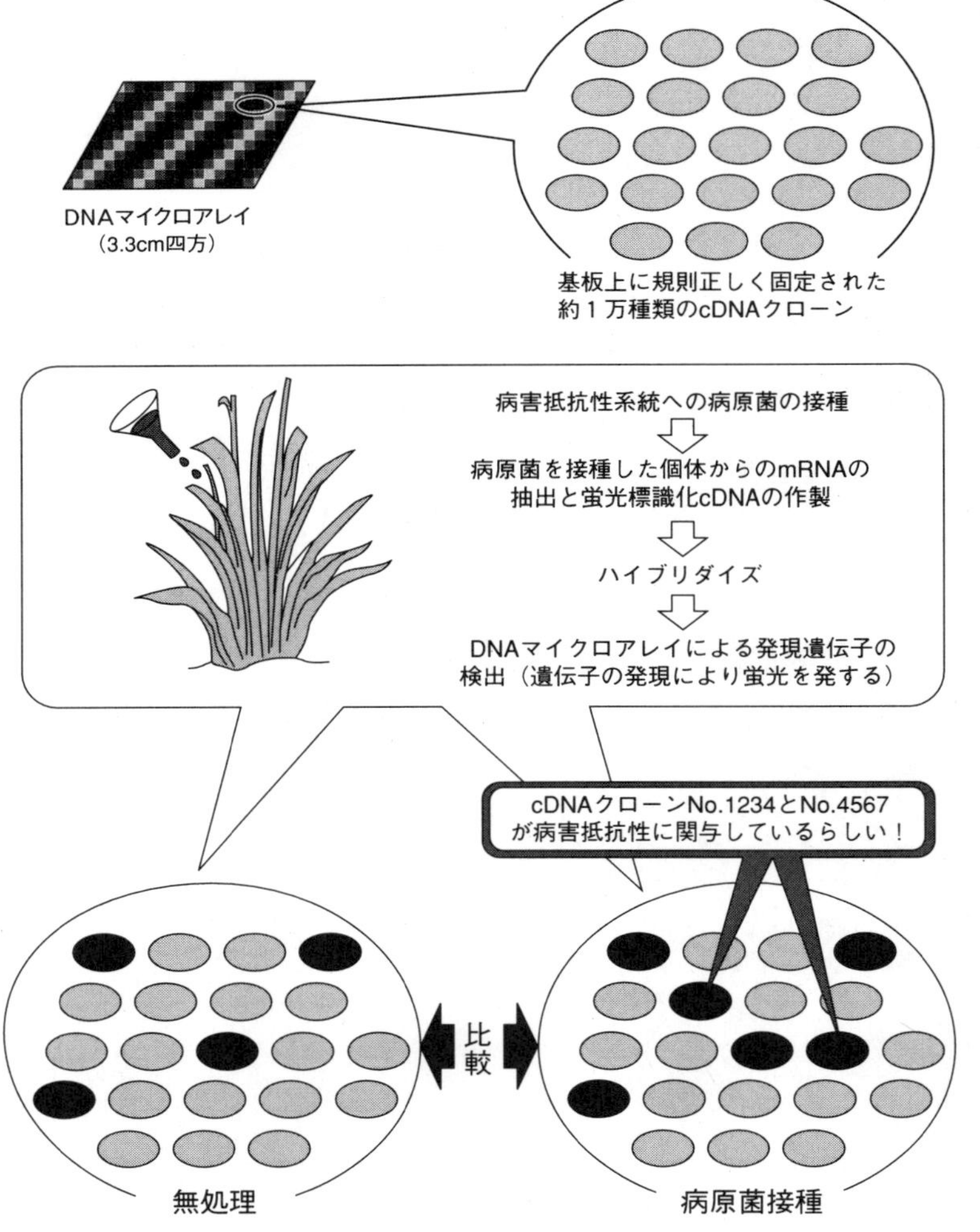

体細胞クローン動物における個体発生機構に関する研究

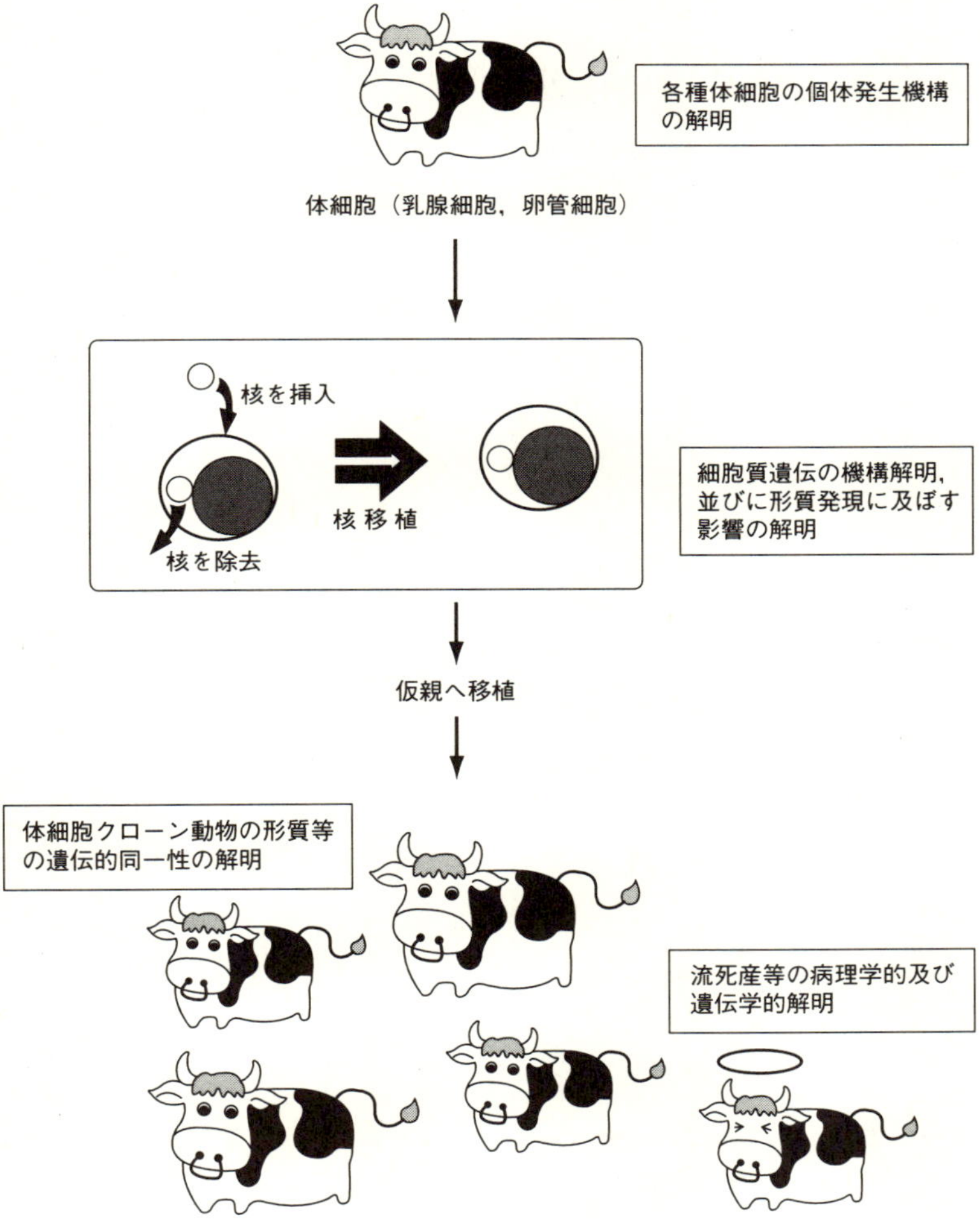

植物、動物、昆虫を用いた有用物質生産系の確立のための研究開発

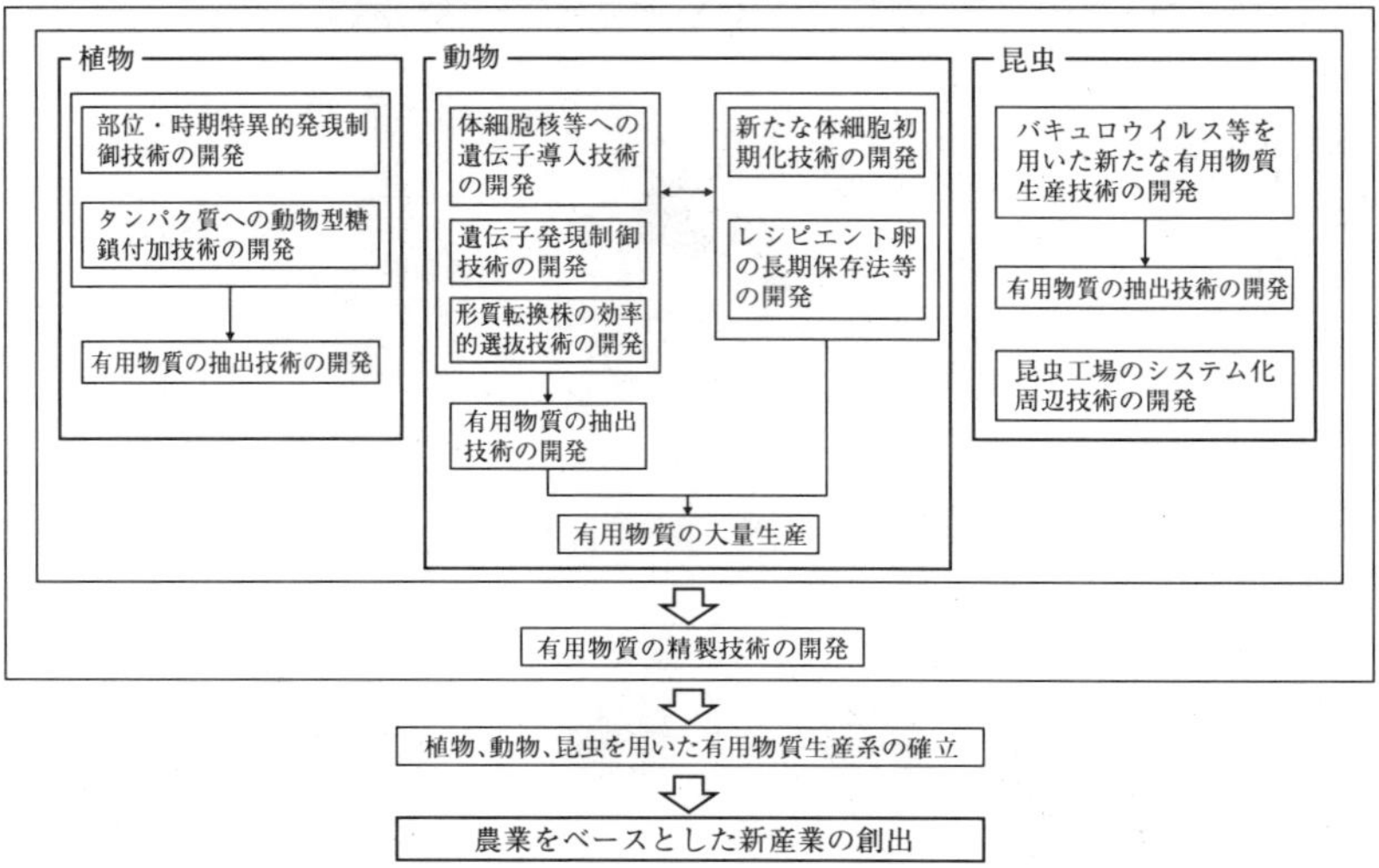

し、イネに環境ストレス（乾燥、高・低温、低栄養条件、病虫害等）を与えたときに特異的に発現するcDNAを瞬時にモニターするシステムを開発する。

(2) 遺伝子群発現モニターシステムを利用した遺伝子機能の解明

環境ストレス下で特異的発現を示すcDNAの塩基配列を解読し、①既存の塩基配列情報から酵素タンパク質機能を推定する技術、②ターゲットとする遺伝子を(a)過剰発現させ又は(b)発現を抑制し、植物体の形質変化から、その遺伝子機能を推定する技術（過剰発現技術及びアンチセンス技術）を活用して、cDNAの遺伝子機能を解明する。

2 研究実施主体

農業生物資源研究所ほか国立試験研究機関（一部を大学、民間等へ委託）

3 研究実施期間

平成一一年度～一五年度

4 平成一一年度概算決定額

五五六（〇）百万円

［担当課：農林水産技術会議事務局先端産業技術研究課］

2 遺伝子組換え及びクローン技術による画期的な動植物の開発

1 研究の詳細

(1) 組換え作物作出の効率化、安定化を検討しながら高度耐性植物、環境浄化機能付与植物、高機能成分付加植物など次世代型農作物の開発を行う。

・病害虫抵抗性作物、不良環境耐性植物の開発（病虫害や不良環境に対して高度な耐性を持つ植物の開発を行う。）

遺伝子組換え技術を応用した次世代型植物の開発に関する研究

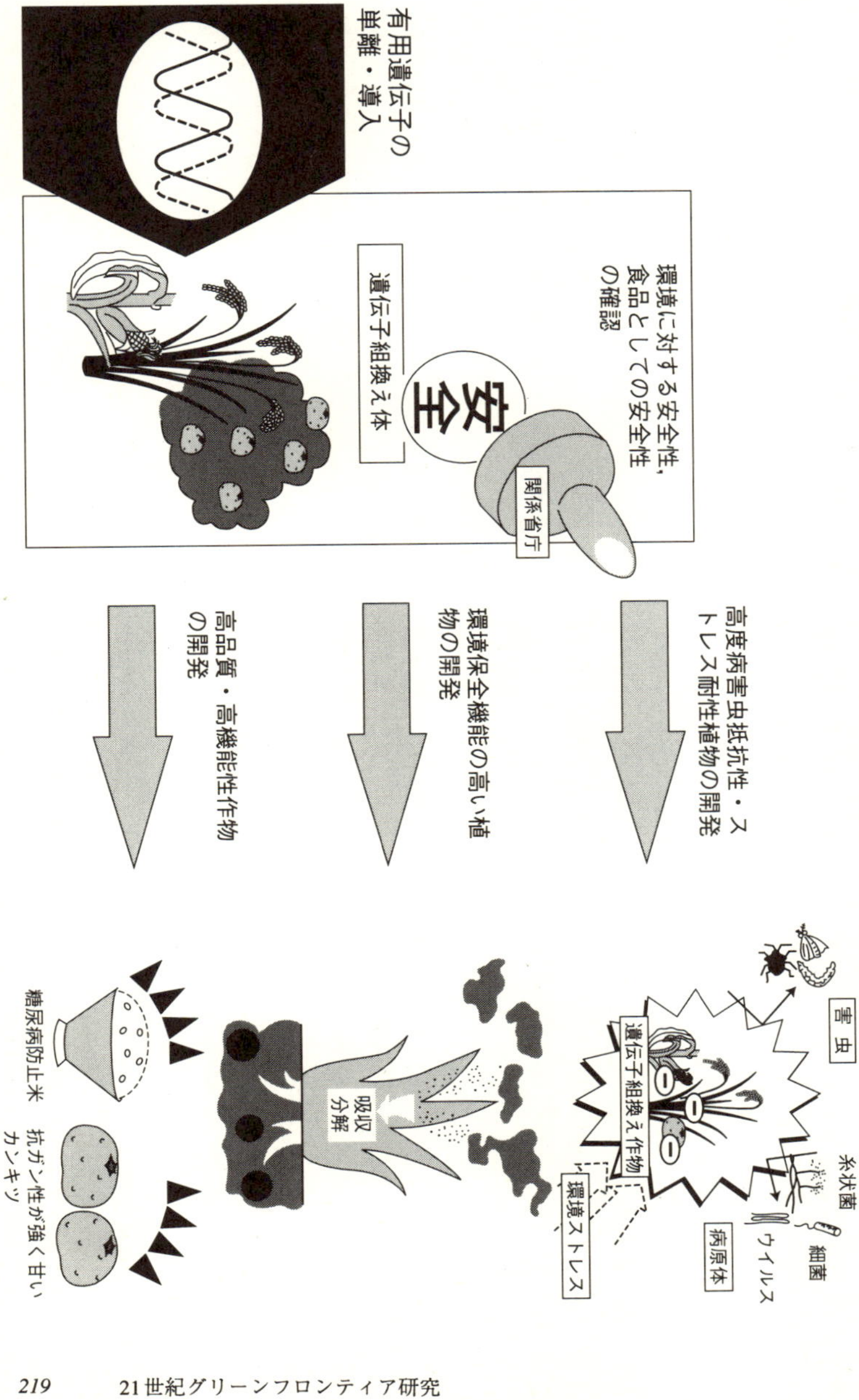

・環境保全機能を付与した植物の開発（空気中の有害植物やNOXやSOX、また土壌中の重金属を吸収・分解するバイオリメディエーション植物の開発を行う。）

(2) 体細胞クローン技術の高度化・安定化（核移植の成功率、複製度の向上）のための個体発生機構を解明し、効率的かつ確実な体細胞クローン動物の作出開発に資する。

・体細胞クローン作成細胞の適性度の解明（免疫細胞等各体細胞のDNA解析、分化機構など個体発生機構を解明し、クローン胚作成に適した細胞を明らかにする。）

・核と細胞質の遺伝機構及び遺伝的同一性の解明（核外DNAの伝達様式、細胞質遺伝機構の解明並びに形質発現に及ぼす影響を明らかにし、体細胞クローン動物の遺伝的同一性を検証する。）

2　研究実施主体

農業生物資源研究所ほか国立試験研究機関（一部大学等へ委託）

3　研究実施期間

平成一一年度〜一七年度

4　概算決定額

五八八（〇）百万円

［担当課：農林水産技術会議事務局研究開発課］

③　植物、動物、昆虫を用いた有用物質生産系の確立

1　研究の詳細

(1) 植物を用いた有用物質生産技術の構築

糖と結合した機能性の高いタンパク質を、効率良く生産するため、植物の特定の部位のみに有用物質を生産、集積させる技術等を開発する。

(2) 動物を用いた有用物質生産技術の構築

ヒトに対して生理活性の高いタンパク質を生産するため、遺伝子を効率よく動物細胞に導入する技術（人工染色体等）を開発するほか、物質生産系を確立するためのクローン技術の実用化研究を行う。

(3) 昆虫を用いた有用物質生産技術の構築

遺伝子組換えウイルスを昆虫に感染させること等により効率的に有用物質を生産する技術の高度化を図るため、新しいウイルスベクターの開発、効率的な感染手法の開発等を行う。

2　研究実施主体

農業生物資源研究所ほか国立試験研究機関（一部大学、効率試験研究機関等へ委託）

3　研究実施期間

平成一一年度〜一六年度

4　平成一一年度概算決定額

三三七（〇）百万円

［担当課：農林水産技術会議事務局先端産業技術研究課］

◎資料 バイオテクノロジー産業の創出に向けた基本方針（平成十一年一月二十九日　関係閣僚申合せ）

コンピュータをはじめとするエレクトロニクスの技術が、この四半世紀の世界経済を一変させたように、生命科学の知見を基礎とするバイオテクノロジーは、二一世紀の経済社会に大きな変化と進歩をもたらすものと期待される。バイオテクノロジー分野では、既に遺伝子組換え技術の発達を端緒として技術革新が急速に進んでおり、今後、高品質・高収量の作物の開発や環境保全型農業の確立、遺伝子治療や新たな医薬品の供給等の農業分野、医療分野はもちろん、生物機能を利用した物質生産による化学工業のプロセス転換、生分解プラスチック等の新素材やバイオセンサー、機能性食品、バイオ試薬・機器等の新製品、DNA鑑定やバイオレメディエーション等の新サービスの提供等、化学、食品、電子・機械、環境・エネルギーといった幅広い産業分野において、質の高い雇用の場と新規ビジネスの機会をもたらすとともに循環型経済社会の実現に貢献することが強く期待される。

バイオテクノロジー産業は、生物資源が持つ数に限りのある産業上有用な遺伝子を基盤とすること、研究開発と事業化が近接していること、バイオテクノロジーのヒトへの適用について倫理的な配慮が不可欠であること等に大きな特徴がある。このようなバイオテクノロジー産業の発展を図るためには、生物遺伝資源等の保存及び提供や生物の遺伝情報の総体であるゲノム(注)の解析等の基礎的基盤的研究の推進とこれに基づくデータの蓄積及び提供等の知的基盤の整備、研究開発指向型企業への円滑な資金供給、産学官の連携の強化とともに、ヒトの生命に対する倫理的な配慮や、国民理解に向けた情報提供等の推進が不可欠である。

しかしながら、我が国ではこうした環境整備が、欧米先進国と比べて大きく遅れている。特に、近年、欧米各国政府は、生命関連の法制度等の整備を図りつつ、バイオテクノロジーに関する研究開発やそれに関連する産業振興の取組を急速に強化しており、生物遺伝資源の有限性と欧米における特許化に向けた重点的投資にかんがみると、これからの数年が将来の産業発展のため基盤整備を図る極めて重要な時期に当たると考える。このため我が国としても、バイオテクノロジーについては、これまで「経済構造の変革と創造のための行動計画（平成九年五月十六日閣議決定）」、「ライフサイエンスに関する研究開発基本計画（平成九年八月十三日内閣総理大臣決定）」において二一世紀を切り開く戦略的基幹技術と位置づけ、その研究開発と産業化を推進してきた。さらに、「産業再生計画（平成十一年一月二十九日閣議決定）」において、新事業・雇用創出の観点から、その加速化が図られようとしている。これを受けて、五省庁として、特にここ数年が今後の帰趨を決めるとされているゲノム情報を活用した産業化の加速的促進に向け、関係省庁が一丸となって、抜本的に取組を強化する必要がある。

このような認識に立って我々はバイオテクノロジーの産業化を重点的かつ加速的に行うため、「バイオテクノロジー産業の創造に向けた基本方針」を以下のとおり申し合わせる。

注：ゲノム

一組の染色体中に存在するすべての遺伝子の総称。

1．将来展望

平成二十二年（二〇一〇年）に、バイオテクノロジー関連市場の市場規模が二五兆円程度、バイオテクノロジー関連の新規事業者の創業数が一、〇〇〇社程度まで増大することを展望して環境整備を目指す。

2．産業化の加速的促進のための施策

(1) ゲノム解析等の基礎的・基盤的研究の加速的推進

生物遺伝資源やＤＮＡ、蛋白質等に関する情報は、今後のバイオテクノロジー産業の発展の基盤であり、特に公的部門におけるヒト、イネ、家畜、微生物等のゲノム構造解析及び蛋白質の解析を通じた遺伝子機能の解明等を加速するとともに、こうした情報の産業界への提供を一層推進する。

(2) 事業化支援の強化

遺伝子情報の特許化等に向けた研究開発は、バイオテクノロジー産業の成長の核であり、研究開発活動に加え、これらの研究開発活動を行う新規事業者が要する多額の初期投資に対し公的支援を行うとともに、新規事業者の創業へのソフト面の支援を含むインキュベーション施設の整備等により、研究成果を事業化するベンチャー企業の集積形成を一層促進する。

(3) バイオテクノロジーの実用化に向けた技術開発の強化

ゲノム研究で得られた遺伝子を用いた有用動植物・微生物の開発やより効率的な遺伝子組換え関連技術、遺伝子組換え動物により有用物質生産を実現するための家畜クローン技術等ゲノム研究の成果の実用化に向けた技術開発を強化する。また、バイオテクノロジーと情報化技術を融合するバイオインフォマティクス技術(注)、環境負荷の軽減や有用物質の効率的な生産に資する技術等について民間事業者の能力を活用する等事業化を念頭においた研究開発に対する支援を強化する。

注：バイオインフォマティクス技術

情報科学と生命科学の融合領域で生命情報処理技術と言われる。ゲノムの塩基配列情報や蛋白質構造情報を電算処理、利用する技術。

(4) 大学等におけるバイオテクノロジー研究の推進と利用の促進

バイオテクノロジー分野の最先端研究を

行っている大学等の研究機関による研究の推進は、研究成果が事業に直結しやすい当該分野においては不可欠であることから、競争的研究資金の拡充を進めることにより研究インセンティブを高めるとともに、基礎研究から産業応用までを一貫して推進するための拠点を整備する。さらに、これらの研究成果の事業化を促進するため、研究成果の特許化の支援及び成果利用の促進を一層推進する。また、技術移転機関（TLO）の整備・活用を図るとともに、国立大学教官等が民間企業の役員として積極的、主体的に関与することを認めることについての検討を行う。

(5) ネットワーク化の推進等産学官の連携の強化

生物遺伝資源やDNAデータ等の一層の利用を図るため、全国の知的基盤を提供する機関の充実及びネットワーク化を進めるとともに、大学、国立試験研究機関等の研究成果の事業化を促進するよう、研究成果に係る情報提供を充実する等産学官の連携強化を推進する。

(6) 適正な安全確保と規制の適正化

バイオテクノロジーに関する安全性を確保し、当該技術の社会的普及を促す観点から、安全性関連のデータ及びこれらのデータに基づく客観的かつ科学的な安全性評価システムの一層の充実を図る。また、バイオテクノロジーの産業面への応用に関する制度については、国際的な動向に配慮しつつ、独創的な研究開発等を阻害することがないよう、引き続き一層の改善を図る。

(7) 知的財産の適切な保護

バイオテクノロジーにおける知的財産保護の重要性にかんがみ、特許制度及びその運用の国際的調和を一層推進する。

(8) 国民的理解の促進

遺伝子組換え技術の利用をはじめ、バイオテクノロジーが社会にもたらす成果について国民への科学的かつ客観的な情報提供の充実を図るとともに、ゲノム情報をはじめとしたヒト遺伝子情報やその元となる生体由来試料の取扱いについて生命の尊厳への配慮と個人情報の保護が適正になされるよう環境整備を進め、国民の理解を促進する。

3. 推進体制

関係省庁は、本方針の考え方に基づき、具体的な施策を推進することとし、本方針の実施のための具体的な計画を共同で策定する。当該計画の実施に当たっては、バイオテクノロジー関係省庁連携会議において密接な連携を確保するとともに、「経済構造の変革と創造のための行動計画」の見直し作業を活用して毎年度フォローアップを行う。

科学技術庁長官　有馬朗人
文部大臣　有馬朗人
厚生大臣　宮下創平
農林水産大臣　中川昭一
通商産業大臣　与謝野馨

◎資料

バイオテクノロジー産業の創造に向けた基本戦略

（平成一一年七月一三日　科学技術庁、文部省、厚生省、農林水産省、通商産業省）

I．はじめに

現在、生命機能の解明が遺伝子レベルで急速に進展しつつあり、今まで神秘の領域とされていた生命の仕組みについて、根本からその原理・原則を理解する糸口が明らかにされつつある。

生命の原理・原則の解明は、これまで人類が過去の歴史の中で度々遭遇した疾病や障害による苦痛、飢餓の恐怖からの解放、経済社会の長期持続的な発展を阻害する恐れのある地球規模での環境・エネルギー面の制約といった新たな問題に対して、解決の糸口を与える可能性があり、このことが人類がバイオテクノロジーによってさらなる繁栄を手にすることができるとの期待感を急速に高めている。

しかしながら、生命の仕組みを解きほぐす研究とその利用は緒についたばかりであり、未だ広大な原野が広がっている状況である。今世紀中に積み残された課題を克服し、二一世紀に豊かな国民生活を実現するためには、産業活動はもとより、社会、国民生活の規範を生命との調和に置き、物質中心の社会から生命と調和した社会へと新たな領域へ踏み出すことが求められている。

そのための鍵となるのは、生命に対する尊厳を自覚し、生命機能の解明のための基礎的基盤的研究の強化を図ることであり、また、その成果を現実の経済、社会に結びつける産業界の取組である。さらにそのもたらす利益を国民各層にまであまねく広げていくことである。

このような認識から、科学技術庁長官、文部大臣、厚生大臣、農林水産大臣及び通商産業大臣の五閣僚は、バイオテクノロジーを利用した産業の創造に焦点を当てて、去る一月二九日、「バイオテクノロジー産業の創造に向けた基本方針」（以下「基本方針」という）を申合わせた。この基本方針においては、欧米に比べて取組の遅れている我が国のバイオテクノロジーの産業化を促進するために、次のような点についての共通の理解のもとに、関係省庁一丸となった抜本的取組が必要との考えを共有した。

第一に、バイオテクノロジーの進展は、今後、高品質・高収量の農畜産物の開発による食料問題への対応や、遺伝子情報を利用した診断・治療法、器官や組織を再生する医学的手段の確立、個々人の特性に応じたオーダーメイド医薬品の開発等による疾病や障害の克服、環境調和型の生産技術体系への転換や環境修復、廃棄物の処理技術の開発、環境保全型農業の確立等による環境問題の克服といった現在かかえている課題への対応を可能にするなど、バイオテクノロジーは二一世紀における人類の将来の有り様を一変させるような画期的な技術である。

第二に、産業の面から見てもバイオテクノロジーの応用は、新素材（生分解プラスチックやファインケミカル等）の開発や新製品（バイオセンサー、機能性食品、アレルゲンフリー食品、バイオ試薬・機器等）の開発、新製造プロセス（常温常圧での化学物質の生産等）の提供、新サービス（生物を利用した環境修復等）の提供等、化学、食品、電子・機械、環境・エネルギーといった幅広い産業分野において、質の高い雇用の場と新規ビジネスの機会を開き、経済を牽引することが強く期待される。また、同時に各産業の国際競争力にも大きな影響を及ぼすものである。近年、情報技術の発展が全産業に及び、産業構造に大きな影響を与えたように、バイオテクノロジーが産業横断的な基盤技術として産業、社会の将来を制する技術であることを踏まえると、この産業化と発展を目指して国を挙げて取り組んで行く必要がある。

第三に、バイオテクノロジー産業においては、遺伝子組換え技術や遺伝子増幅技術等の遺伝子関連技術の進展に伴い、遺伝子機能の解明が可能となった結果、生物が持つ数に限りのある産業上有用な遺伝子をいかに早く発見し、特許化するかが重要な課題となってきている。この結果、特許取得に向け、熾烈な国際競争が行われており、このような中で、我が国において有用遺伝子の特許化に向けた取組が遅れることは、今後の産業発展の基盤を失うといった深刻な事態となりかねない状況である。

特にヒトゲノム（注1）については、当初、米国を中心に始められた国際プロジェクトにおいては全ゲノムの解析を二〇〇五年までに終了することを目的としていたが、昨年末には米国の解析の加速化を起因として終了目標は二〇〇三年までに前倒しされ、さらに来年春にはおおまかな塩基配列が明らかになろうとしているなど、驚異的な速さでゲノム解析が進められている。また、日本が中心になって進めており、現在、世界をリードしているイネゲノム解析については、最近の研究でイネと他の穀類の基本的な遺伝子の配列の共通性が明らかになったことからイネの重要性が世界的に一層認識されるに至り、米国企業を含め、国際的に激しい研究競争が行われるようになってきている。

さらに、「生物の多様性に関する条約」（注2）の発効により生物遺伝資源の取得の機会について定める権限が当該生物遺伝資源が存する国にあると認められたため、生物遺伝資源の保存と利用に関する新たなルール作りが国際的に進みつつあるのと並行して一部の国において生物遺伝資源の持ち出しを制限する動きが出てきており、生物の多様性の保全に寄与しつつ国内にどれだけ生物遺伝資源を確保できるかが有用な遺伝子の発見と利用の成否を握るようになってきている。

このようなバイオテクノロジーをめぐる取組の重要性、緊急性に対応して、既に、欧米各国においては政府主導により大規模なゲノム解析機関を整備し、遺伝子機能の解明の基盤であるヒト、動植物、微生物のゲノム解析を加速化してきている。こうした状況を踏まえると、我が国においてもバイオテクノロジーの果たしうる豊かな社会の実現や新規産業の創出を図るべく、基盤となるゲノム解析や生物遺伝資源の確保と事業化への支援を早急に進めることが、ここ数年を山場とする極めて重要な政策課題となっている。

また、バイオテクノロジーの発展は、生命や身体を操作可能なものとすることにより、今までの生命観や人間観の転換をも迫るものであり、その研究や事業化に当たっては、国民の信頼感と満足度を向上させ、真に人間の尊厳ある生活に貢献するものでなければならない。

このような理解を踏まえ、また、来る二一世紀は生命に対する尊厳を自覚し、生命機能の活用を図ることが重要な世紀になるとの基本認識に立って産業、社会構造の変革を図っていくため、バイオテクノロジーの産業化とその発展にとって必要な行動に今直ちに国を挙げて取り組むこととする。このため、概ね五年程度を見越した基本戦略を策定し、これらを関係省庁一丸となって強力に推進することとする。

注1：ヒトゲノム

ヒトのゲノム。ゲノムとは一組の染色体中に存在する全ての遺伝子の総称

注2：「生物の多様性に関する条約」

"Convention on Biological Diversity"一九九三年に発効した、生物の多様性の保全、その構成要素の持続的利用、遺伝資源から生じる利益の公正かつ衡平な配分を目的とする条約。遺伝資源に対する国の主権的権利を規定。

II．推進体制と所要資金の確保

基本方針にも述べられているように、本戦略の推進には関係省庁一丸となった取組が不可欠である。このため、関係五閣僚間で必要に応じて意見交換を行うとともに、実務面での連携を強化するため関係五省庁で構成する連絡会を設ける。また、各事業を効率的に推進するため、事業に参加する機関の自主性、創造性を発揮できるよう配慮するとともに、必要に応じ各事業毎に関係省庁で連携して一丸となって取り組む体制を整備する。

なお、バイオテクノロジーの大学の研究者の重要性にかんがみ、本基本戦略の推進に当たっては、自主性の尊重など大学における研究の特性に十分配慮するものとする。

また、本戦略の推進に当たっては、バイオテクノロジー産業の創造の観点から、民間からの意見を反映させるとともに施策の重点化を図ることとし、基本方針における将来展望を踏まえつつ、研究開発、事業化支援等の資金の大幅な拡充を図る。

なお、本戦略に基づく各事業の進捗状況については、定期的にフォローアップと評価を行うとともに、本戦略については、国際的な動向等を勘案し、必要に応じ見直すこととする。

III．産業化の加速的促進のための具体的施策

1．産業創造のための基盤整備

バイオテクノロジーは多くの課題解決に貢献する画期的な技術であるとともに、多様な産業に波及する横断的な基盤技術である。このようなバイオテクノロジーの産業化を加速的に促進するためには、官民の役割分担を明確にしつつ、産学官が連携して取り組むことが必要である。その際、国の役割として産業界や大学等の研究開発や成果の事業化に向けた基盤整備に取り組むこととする。

(1) ゲノム解析等の基礎的・基盤的研究の加速的推進

ゲノム解析情報は、生物機能の利用のために不可欠な基盤であることにかんがみ、個々の遺伝子の機能を解明するとともに、これらを特許化によって我が国の知的資産とすることが重要である。このため、我が国の有する技術の強みを生かしつつ、体系的なゲノム解析及びタンパク質解析を行うことにより遺伝子の機能解明等に戦略的かつ迅速に取り組むとともにこうした情報を産学に提供する。

①ヒトゲノム解析の加速化

ヒトのようにゲノムサイズが大きく、遺伝子領域の割合が小さい生物の遺伝子の機能を解明するにはゲノムの中の遺伝子領域を集中的に解析することが効率的である。また、米国を中心に我が国も参加して国際協力で進んでいるヒトゲノムの全塩基配列解析の完了予定時期が二〇〇三年に前倒しされ、また、来年春にもおおまかな塩基配列が明らかになろうとしている。その中で、機能解析に重要な遺伝子領域に着目した完全長cDNA（注3）の取得とその解析が注目を浴びている。さらに、米国では既に昨年からSNPs（注4）を用いたヒトゲノム多様性解析に着手しており、我が国においても日本人に着目したSNPs解析を進めることで直接的には日本人に適した臨床や創薬などの医療面への応用が期待されるとともに、日本人SNPsに係る情報を我が国独自に持つことがそれを利用する各般の産業競争力の強化の観点から有用である。

このため、我が国が技術的に先行している完全長cDNAの取得技術を駆使して完全長cDNAクローンを作成し、そのライブラリーを整備するとともに、構造解析を進める。また、cDNAを活用した日本人のc—SNPs（注5）の解析とゲノム解析の次の段階の重点たる遺伝子の機能の解明に取り組むとともに、それらを踏まえた臨床・創薬への応用並びに科学研究等への利用などを我が国の産学官が連携して早急かつ戦略的に進める。

注3：cDNA
complementary DNA（相補的DNA）の略。メッセンジャーRNA（mRNA）を鋳型に逆転写酵素などによって作られたDNAのことを示す。ゲノム上における遺伝子領域に相当する。

注4：SNPs
Single Nucleotide Polymorphisms（一塩基多型）の略。ゲノム上の塩基配列の中で人種や個人（例えば健康な人と病気の人）間で異なる塩基を持っている現象及びゲノム上のその部位。これらの違いを分析することによって塩基の違いが有する意

味合いが明らかになってくる。

注5：c―SNP
　cDNA上又はその近傍に存在するSNPs。

○　ヒト（ヒトモデル動物）完全長cDNA解析

二〇〇一年までに三万個のヒト完全長cDNAクローンの構造解析を完了する。また、遺伝子の機能解析に役立てるため、人と共通する遺伝子を持つヒトモデル動物（注6）（マウス）の約七万個の完全長cDNAの構造解析を行う。これらを踏まえ、順次、プロテオーム（注7）解析、遺伝子改変動物（注8）、バイオインフォマティクス技術（注9）等を活用して完全長cDNAの機能解析に着手する。

○　ヒトゲノム多様性解析（SNPs構想）

●　標準SNPsの開発及び標準的多型解析

SNPs解析技術の開発を進めるとともに、日本人（将来はアジア人）を対象にc―SNPsを中心とした十数万種類の標準SNPsを向こう三年以内に中核拠点において集中的に開発するとともにこれらの標準的多型情報をデータベース化する。また、これらの成果を利用しつつ生命科学研究への応用等を推進する。

●　疾患関連遺伝子等の解析（疾患等関連多型解析）

疾患関連遺伝子の多様性解析を進めるとともに、これらの疾患関連多様性情報をデータベース化し、標準多型情報データベースとのネットワーク化の検討を進める。さらに、これらの成果を利用しつつ、生命科学研究への応用、疾患関連遺伝子の探索、多型情報（注10）に対応した創薬研究、新しい診断・治療・予防法の開発、医療機関での臨床研究等を連携して推進する。

●　薬剤反応性関連遺伝子（注11）の解析

薬剤の吸収・排泄に関連するトランスポーター（注12）や代謝酵素の遺伝多型と薬効や副作用の発現の関係の解明など薬剤反応性に関連する遺伝子の研究を推進する。また、これらの多様性情報をデータベース化し、疾患関連遺伝子等のデータベースとの連携を図り効果的な研究体制を樹立する。さらに、これらの成果を踏まえ、投薬治療におけるオーダーメイド医療や創薬を通じて医薬品の適正使用の一層の推進に資する。

○　ヒトゲノムの全塩基配列の決定

二〇〇三年に前倒しとなった国際協力の下進めているヒトゲノムの全塩基配列の決定プロジェクトに引き続き積極的に参加する。

注6：ヒトモデル動物
　ヒトと共通の遺伝子を有し、発生段階において発現する遺伝子の研究等ヒトではできない研究を可能にする実験動物。

注7：プロテオーム
　遺伝子（gene）に対するゲノムのように、生体内で機能するタンパク質（protein）の総体。

注8：遺伝子改変動物

特定の遺伝子を改変した動物。その動物の機能が遺伝子の改変によりどのように変わったかを調べることで、遺伝子の機能を推測することが可能。

注9：バイオインフォマティクス技術

情報科学と生命科学の融合領域で生命情報処理技術と言われる。ゲノムの塩基配列情報やタンパク質の構造情報を電算処理し利用する技術。

注10：多型情報

SNPs等DNAの塩基配列の多様性と、それに由来する発現タンパク質、生理機能の差に関する情報

注11：薬剤反応性関連遺伝子

個体ごとの薬剤に対する反応に違いをもたらす遺伝子。この違いにより薬剤の吸収や代謝に違いが現れ、一定量の薬剤に対する反応の違いや、重篤な副作用の原因になることがある。

注12：トランスポーター

生体内で細胞の内外の物質移動を担うタンパク質。

②我が国の産業上重要な生物のゲノム解析の加速化

ヒト以外の生物についても、我が国の産業上重要であって、従来我が国が強みを有する産業で用いられる生物や、塩基配列を他の生物と比較する上で重要性を有する生物について、ゲノムの塩基配列の解析を進めるとともに個々の遺伝子の機能を解明し、知的資産化することが我が国の産業競争力の維持、強化の観点から重要である。

○　イネゲノム解析

二〇〇八年までにイネゲノムの全塩基配列の解読を終了するとともに、順次解析データを民間に提供する。

また、二〇〇三年までに約二万種の部分長cDNA（注13）の位置をゲノム上で決定し、さらに、二万種のノックアウトイネ（注14）の作成を行い、これらの成果やマイクロアレイ技術（注15）等新たな手法を活用してイネ有用遺伝子を単離し、その機能解明を行う。これによって、収量が多く病気に強いイネや他の植物を開発する。

○　動物（家畜）ゲノム解析

分子マーカー（注16）を利用した家畜改良技術の高度化のための基盤として、ウシ及びブタについて、二〇〇三年までに肉質等の有用形質に関する高密度遺伝地図（注17）を作製する。また、二〇〇三年までにそれぞれ約二万種の部分長cDNA解析を行うとともに、それに基づき有用遺伝子を単離し、機能解明を行う。さらに、カイコゲノムについては二〇〇三年までに高密度遺伝地図を作製するとともに、cDNA解析とそれに基づき有用遺伝子を単離し、機能解明を行う。

○　産業有用微生物ゲノム解析

発酵工業等の産業で広く用いられている微生物（コリネ菌〔注18〕、放線菌〔注19〕など）やこれら微生物の機能の向上等に資する微生物を中心にゲノム解析を行うとともに、現在着手している好酸性好熱菌やコリネ菌の解析データについては二〇〇一年までに、その他の微生物の解析成果についても順次公開する。また、民間ニーズを踏まえた解析対象の選定や解析データの民間への提供体制を整備する。

注13：部分長ｃＤＮＡ

メッセンジャーＲＮＡ（ｍＲＮＡ）を鋳型に逆転写酵素によって作られるＤＮＡ断片（ｃＤＮＡ）で、そのｍＲＮＡの全長が完全に転写されていないもの。完全長ｃＤＮＡより簡便に作出できる。

注14：ノックアウトイネ

特定の遺伝子機能を欠失させたイネ。そのイネの形質がどのように変わったかを調べることで、遺伝子の機能を推測することが可能。

注15：マイクロアレイ技術

遺伝子断片を数千個ずつ固定させたガラス基板（チップ）に、環境ストレス等の条件下で得られたｃＤＮＡを結合させることにより、その条件下で発現している遺伝子を特定し、遺伝子の機能を明らかにする方法。

注16：分子マーカー

ＤＮＡマーカーとも言う。染色体上で目的遺伝子の近傍に位置し、高い確率で目的遺伝子と一緒に子孫に遺伝する特定の塩基配列。目的遺伝子を単離するための目印や有用形質を有する系統の選抜に用いる。

注17：高密度遺伝地図

多数の分子マーカーの位置を染色体上に特定した地図で、分子マーカー相互の間隔が非常に密なもの。遺伝子の単離に極めて有効なツール。

注18：コリネ菌

アミノ酸の生産等に使われる細菌。

注19：放線菌

抗生物質の生産等に使われる細菌。

③機能解析のための共通技術の開発強化

同定、単離した遺伝子をさらに有効に活用して行くためには、個々の遺伝子の機能を早急に解明し、その機能を利用できることが重要である。このため、遺伝子の機能解明に必要なタンパク質の解析や遺伝子の発現制御等共通技術を開発する。

○ タンパク質の構造・機能の体系的解析

タンパク質の構造及び機能について、約一〇〇〇種類あると言われているタンパク質の基本構造のうち、当面一〇〇〜二〇〇種類のタンパク質の基本構造を明らかにする。また、タンパク質の相互作用を体系的に解析する。これにより遺伝子が生体内でどのように機能を発現しているかを理解できるようになる。

○ 遺伝子機能の発現・制御解析

細胞や組織レベルにおける遺伝子機能の利用を進めるため、細胞の分化や自己組織化のプロセスの制御等、高次の遺伝子機能の発現・制御に係る研究を進め、これらに関する三次元に細胞を培養する技術や細胞に外的刺激を与えることで特定の機能を発現させる技術等の基礎的基盤的技術を開発する。

(2)　知的基盤の充実とネットワーク化の推進

バイオテクノロジーの研究開発や事業化に不可欠な生物遺伝資源やＤＮＡデータ等の整備・拡充、遺伝子機能の解明に不可欠な解析のための実験動植物の開発を図るとともに、これらの一層の利用を進めるため、知的基盤を提供する体制を整備、充実する。

また、ゲノム解析データ等の相互参照による研究開発の効率化や民間への提供体制の充実を図るため、これら知的基盤を提供する機関や大学、国立試験研究機関等の研究機関、国立高度専門医療センター、民間事業者のネットワーク化を進める。

○ 生物遺伝資源の供給体制の整備・充実

生物遺伝資源の収集と効率的な供給体制等を確立するため、生物遺伝資源の取得、分類・同定、保存、分譲並びに当該分野の人材育成や生物資源情報の処理・提供について、生物遺伝資源の種類毎の専門性を踏まえた機関の整備、充実を図る。

○ 遺伝子改変生物の開発及び供給体制の整備・充実

遺伝子機能の解明のために不可欠な研究資材である、遺伝子改変動植物を体系的に開発するとともにその供給体制を整備、充実する。具体的には、約一万種の遺伝子改変ヒトモデル動物、約二万種のノックアウトイネ、約一万種のシロイヌナズナを体系的に作成する。また、遺伝子治療以外に根本的な治療方法のない神経・筋疾患等に関して遺伝子治療の研究を進めるため、疾患遺伝子に関する実験動物の開発体制を充実する。

○ ネットワーク化の推進による産学官の連携の推進

生物研究資材のデータベース化やネットワークシステムの構築のための基礎的研究開発の成果等を踏まえ、関係機関のネットワークづくりを進める。具体的には、理化学研究所、国立医薬品食品衛生研究所、国立がんセンター等国立高度専門医療センター、農業生物資源研究所、生命工学工業技術研究所、製品評価技術センター、大学及びその他の関連機関のデータベースを相互に接続できるようにするとともに、外部からのアクセスを可能とする。

(3) バイオインフォマティクス技術の開発

生命の究極の設計図であるゲノムの遺伝情報を情報技術の急速な発展の成果を利用して解読、利用するバイオインフォマティクス技術は、新たに生まれてきた未踏の領域であると同時に、生命機能の解明に決定的なインパクトを与える重要な技術分野である。このため、中核機関の整備、民間能力を活用した研究開発の推進、これを利用するためのデータベース開発を進めることにより、バイオインフォマティクス技術の開発に取り組む。

○ 中核的研究拠点の整備

バイオインフォマティックス技術に関する先端的研究を担うため、産学官共同研究を行う国際レベルの中核的研究拠点を二〇〇一年度を目途に整備する。

○ 民間能力を活用した研究開発の推進

民間能力を活用しつつ、バイオインフォマティクス技術の研究開発を推進するとともに、民間におけるバイオインフォマティクス技術の向上・普及を促進する。

○ ゲノム解析成果の利用環境の高度化に向けたデータベース開発

産学官におけるゲノム解析に係る研究開発の効率化に資するゲノム解析成果の利用環境の高度化を図るため、データベースの整備・提供に関する知見を蓄積した情報流通機関の能力を活用し、必要な検索・推定機能を備えたデータベースの開発を行う。

2．技術開発の推進と事業化支援の強化

バイオテクノロジー分野においては、研究開発の成果が直ちに事業化に結びつきやすいという特性を有していることから、研究開発段階から事業化を念頭においた技術開発を行うことが極めて重要である。このため、国立試験研究機関や国立医療機関において実用化に向けた技術開発を進めるとともに、民間能力を活用した技術開発を強化する。また、技術開発を担う新規事業者に対する事業化支援策を拡充する。

(1)　実用化に向けた技術開発の強化

国立試験研究機関等や民間の研究能力を活用しつつ、ゲノム研究等の成果を実用化に結びつける研究開発や環境問題への対応等の社会的課題の解決に向けた技術開発を推進する。

○　国立試験研究機関等における実用化に向けた技術開発の推進

国立試験研究機関や国立医療機関において民間における実用化に配慮しつつ、ゲノム研究で得られた遺伝子を用いた有用動植物・微生物の開発やより効率的な遺伝子組換え関連技術、ＤＮＡマーカーを用いた効率的選抜育種、遺伝子組換え動物による有用物質の生産とそれを実現するための動物クローン技術等ゲノム研究等の成果の実用化に向けた技術開発の強化を図るとともに、食品の機能成分の解明、生体材料の開発等関連産業の基盤技術形成に資する研究開発を推進する。

○　民間の研究開発能力を結集した技術開発の強化

バイオテクノロジーの利用により環境・エネルギー、食料、高齢化等の問題の解決に資するとともに、新事業の創出が期待される遺伝子、微生物等の研究分野について、早急にその実用化を図りつつ将来の産業基盤を確保する観点から、国立試験研究機関や国立医療機関等と連携しつつ、人材、研究シーズ等民間の研究勢力を結集して技術開発を戦略的に推進する。

(2)　事業化資金支援の拡充

欧米においては、技術シーズを事業化に結びつけるための研究開発を大学からのスタートアップ企業等の新規事業者が担っている。一方、我が国では事業化ノウハウの不足や制度的制約に加え、事業化に向けた研究開発等の資金負担が大きいことなどその立ち上がりの基盤が脆弱なため、新規事業者による起業が欧米に比べ極めて少ないのが実態である。このため、これら新規事業者の起業に際して必要な多額にのぼる初期投資を支援するための資金供給制度の拡充や技術移転機関（ＴＬＯ）の設立支援、その活用の促進、関連する制度の活用を通じた研究成果の特許化支援や成果の利用促進を一層推進するとともに、インキュベーション施設の整備等を行う。

○　新規事業者に対する資金供給制度の拡充

バイオテクノロジーの産業化において重要な機能を担う研究開発型の新規事業者を支援するため、スタートアップ段階を支援する出資制度を拡充するとともに、民間べ

ンチャーキャピタルとの連携等外部能力の活用による発掘機能の強化、マネージメントに係るソフト支援を行う。また、中小企業技術革新制度（日本版ＳＢＩＲ）の充実・強化等資金供給制度の充実を図る。さらに、バイオテクノロジーの事業化に必要な技術シーズと資金提供とのマッチングを効果的に行うため、バイオテクノロジーに関する専門的知見と事業化に必要な支援制度や特許取得等に係る知見を有する人材の育成を図るとともに、これら人材の地域におけるシーズ発掘活動を支援する。

○　ＴＬＯの設立支援や国等の制度の活用による研究成果の特許化支援、成果の利用促進

大学等からの技術移転を促進するため、引き続きＴＬＯの設立を支援するとともに、ＴＬＯに対する特許料の軽減措置を講ずる等ＴＬＯの活動に対する支援など技術移転方策の拡充を図る。また、科学技術振興事業団等の制度の活用による特許取得の支援、研究成果の試作や事業化調査の支援、実用化開発、研究者によるベンチャー活動に対する支援等を促進するとともに、関連する情報の提供等を行う。

○　バイオ企業の集積地点の整備

欧米においては、大学等を核とした企業集積が研究機関と事業者との相乗効果をもたらし、新たな事業活動を創出するなど産業化の推進に重要な役割を担っている。我が国においてもこのような企業集積を促進するため、研究ポテンシャルに優れた中核機関の存在や産業インフラ、地域の支援制度等の面で集積の要件が整備されつつある地点において、インキュベーション施設などベンチャー育成のためのインフラを整備するほか、事業化に向けたビジネスプランの作成や特許取得のアドバイス等のソフト支援を実施する。

3．バイオテクノロジーに関連する環境整備

バイオテクノロジーの研究開発や事業化を促進するために、独創的成果の創出のための研究開発システムを強化し、技術の創造・移転に資する制度の整備や安全の適正な確保と規制の適正化、知的財産の適切な保護を図る。

(1)　独創的成果の創出のための研究開発システムの強化

大学、国立試験研究機関等の研究機関、国立高度専門医療センター等の医療機関における研究の推進に当たっては、競争的研究資金を拡充することにより研究インセンティブを高めるとともに、従来の学問領域にとらわれない萌芽的、先端的研究や基礎から応用までの研究を一貫して推進するための拠点を整備する。

○　先端的研究拠点の整備

生物学、医学等の分野の基礎的研究が進められている大学、国立試験研究機関、国立高度専門医療センター等において、我が国の研究フロンティアを創造するための分野横断的な研究体制の整備を図る。また、ゲノム情報を応用した医科学研究等の特定の重要研究分野について、責任者の強いリーダーシップの下に若手研究者等の高い流動性（任期制・公募制等）を確保しつつ独

創性を発揮できる研究環境を備え、基礎から応用までを一貫して推進するとともに、国内の研究者の流動性を飛躍的に拡大していくための研究拠点を整備する。

○ 競争的研究資金の拡充

大学、国立試験研究機関、国立医療機関等における基礎的な研究についても、独創的な研究成果の創出を目指して、競争的資金を拡充する。

(2) 技術の移転に資する制度の整備

バイオテクノロジー分野は研究開発と事業化が一体的かつ連続的に展開されるという特徴を有することにかんがみ、技術シーズの創造において重要な地位を占める大学等からの技術の移転に資する制度を産学連携等の観点から整備する。

○ 国立大学教官等の役員兼業の取扱い

大学教官等のTLO役員の兼業について平成一二年四月一日から可能となるよう所要の措置を講じるとともに、民間企業の役員の兼業についても本年秋を目途として結論を得る。

○ 国の委託研究開発の成果の民間移転

開発者のインセンティヴを増し、国の資金による研究開発成果の普及を促進するため、米国のバイ・ドール法を参考として、国の委託研究開発に関する知的財産権について、開発者にその権利を帰属させるための措置を講ずる。

(3) 安全の適正な確保と規制の適正化

バイオテクノロジーに関する安全性を確保し、その社会への普及を促進する観点から、安全性関連のデータ及びこれらに基づく客観的かつ科学的な安全性評価システムの一層の充実を図る必要がある。このため、組換えDNA技術に関する指針の充実及び運用の改善を図る。また、バイオテクノロジー応用医薬品・医療用具及び食品については、産業の健全な育成に配慮しつつ、国民の健康を守るため安全性の確保体制を整備・充実する。また、医薬品の承認期間については、国際的水準に近づけるべく審査期間の短縮を図る。さらに、バイオテクノロジー応用食品については、安全性評価指針の適切な運用、調査研究の推進等を一体的に進める。

○ 組換えDNA技術に関する指針の充実、運用の改善

各省庁が行っている組換えDNA技術の安全指針については、新しい組換え体の開発状況、科学技術の知見の蓄積等を踏まえた見直しを適宜行う。また、組換え体の開放系での利用などの新たな利用拡大について、科学的根拠に基づいて対応する。さらに、各省庁が実施している安全性に関する調査研究の成果について、省庁間の相互利用、国民への情報提供の充実を図る。

○ バイオテクノロジー応用医薬品・医療用具の実用化に対応した安全性確保体制の整備・充実

遺伝子治療技術や人又は動物由来の細胞・組織を利用した先端治療技術の実用化に対応し、先端的治療に用いられる医薬品等の評価・審査体制の整備・充実を図るとともに、その基盤となる研究体制の整備・拡充を図る。また、特に先端医療技術に用いられる医薬品・医療用具について、製造

管理、品質・安全性の確保のための指針を整備し、病原体による感染防止を含めた安全確保体制の整備を図る。

○ 医薬承認期間の短縮

新技術に基づく有用な医薬品を早期に医療現場に提供できるよう、薬事法に基づく新医薬品の承認審査期間を二〇〇〇年四月から一二ヶ月に短縮することとしており、これにより、バイオテクノロジーを利用した医薬品についても早期提供を図る。

○ バイオテクノロジー応用食品への対応

バイオテクノロジーの食品分野への応用が急速に進みつつあること及びこれに対する消費者の関心が高まっていること等を踏まえ、安全性評価指針の適切な運用、国民に対する適切な情報提供及び調査研究の推進を一体的に進めるとともに、国際的安全性評価基準の策定に貢献していく。また、表示問題については、国民の選択に必要な情報を提供するという観点や国際的動向を踏まえ、さらに検討を進める。

(4) 知的財産の適切な保護

バイオテクノロジー分野においては、遺伝子の特許化や将来の技術の中核をなす基本特許を巡って国際競争が激化している。このような知的財産の保護の重要性にかんがみ、バイオテクノロジー分野における特許制度・運用の国際的調和を図るとともに、バイオテクノロジー分野における技術の進展に応じた措置の在り方について検討を進める。

○ バイオテクノロジー分野における特許制度・運用の国際的調和

遺伝子技術等技術の進展が速く、今後急速な発展が予想される分野における特許制度・運用の国際的調和を進めるため、日米欧三極間の連携を強める。具体的には、本年五月に行われた遺伝子断片の発明に係る基本的考え方についての三極の報告を踏まえ、遺伝子断片を始めとするバイオテクノロジー関連発明の保護について一層の国際的調和を図る。

○ 特許微生物寄託体制の充実

バイオテクノロジー分野における国際特許出願の増大、特許対象微生物種の拡大等を踏まえ、「ブタペスト条約」(注20)に基づく特許微生物寄託体制の充実を図る。

注20：ブタペスト条約

国際的に承認された寄託機関のいずれかに寄託すれば、締約国はこれを自国の特許手続き上承認する旨を規定した条約。一九八〇年発効。我が国は発効時からの締約国。現在四五ヶ国と一政府間工業所有権機関が加盟。

4．国民的理解の促進

バイオテクノロジーを我が国の経済・産業の発展基盤としていくためには、研究開発やその成果の事業化を進めるとともに遺伝子組換え技術等の利用に係る安全性の確保や国民への情報提供の充実を通じて国民的理解を得ていくことが車の両輪として極めて重要である。このため、遺伝子組換え技術の利用を始めバイオテクノロジーが社会にもたらす成果について、国民に対する科学的かつ客観的な情報の提供の充実を図るとともに、ヒトクローン問題や生体由来試料の取扱い、ゲノム情報を始めとしたヒト遺伝子情報について、生命の尊厳への配慮と個人情報の保護が適正になされるよう環境整備を進める。

○　国民に対する情報提供の充実

研究開発の意義や技術、成果の内容、遺伝子組換え技術や家畜クローン技術を始めバイオテクノロジーが社会にもたらす成果について、研修会やシンポジウムの開催、ビデオ教材の作成・提供、電子ネットワークの活用等の手段を通じ、国民に対する科学的かつ客観的な情報の提供の充実を図る。

○　クローン技術の人への適用等生命倫理問題への対応

ヒト胚性幹細胞を扱う研究等について、現状の把握を進めるとともに、適切な規制等のあり方について検討する。また、個人の遺伝情報等の個人情報の取扱いについては、インフォームドコンセントの徹底、個人情報の守秘等プライバシー保護の観点から、その統一的な方策について検討する。さらに、現在科学技術会議で検討しているクローン技術の人への適用の規制のあり方について早急に結論を得る。

◎資料

遺伝子組換え食品の表示のあり方（平成一一年八月一〇日、食品表示問題懇談会遺伝子組換え食品部会）

目次

1．検討経過

食品表示問題懇談会遺伝子組換え食品部会（委員名簿は別紙1）は、平成九年五月に第一回を開催し、以後、一七回にわたって会議を開催し、関係者からのヒアリング、論点整理、懇談会委員による米国とEUへの現地調査等を実施してきた。昨年八月には、具体的な表示のあり方について「たたき台」を提示し、パブリックコメントを求めたところ、一万件を越える意見が寄せられた。

このパブリックコメントの結果を踏まえ、更に検討を重ねてきたが、表示に関して信頼性、実行可能性の観点から、技術的、科学的検討を行うことが必要とされ、本年三月から本懇談会の下に「技術的検討のための小委員会」を設置し、技術的・科学的な検討を行い、七月に小委員会の報告（別紙2）を取りまとめた。

その後、委員からの提案により、事務局で、小委員会報告を踏まえた、遺伝子組換え食品の表示のあり方の案を策定し、検討を行ったところである。

なお、本懇談会は、報道機関の方だけでなく、一般の方にも傍聴していただくとともに、速記録そのままの議事録や会議資料も全て公開し、インターネットの農林水産省のホームページでも、議事録や、「たたき台」、パブリックコメントの結果を掲載しており、最大限の情報公開に努めてきた。

2．主な意見及び取りまとめの経緯

遺伝子組換え食品に対する見方や立場を反映して、遺伝子組換え食品の表示のあり方についてはいくつかの異なる意見が表明された。

この中で、安全性が確認され、実質的に同等な遺伝子組換え農産物及びこれを原材料とする食品に対する表示、特にデメリットとなるような表示の必要性について論理的に疑問がある、バイオテクノロジー技術の発展に対する影響が懸念される、表示に伴う社会的コストを考慮する必要がある、表示を行うための前提条件である非遺伝子組換え農産物の区分流通の体制が必ずしも整備されていない等の理由から、義務表示の導入には慎重であるべき、あるいは任意の表示で消費者の関心に応えられるという意見が出された。

一方、遺伝子組換え食品について、安全性の点だけでなく、生態系、環境への影響等未解明な部分が残されている、特定の企業による食料市場支配が強まる等の観点から反対であり、その表示は、消費者の商品選択のため、遺伝子組換え農産物及びこれを原材料とする全ての食品を対象にすべきで、組み換えられたＤＮＡ及びこれによって生じたタンパク質の残存の有無で区切るべきではない、表示の義務付けの条件は社会的検証を基本とし、科学的検証に限定すべきではないとの意見が出された。

また、消費者の関心に応えるとともに、これを通じて消費者の遺伝子組換え食品に対する理解を得ていくためには、技術的・科学的観点から、表示の合理性、信頼性及び実行可能性を確保し得る範囲内で、義務表示を導入することが適当であるという意見があった。

討議を続けることによって、義務表示の導入には慎重であるべきという立場にあっても、消費者の強い関心に鑑みれば、このような技術的・科学的観点に立った義務表示の導入はやむを得ないとし、また、全ての遺伝子組換え食品を表示対象とすべきという立場にあっても、義務表示システムの導入自体は一歩前進であると評価した。

3．遺伝子組換え食品の表示の内容及び実施の方法についての取りまとめ

このような論議を経て、本懇談会としては、「技術的検討のための小委員会」の報告

で明らかにされた現時点での食品の分類、並びに流通、検証等の実態、技術的な可能性及び制約を踏まえて、消費者の関心に応え、かつ、表示の合理性、信頼性及び実行可能性が確保されるものとすることを基本的な考え方として、今後の状況の変化等を踏まえ、適宜必要な見直しを行っていくことを前提に、別添の「遺伝子組換え食品の表示の内容及び実施の方法」を取りまとめた。政府においては、本報告書に即して、遺伝子組換え食品の表示ルールを定め、適正に実施することとされたい。

（別添）

遺伝子組換え食品の表示の内容及び実施の方法

1　表示の目的

現実に流通し、利用されている遺伝子組換え農産物は、政府により安全性の確認が行われたものであり、表示の目的はこのことを前提として、消費者の商品選択のため、遺伝子組換え技術の使用、不使用に関連する情報を提供するもの。

2　表示を行う食品の範囲

表示を行う食品の範囲は、一般消費者向けに販売される飲食料品であって、厚生省食品衛生調査会が「組換えＤＮＡ技術応用食品・食品添加物の安全性評価指針」に沿って安全性評価が行われていることを確認した遺伝子組換え農産物が存在する作目に係る農産物及びこれを原材料として製造された加工食品（輸入される当該農産物及びれた加工食品を含む。以下、「遺伝子組換え表示食品」という。）

3　具体的な表示方法

(1)　遺伝子組換え表示食品の分類

・遺伝子組換え表示食品を科学的な性質に応じ、

①　組成、栄養素、用途等に関して従来の食品と同等でない遺伝子組換え農産物及びこれを原材料とする加工食品

②　従来のものと組成、栄養素、用途等は同等である遺伝子組換え農産物が存在する作目に係る農産物及びこれを原材料とする加工食品であって、加工工程後も組み換えられたＤＮＡ又はこれによって生じたタンパク質が存在するもの

③　従来のものと組成、栄養素、用途等が同等である遺伝子組換え農産物が存在ＤＮＡ及びこれによって生じたタンパク質が加工工程で除去・分解等されることにより、食品中に存在していないもの

の三類型に分類し、それぞれに応じた表示の具体的な方法を定めることが適当。

(2)　分類に応じた表示の方法

①　(1)の①の分類に属する遺伝子組換え表示食品

・消費者の商品選択上重要な情報であり、実効性のある情報提供を行うため、この分類に属する遺伝子組換え農産物及びこ

れを主な原材料とする加工食品（当該加工食品を主な原材料とする加工食品を含む。）として指定する食品については、義務表示とすべき。

・この場合に「主な原材料」とは、国内及び国際的な取扱いにならい、全原材料中重量で上位三品目で、かつ、食品中に占める重量が五%以上のものとする（以下同じ。）。

・指定食品としては、現在安全性の確認を申請中で、確認された場合の高オレイン酸大豆並びに同大豆油及びその製品を予定。

（注）

成分等の変化については、これまでの品質表示基準においても表示を義務付けていることから、義務表示とすることが適当。

・表示方法としては、一括表示中の品名又は原材料名の表示において「○○（変化した組成等・遺伝子組換え）」等とするのが適当。

②（1）の②の分類に属する遺伝子組換え表示食品

・科学的な分類の結果に応じて、消費者に対し実効性のある商品選択上の情報提供を行うため、

ア・（1）の②の分類に属する遺伝子組換え表示食品であること

イ・当該食品が、一般消費者向けの食品であること

ウ・遺伝子組換え農産物の存在する作目に係る農産物を主な原材料とする食品であること

という基準に該当する食品（当該食品を主な原材料とする加工食品を含む。）として、指定する食品については義務表示とすべき。

・指定食品としては、豆腐・豆腐加工品、凍豆腐、おから、ゆば、大豆（調理用）、枝豆、大豆もやし、納豆、豆乳、味噌、煮豆、大豆缶詰、きな粉、煎り豆、コーンスナック菓子、コーンスターチ、トウモロコシ（生食用）、ポップコーン、冷凍・缶詰トウモロコシ、これらを主な原材料とする食品、ジャガイモ（生食用）、大豆粉を主な原材料とする食品、植物タンパクを主な原材料とする食品、コーンフラワーを主な原材料とする食品、コーングリッツを主な原材料とする食品を予定。

（注）

・消費者の関心を踏まえ、合理的基準に基づいて指定された食品については、遺伝子組換え農産物が主な原材料として使用されている場合には、そのことがきちっと表示されるという実効性のある措置が必要であるが、任意の表示制度では実効性に限界があること

・任意表示にすると、無表示の場合、原材料の農産物が遺伝子組換え不分別なのか、そもそも遺伝子組換えと関係のない農産物なのか、一般消費者には判断がつかず、情報提供として不十分であること

から、義務表示とすることが適当。

・表示方法としては、原材料農産物の流通の実態を踏まえ、

ア・生産・流通段階を通じて分別された遺伝子組換え農産物及びこれを主な原材料とする加工食品（当該加工食品を主な原材料とする加工食品を含む。）にあっては、一括表示中の品名又は原材料名の表示において、「○○（遺伝子組換え）」、「○○（遺伝子組換えのものを分別）」等（義務表示）

イ・生産・流通段階で遺伝子組換え農産物と非遺伝子組換え農産物を分別していない農産物及びこれを主な原材料とする加工食品（当該加工食品を主な原材料とする加工食品を含む。）にあっては、一括表示中の品名又は原材料名の表示において、「○○（遺伝子組換え不分別）」等（義務表示）

ウ・生産・流通段階を通じて分別された非遺伝子組換え農産物及びこれを主な原材料とする加工食品（当該加工食品を主な原材料とする加工食品を含む。）にあっては、「○○（遺伝子組換えではない）」、「○○（遺伝子組換えでないものを分別）」等を任意表示又は表示不要とするのが適当。

・指定食品以外の(1)の②の分類に属する遺伝子組換え表示食品については、遺伝子組換え農産物の存在する作目に係る農産物を主な原材料としないもの又は一般消費者向けでないものであり、表示は不要とするのが適当。ただし、生産・流通段階を通じて分別された非遺伝子組換え農産物を原材料とする加工食品にあっては、「○○（遺伝子組換えではない）」、「○○（遺伝子組換えでないものを分別）」等と任意表示することが可能。

（注）

・副原材料の表示の問題は、原材料である食品の原材料表示をどこまで行うかの問題となるが、これについては、主な原材料に限定するのが一般の国際的な取り扱いであり、これにならうことが適当。

・食品表示のねらいは、一般消費者への情報提供であるので、消費者が購入する形態である一般消費者向け食品を表示の対象とすることが適当。

③ (1)の③の分類に属する遺伝子組換え表示食品

・表示の信頼性、実行可能性及び科学的観点から、表示は不要とするのが適当。ただし、生産・流通段階を通じて分別された非遺伝子組換え農産物及びこれを主な原材料とする加工食品（当該加工食品を主な原材料とする加工食品を含む。）にあっては、「○○（遺伝子組換えではない）」、「○○（遺伝子組換えでないものを分別）」等と任意表示することが可能。

（注）

・組み換えられたDNA及びこれによって生じたタンパク質が、科学的・技術的に検出できないため、公的機関による事後的な確認等が困難となり、虚偽

表示の横行等表示の信頼性及び実行可能性を欠くこととなること

・組み換えられたＤＮＡ及びこれによって生じたタンパク質が、加工工程により除去・分解され、食品中に存在しない場合には、遺伝子組換え農産物を原材料とするものと非遺伝子組換え農産物を原材料とするものの間で、製品レベルでは科学的に有意な差がなく、区別した表示を義務付けることは困難であること

　から、表示を義務付けないこととすることが適当。

④　遺伝子組換えと関係のない農産物等

・遺伝子組換え農産物が存在していない作目に係る農産物（例えば、現時点では米や小麦等）及びこれを原材料とする加工食品については、生産・流通段階を通じて分別された非遺伝子組換え農産物というものがそもそもありえず、また、消費者に誤解を与えたり、商品販売上の不公正が生ずるおそれがあるので、このような作目に係る「○○（遺伝子組換えではない）」等の表示は、不適切。

・どの作目に遺伝子組換え農産物が存在するかについて、消費者に対し最新かつ懇切丁寧な情報提供が必要。

（注）

　我が国において食品としての安全性が確認された農産物は、現時点では、大豆一品種、トウモロコシ四品種、ジャガイモ二品種、なたね一一品種、わた三品種、トマト一品種の六作物二二品種であり、これら以外の農産物は、現時点では我が国に流通しているものに遺伝子組換えのものはない。なお、トマトは現在のところ我が国で流通していない。

4　実施方法

(1)　表示の実施

・表示は、改正ＪＡＳ法第一九条の8の規定に基づく品質表示として実施。

(2)　表示実施者

・表示実施者は、原則として製造業者（輸入品にあっては輸入業者）。ただし、自ら製造した商品をその場で販売する場合には、品質表示基準の一般的な考え方にならい、表示以外の形態で消費者への情報伝達が可能であり、表示義務を免除。

・製造業者等は、原材料の調達方法の方針（遺伝子組換え不分別の農産物を原材料として使用するのか、生産・流通段階を通じて分別された非遺伝子組換え農産物を原料として使用するのか等）を基礎として、表示内容を決定。原材料の調達時に、不分別である場合には義務表示として「大豆（遺伝子組換え不分別）」等と表示。納入業者の書類・証明書等により、非遺伝子組換えのＩＰ（Identity Preserved ハンドリング（特定の品質（従来は有機農産物、バラエティー食品大豆等）の農産物を生産・流通段階で区分管理し、かつ、区分管理の証明等を付して加工事業者等に提供するシステム）であることを

確認した場合には、「大豆」又は任意表示として「大豆（遺伝子組換えではない）」、「大豆（遺伝子組換えでないものを分別）」等と表示。

・製造業者等が行う原材料の確認は、現在行われている一般的な取引を基礎として行うこととし、具体的に生産・流通段階を通じて分別された非遺伝子組換え農産物であることは、各段階における証明書等により、国内流通を含め生産・流通の全過程を通じて、IPハンドリングが行われたことを確認して判定するのが適当。このような手続きを踏んでも意図せざる混入の可能性（小委員会報告によれば、現状では大豆について厳密なIPハンドリングの場合最大〇・五%程度、バルク輸送によるIPハンドリングの場合最大五%程度）は否定できず、適切な確認が行われている場合には意図せざる混入をもって虚偽表示とはならない。

(3) 事後的な検証

・公的機関が事実に基づく表示かどうかを事後的に確認する場合には、流通している農産物、加工食品について、製造業者等の原材料調達の際の確認方法と同様、生産・流通の過程（分別流通の実施状況等）をさかのぼって、証明書、伝票、分別流通の実際の取扱い等をチェックすることが基本。

・公的機関は、このようなチェックの前段階として、製品についてPCR法（Polymerase Chain Reaction、組み換えられたDNA等の特定のDNAだけを増幅させて判別する方法）により組み換えたDNAの存否を検査し、社会的確認の対象を絞り込むことが可能。また、その製造業者の使用している原材料について、有効性が確認された定量分析が可能なPCR法あるいは酵素抗体法（組換えによって新しく生じたタンパク質に特異的に反応する抗体を用いて測定する方法）等がある場合は、これにより組み換えたDNAにより生じたタンパク質の定量分析を実施することで更なる絞り込みも可能。

(4) 実施時期

改正JAS法に基づいて所要の手続きを経て品質表示基準を告示（平成一二年四月予定）。その際、適切な猶予期間（一年間）の設定が必要。

（注）

・IPハンドリングの大豆、トウモロコシ等の原料調達の準備期間及び表示事項の追加・変更があった場合の通常の経過期間を踏まえ、適切な猶予期間（一年間）が必要。

・ただし、猶予期間は準備の状況等を勘案して必要な場合には再検討。

5 必要な見直し

・指定食品については、新たな遺伝子組換え農産物の商品化、遺伝子組換え農産物の流通及び原料としての使用の実態、組換えられたDNA及びこれによって生じたタンパク質の除去・分解の実態、検出方法の進歩等に関する新たな知見、消費者の関心等を踏まえ、定期的に見直していくことが必要。

・遺伝子組換え農産物・食品をめぐる状況の変化は早く、遺伝子組換え食品の表示については、食品の生産・製造・流通・加工の現場での遺伝子組換え農産物・食品の取扱いの状況、コーデックスにおける検討の状況等を踏まえつつ、適宜必要な見直しを行っていくことが必要。

・見直しに当たっては、遺伝子組換え食品及び技術に関する消費者の理解が必要。

6　その他

・表示制度の実施にあたっては、食品の生産、製造、流通、消費の現場で混乱が生じないよう政府による適切な指導が必要。

・表示制度の整備と平行して、遺伝子組換え農産物の安全性や遺伝子組換え技術の有用性に関する国民的な議論を展開し、それを通じた理解の醸成を進めることが必要。また、遺伝子組換え農産物に関する情報（例えば測定法等）の開示の促進が必要。

・多様な原料供給・調達システム・ルートの開発・実施の支援、ＩＰハンドリングに係る大豆の国内における区分流通の管理、トウモロコシのＩＰハンドリングシステムの確立、及びＩＰハンドリングの厳正な実施とその情報の適切な伝達の体制の整備、中小事業者への配慮、検査体制の充実等、表示制度を円滑に実施するための措置を講ずることが必要。

参考1　遺伝子組換え食品の表示の内容及び実施の方法（骨子）

食品の分類	品目	表示方法
組成、栄養素、用途等に関して従来の食品と同等でない遺伝子組換え農産物及びこれを原材料とする加工食品（3の（1）の①）	＜指定食品（予定）＞ 高オレイン酸大豆並びに同大豆油及びその製品（現在、安全性評価申請中で確認後指定予定）	・「大豆（高オレイン酸・遺伝子組換え）」等の義務表示
従来のものと組成、栄養素、用途等は同等である遺伝子組換え農産物が存在する作目（大豆、トウモロコシ、ジャガイモ、(ナタネ、綿実)）に係る農産物及びこれを原材料とする加工食品であって、加工工程後も組み換えられたDNA又はこれによって生じたタンパク質が存在するもの（3の（1）の②）	＜指定食品（予定）＞ 豆腐・豆腐加工品 凍豆腐、おから、ゆば 大豆（調理用） 枝豆 大豆もやし 納豆 豆乳 味噌 煮豆 大豆缶詰 きな粉 煎り豆 コーンスナック菓子 コーンスターチ トウモロコシ（生食用） ポップコーン 冷凍・缶詰トウモロコシ これらを主な原材料とする食品 ジャガイモ（生食用） 大豆粉を主な原材料とする食品 植物タンパクを主な原材料とする食品 コーンフラワーを主な原材料とする食品 コーングリッツを主な原材料とする食品	・遺伝子組換え農産物を原材料とする場合 →「大豆（遺伝子組換え）」、「大豆（遺伝子組換えのものを分別）」等の義務表示 ・遺伝子組換えが不分別の農産物を原材料とする場合 →「大豆（遺伝子組換え不分別）」等の義務表示 ・生産・流通段階を通じて分別された非遺伝子組換え農産物を原材料とする場合 →「大豆（遺伝子組換えでない）」、「大豆（遺伝子組換えでないものを分別）」等の任意表示又は表示不要
従来のものと組成、栄養素、用途等が同等である遺伝子組換え農産物が存在する作目（大豆、トウモロコシ、ジャガイモ、ナタネ、綿実）に係る農産物を原材料とする加工食品であって、組み換えられたDNA及びこれによって生じたタンパク質が加工工程で除去・分解等されることにより、食品中に存在していないもの（3の（1）の③）	醤油 大豆油 コーンフレーク 水飴 異性化液糖 デキストリン コーン油 ナタネ油 綿実油 マッシュポテト ジャガイモ澱粉 ポテトフレーク 冷凍・缶詰・レトルトのジャガイモ製品 これらを主な原材料とする食品	・表示不要 ・ただし、生産・流通段階を通じて分別された非遺伝子組換え農産物を原材料とする加工食品にあっては、「なたね（遺伝子組換えでない）」、「なたね（遺伝子組換えでないものを分別）」等の任意表示が可能

（注1）品目欄の食品は、技術的検討のための小委員会報告において、現在、安全性評価確認済みの6作物22品種のうち、現実に流通している大豆、トウモロコシ、ジャガイモ、ナタネ、綿実を原材料とする食品として整理されたもの。

（注2）「主な原材料」とは全原材料中重量で上位3品目で、かつ、食品中に占める重量が5％以上のもの。

（注3）酒類（ビール、ウイスキー、焼酎）は、上記表の3の（1）の③に該当。

参考2　諸外国の遺伝子組換え食品の表示と報告書

遺伝子組換え食品の分類	米　国・カナダ	ＥＵ	報告書の表示方法
①組成、栄養素、用途等に関して従来の食品と同等でない遺伝子組換え農産物及びこれを原材料とする加工食品	変化した組成のみ義務表示	義務表示（現在のところ実例なし）	「大豆（高オレイン酸・遺伝子組換え）」等の義務表示
②従来のものと組成、栄養素、用途等は同等である遺伝子組換え農産物が存在する作目に係る農産物及びこれを原材料とする加工食品であって、加工工程後も組み換えられたＤＮＡ又はこれによって生じたタンパク質が存在するもの	表示不要（任意表示は可）	DNA、タンパク質が存在している場合義務表示 DNA、タンパク質が存在しない場合表示不要（任意表示は可） （注1）DNA、タンパク質が存在しているかどうかを判断する閾値がまだ示されていない。 （注2）「主な原材料」は閾値の定め方による。	・遺伝子組換え農産物を原材料とする場合 →「大豆（遺伝子組換え）」等の義務表示 ・遺伝子組換えが不分別の農産物を原材料とする場合 →「大豆（遺伝子組換え不分別）」等の義務表示 ・生産・流通段階を通じて分別された非遺伝子組換え農産物を原材料とする場合 →「大豆（遺伝子組換えでない）」等の任意表示又は表示不要 （注1）表示は、現在行われている一般的な取引（IPハンドリング）を基礎として実施。善管注意義務としてIPハンドリングの確認が必要。 （注2）「主な原材料」は消費者への情報提供及び実行可能性の観点から上位3品目、かつ、食品中の重量で5％以上
③従来のものと組成、栄養素、用途等が同等である遺伝子組換え農産物が存在する作目に係る農産物を原材料とする加工食品であって、組み換えられたDNA及びこれによって生じたタンパク質が加工工程で除去・分解等されることにより、食品中に存在していないもの	表示不要（任意表示は可）	表示不要（任意表示は可） （注）これに属する食品リスト（ネガティブリト）はまだ示されていない。	表示不要（任意表示は可）

（注）豪州及びニュージーランドにおいては、②について義務表示とする方針を最近決定した。

別紙１　食品表示問題懇談会遺伝子組換え食品部会委員名簿

氏　名	役　職
粟飯原景昭（あいばらかげあき）	前大妻女子大学教授
荒井伸也（あらいしんや）	サミット（株）代表取締役社長
伊藤康江（いとうやすえ）	消費科学連合会事務局長
貝沼圭二（かいぬまけいじ）	生物系特定産業技術研究推進機構理事
片桐純平（かたぎりじゅんぺい）	日本生活協同組合連合会常務理事
金子弘道（かねこひろみち）	日経産業消費研究所主席研究員
岸（きし）ユキ	女優
高野博（こうのひろし）	全国農業協同組合中央会常務理事
神村義則（こうむらよしのり）	（社）日本植物油協会専務理事
佐室瑞穂（さむろみずほ）	キリンビール（株）常務取締役
鈴木敦（すずきあつし）	日本たばこ産業（株）常勤顧問
高田卯基（たかだしげき）	カゴメ（株）常務取締役
田中里子（たなかさとこ）	東京都地域婦人団体連盟常任参与
知久雅行（ちくまさゆき）	日本醤油協会専務理事
長良恭行（ながらやすゆき）	（財）食品産業センター専務理事
原田宏（はらだひろし）	筑波大学名誉教授
藤巻正生（ふじまきまさお）	東京大学名誉教授
山口将二（やまぐちしょうじ）	油糧輸出入協議会専務理事
○渡邊武（わたなべたけし）	（財）競馬・農林水産情報衛星通信機構会長
和田正江（わだまさえ）	主婦連合会会長

（○印：座長）

◎資料

遺伝子組換え食品部会における技術的検討のための小委員会報告（平成一一年七月十三日）

目次

Ⅰ．検討経過

本年一月に開催された食品表示問題懇談会遺伝子組換え食品部会において、表示内容及び実施の方法については、表示の信頼性、実行可能性の観点から、技術的、科学的に検討することが必要であるとされ、同部会の下に、小委員会を設置して検討することとなった。

三月から、小委員会又は科学的検証・社会的検証のワーキングを八回開催し、遺伝子組換え食品についての分析を実施している者、遺伝子組換え農産物の物流を行っている者、遺伝子組換え体の存在する農産物を原材料として加工食品を製造している者等から聞き取りを実施するとともに、農林水産省において、品目ごとにPCR法によるDNA分析を実施し、それらの聞き取りや分析結果をもとに小委員会で検討を行ってきた。

II．検討結果

1．科学的検証についての検討

(1) 品目ごとの加工工程によるDNAの除去・分解実態、検出可能性

DNAの分析にはPCR法（組換えられたDNA等の特定のDNAだけを増幅させて判別する方法）が有効である。

また、一回のPCR法ではうまく判別できない場合、**Nested PCR**法（二回PCRを行うことによって目的のDNA領域を確実に検出する方法）も、手間と時間がかかるものの有効である。

PCR法は、適切なプライマー（組換え体の遺伝子を増幅するための鋳型）を設計して実施すれば原理的に高感度で定性的な判別ができる。しかし、加工食品中のDNAは分解されている場合が多く、特定のDNAだけを増幅させて判別するというPCR法の特徴等からして、加工食品中のGMO含量を定量するのは、分子生物学的（高度な技術や設備を使用）には可能な場合もあると思われるが、一般的には相当に困難である。

食品に組換えDNAが残存しているかどうかを検討するにあたって、厚生省の安全性評価指針により安全性が確認されている遺伝子組換え作物のみを用いて加工した食品が入手できないこと等から、農林水産省においては、代替として、その作物由来のDNAが除去・分解されるかどうかをPCR法で分析することによって、組換えDNAの除去・分解を推定することとした。

品目ごとの加工工程によるDNAの除去・分解実態を検討するにあたっては、作物由来のDNAと組換えDNAの除去・分解の程度には大きな違いはないと思われることから、上記の方法は適切な方法であるとされた。

分析は、別紙1のように、二一七サンプルについて実施した。通常のPCR法でDNAが検出されなかったものは、更に**Nested PCR**法を実施し、**Nested PCR**法で検出された場合もDNAが検出されたものとした。なお、綿実油の場合、綿実由来の遺伝子について適切なプライマーがなかったので、PCR法は実施せず、他の油脂の状況等から、精製油中には、DNAの混入はないものと推定した。

結果は、別紙2のように整理し以下のように分類した。本分類は上記の二一七サンプルの結果を基にしたものであり、市場には多様な食品があり、同じ品目でも加工工程は異なる場合があることや、DNAの調製方法や精製技術の一層の発展を考えると分類の変更も考えられる。

① ほぼ確実にDNAが検出できる品目

・大豆、枝豆、大豆もやし、豆腐・豆腐加工品・豆腐関連品、煮豆、大豆缶詰、植物蛋白、煎り豆、大豆粉使用食品

・トウモロコシ、コーン原材料（グリッツ、フラワー、ミール）、コーンフラワー使用食品、ポップコーン

・ジャガイモ

② 加工工程や原材料の比率によってDNAが検出できたり、できなかったりする品目

・納豆、味噌、きな粉、植物蛋白使用食品

・スナック菓子

・コーンスターチ、コーンスターチ使用食品

③ ほぼ確実にDNAが検出できない品目

・醤油、大豆油

・コーンフレーク、水飴・液糖・デキストリン及びそれらの使用食品、コーン油

・ジャガイモを原材料とした加工食品

・ナタネ油

・綿実油

（なお、以上の分類は、一般的に用いられているCTAB法によってDNAを抽出してPCR法を行った分析結果を基にしている。イオン交換カラム及び電気泳動分離法などを用いて、抽出したDNAを更に精製することにより、上記のコーンスターチや納豆、味噌、きな粉では、CTAB法によるPCR法だけでは検出されなかったものについても検出は可能であった。）

(2) 品目ごとの加工工程によるタンパク質の除去・分解実態、検出可能性

遺伝子組換えによって生じたタンパク質の検出方法については、酵素抗体法（ELISA法）が考えられる。しかし、その分析を実施するためには個々の組換え体に対応した抗体が必要である。EUにおいて、酵素抗体法を用いた検証法に関し除草剤耐性を付与した大豆一品種については有効性が確認されており、トウモロコシについては有効性の実証試験が行われている。しかし、大豆についての抗体は我が国では販売されていないとともに、これら以外の作物・品種の抗体はまだ調製されておらず、本検討にあたって実際に分析することはできなかった。

したがって、安全性評価の際に提出された組換えDNAに由来するタンパク質の加熱処理に対する感受性のデータと、そのタンパク質が加工工程で受けるであろう加熱条件等を勘案して組換えDNAに由来するタンパク質の変性・失活の状況を推定・検討し、除草剤耐性や害虫抵抗性などに関する酵素活性は加工食品では失われていると推定した。また、遺伝子組換えによって生じるタンパク質の残存を検出しうるかどうかについては以下のように分類した（別紙2）。なお、この整理及び分類はあくまでも推定であり、実際に分析が可能となれば違ってくることも十分に考えられる。しかし、タンパク質は食品の加工時に用いる加熱によって著しい立体構造の崩壊を起こし、抗体と充分反応できない。従って、加工食品についての通常の酵素抗体法による分析は難しい。

① 酵素抗体法によって検出しうるタンパク質が存在している品目

・大豆、枝豆、大豆もやし

・トウモロコシ

・ジャガイモ

② 酵素抗体法によって検出しうるタンパク質が残存している可能性のある品目

・大豆粉を含む食品
・コーン原材料（グリッツ、フラワー、ミール）、コーンフラワー使用食品、コーンスターチ、スナック菓子、ポップコーン

③　酵素抗体法によって検出しうるタンパク質の残存が考えられない品目
・豆腐、豆腐加工品、豆腐関連品、植物蛋白及びその使用食品、納豆、味噌、醤油、きな粉、煮豆、大豆缶詰、大豆油
・コーンスターチ使用食品、コーンフレーク、水飴・液糖・デキストリン及びそれらの使用食品、コーン油
・ジャガイモを原材料とした加工食品
・ナタネ油
・綿実油

(3)　検出方法の具体的内容

（ア）分析方法の対象範囲及び技術的難易

DNAは発酵時に微生物の出すDNA分解酵素又は物理的な衝撃によって切断されるが、比較的加熱に強い。一方、タンパク質は発酵時に微生物の出すタンパク質分解酵素よって分解し、加熱によってすぐに変性する。したがって、前述のようにDNAを分析するPCR法は、分析しうる品目が比較的多くあるが、タンパク質を分析する酵素抗体法は、農産物そのものか、ほとんど熱を加えていないものに限られる。

また、技術的難易については、PCR法は比較的熟練した技術が要求され、時間や手間もかかるのに対して、酵素抗体法は、抗体さえ調製されれば比較的簡便に数時間で対応しうると思われる。

以上のことから、高温・高圧下で作られる加工食品の分析にはPCR法が向いていると思われ、酵素抗体法は原材料でのチェックに利用しうるものと考えられる。

なお、上記の検出方法は、採取されたサンプルについて適用されるものであり、当然のことながら、サンプリングの方法についても充分留意する必要がある。

（イ）分析法の検出限界

PCR法による大豆やトウモロコシ等のGMO原材料での検出限界は現段階では〇・〇一％程度、確実に検出できるのは〇・一％程度と思われる。EUで実施された分析精度調査では、〇・一％のGMOを検出できたのは、大豆で九五％、トウモロコシで八四％で、現状では大豆に比べトウモロコシがやや難しい面がある。加工食品では加工工程や他の原因によって、原材料より検出限界が悪くなる場合があると思われる。

酵素抗体法の検出限界は、大豆粉の場合で〇・三％程度である。

（ウ）定量分析の可能性

PCR法はDNAの特定部位を数万倍にも増幅して分析する技術であることから、原材料や加工食品でもDNAの分解がそれ程起こっていない場合を除き、一般的に定量分析は難しい。現在ではタックマン法等を用いて定量分析が実施されているが、原材料段階では一定の定量性はあるものの、加工食品ではDNAの変性及び分解により、DNAの厳密な定量が難しくなり、十分信頼性をもった定量分析を行うのは極めて困難と思われる。

酵素抗体法は、現在のところ一般には利用可能ではないが、原材料では原理上、定量可能と思われる。

（エ）分析コスト

ＰＣＲ法の分析受託費は、分析方法等によって変わってくるが、現状では、サンプル当たり二万五千円から四万円程度である。原材料段階でサンプリングして分析する場合のコストは、全体の物資からどの程度密にサンプリングするかにかかっているが、サンプリングコストを除外すると現状では分析費用のみでは、大豆について、一〇〇トンで一サンプルの場合で〇・五％程度、一トンで一サンプルの場合で五〇％程度のコスト増となる。これに、大量物資からサンプリングする場合は相当のサンプリングコスト等が付加される。

酵素抗体法は、現在のところ除草剤耐性の大豆についてのキットのみがある（日本では販売されていない）が、このキットを使用して自分で分析する場合で一サンプルで六千円程度になることが想定される。

（オ）分析法の特許

ＰＣＲ法の分析には特許が設定されており、特許を有していない一般の分析機関は受託分析ができない。一般の企業等が分析を望む時は、特許を有しているところへ分析を委託するか、特許料込みの分析キットを使用して自ら分析することとなる。

酵素抗体法についても、抗体に特許が設定されている。

2. 社会的検証についての検討

(1) 社会的検証の方法

現在のところ、遺伝子組換え作物を分別して流通する方法としては、有機農産物やバラエティ大豆（特定の品種等）で利用されているＩＰハンドリング（分別流通）の方法を利用するしかないと思われる。

ただし、現在、海外の第三者、あるいは、生産、流通業者によるＩＰ証明書をベースとして商取引が行われているが、一部の事業者の取組みを除き、現在のところ、国内での区分流通システムは一般的ではないこと、また、加工段階でも非ＧＭＯとＧＭＯの原材料が混ざる可能性があることから、国内での区分流通及び、製造段階での区分した品質管理に課題が残されている。以上のように、現在のＩＰハンドリングシステム自体、完全とは言えず、信頼性にも一部課題が残されていること、次に述べるように混入の可能性は否定できないという限界があること等に留意する必要がある。

(2) 遺伝子組換え作物の流通実態

別紙３に整理したように、輸入大豆の四％が特定品種や有機等として分別流通されているが、残りは分別されずに流通されている。トウモロコシについては、生食及び加工用のスイート種や加工用のポップ種は流通量が少ない特定品種であることもあり分別流通されているが、飼料用、加工用のデント種については分別されずに流通されている。ジャガイモは現在のところ遺伝子組換えの比率が少ないこともあり分別流通しているといえる。ナタネ、ワタについては分別流通されていない。

分別流通といっても穀物の場合、夾雑物等も一定量許容されており、いわんや区別のつかないGMOについてはある程度の混入は避けられない。この混入率は、圃場のすぐ横で袋詰めするような、コストをかけて少量を扱うような厳密なIPハンドリングの場合で〇・五％、IOM大豆（食品用に適するといわれるインデアナ、オハイオ、ミシガン州産大豆の総称）をバルク輸送（ばら積み）でIPハンドリングにより分別流通するような場合には各段階における混入の可能性を積み上げると、最大五％程度の混入の可能性はあるとされている。

分別流通の確認は流通事業者又は第三者機関が証明書等をだすことによって行われている（別紙4）。

今後の非GMOとGMOの分別流通については、

① 大豆については、GMO品種が導入されていないバラエティの拡大とIOMの分別流通の二つの道筋が考えられる。前者は、通常の取引の中で分別流通が行われており、かつ、これまで、逐次供給量が拡大してきているので、ニーズに応えた供給の拡大は特段の問題はないと考えられる。他方、後者は、新たな分別流通の取り組みとなることから、コスト上昇は避けられないが、徐々に拡大する可能性は残されている。

② トウモロコシについては、飼料用と一体として流通しているので、IOM大豆の分別流通以上の困難が予想されるが、コストをかければ、ある程度の限定された量の分別流通が行われる可能性がある。

③ 加工用ジャガイモについては、現在程度の遺伝子組換えの比率であれば、分別流通が可能であると思われる。

④ ナタネ、ワタについては、搾油用等であり、コストをかけて極めて限られた量を分別流通することは不可能ではないが、分別流通の拡大は困難であろう。

(3) 品目ごとの遺伝子組換え農産物原料使用状況

別紙5に整理したように、現在のところ遺伝子組換え原材料が使用されている可能性のあるものは以下のとおりである。

・大豆関係

豆腐・豆腐加工品・豆腐関連品（豆乳を除く）、植物蛋白及びその使用食品、醤油、大豆油、その他（きな粉、煎り豆、大豆粉を含むパン粉等）

・トウモロコシ関係

コーン原材料（グリッツ、フラワー、ミール）及びその使用食品、コーンスターチ及びその使用用食品、水飴、糖類等、コーン油

・ナタネ関係

ナタネ油

・ワタ関係

綿実油

(4) 流通・表示における混入の取り扱い

IPハンドリングを行った場合であっても、上記のように流通の各段階での混入は避けられない。このような意図せざる混入について、取引においては、一定の混入率（例えば、IOM大豆で五％、厳密なIPハンドリングで〇・五％）以下であることを目安とした取引がIPハンドリングで行われている。

表示においては、このような取引を前提として、原材料等の表示が行われるが、表示の制度において意図せざる混入の許容量を定めている例はない。

コーデックスの有機加工食品のガイドラインにおいて、同一の原材料について有機農産物と慣行栽培農産物を混ぜることは認められておらず、例えば、「有機豆腐と表示する場合の原料大豆は一〇〇％有機である必要がある。現在の流通を考慮すると〇・五％以下の混入はありうるが、そのような場合でも、表示の制度上、特定の混入許容量を定めておらず、むしろ現実の取引やＩＰハンドリングを前提として表示が行われている実態にある。

３．科学的検証と社会的検証の関係

定性的な科学的検証の検出限界は原料レベルではＰＣＲ法によるＤＮＡ分析で〇・一％以下、酵素抗体法によるタンパク質の分析で〇・三％以下で、加工食品でも相当精度が高い。それに対して、社会的検証における混入率の目安は、厳密なＩＰハンドリングでも〇・五％、バルク輸送の場合のＩＰハンドリングでは最大五％程度が考えられ、科学的検証の検出限界をかなり上回ることにならざるを得ない。このような関係を十分に考慮して、それぞれの適用範囲を検討する必要がある。

加工食品における主な原材料の範囲についても、科学的検証における分析可能性と、社会的検証における混入率の双方を考慮する必要がある。

４．その他

高オレイン酸大豆のように成分まで変わった遺伝子組換え食品の場合は、メリット表示として事業者は表示すると思われるが、その変化した脂肪酸組成の分析及び原材料段階での組換え遺伝子の情報を組み合わせることによりＧＭＯかどうかの判別は可能であると思われる。

別紙1　作物由来DNAの残存についての分析結果(PCR法)

以下の結果は、一般的に用いられているCTAB法によってDNAを抽出してPCR法行った分析結果であり、イオン交換カラム及び電気泳動分離法などを用いて、抽出したDNAを更に精製することにより、下記のコーンスターチや納豆、きな粉では、CTAB法によるPCR法だけでは検出されなかったものについても検出は可能であった。

品　目	分析商品数	DNA検出商品数
1. 大豆関係		
大豆	1	1
枝豆	1	1
大豆もやし	1	1
豆腐（絹ごし、木綿、充填豆腐等）	10	10
豆腐加工品（厚揚げ、薄揚げ、がんもどき、焼き豆腐）	8	8
豆腐関連品（おから、豆乳、凍り豆腐、ゆば）	11	11
納豆	7	3
味噌	12	4
醤油	2	0
きな粉	5	3
煮豆	13	13
大豆缶詰	12	12
植物蛋白	6	6
植物蛋白使用食品	39	37
大豆油	2	0
その他		
大豆粉を含むパン粉	2	2
煎り豆	2	2
2. トウモロコシ関係		
トウモロコシ	1	1
コーン原材料（グリッツ、フラワー、ミール）	4	4
コーンフラワー使用食品(天ぷら粉、ホットケーキ等)	3	3
コーンスターチ	4	1
コーンスターチ使用食品	4	1
コーンフレーク	3	0
スナック菓子	11	7
ポップコーン	6	6
水飴	4	0
水飴使用食品（ジャム等）	2	0
液糖	4	0
液糖使用食品（シロップ等）	3	0
デキストリン	3	0
デキストリン使用食品（スープ等）	2	0
コーン油	1	0
3. ジャガイモ関係		
ジャガイモ	2	2
マッシュポテト	1	0
ジャガイモ澱粉	5	0
ポテトフレーク加工品（ポテトチップ等）	2	0
冷凍食品	5	0
缶詰	5	0
レトルト	6	0
4. ナタネ関係		
ナタネ油	2	0

別紙2　品目ごとのDNA及びタンパク質の除去・分解並びにそれらの検出可能性

品目	組換えられたDNA	タンパク質の有無	組換えられたDNAにより生じたタンパク質の活性		組換えられたDNAの検出法（一般的に利用可能なもの）		組換えられたDNAにより生じたタンパク質の検出法（一般的に利用可能なもの）		備考
			酵素活性（注1）	ELISA活性（注2）	定性的	定量的（注3）	定性的	定量的	
1　大豆関係									
大豆	有り	有り	有り	有り	可能	一定条件下で可	可能	可能	
枝豆	有り	有り	有り	有り	可能	一定条件下で可	可能	可能	
大豆もやし	有り	有り	有り	有り	可能	一定条件下で可	可能	可能	
豆腐（絹ごし、木綿、充填豆腐等）	残存	有り	消失	無し	可能	不可or相当困難	不可	不可	
豆腐加工品（厚揚げ、薄揚げ、がんもどき、焼き豆腐）	残存	有り	消失	無し	可能	不可or相当困難	不可	不可	
豆腐関連品（おから、豆乳、凍り豆腐、ゆば）	残存	有り	消失	無し	可能	不可or相当困難	不可	不可	
納豆	残存or分解	有り	消失	無し	商品によっては可	不可or相当困難	不可	不可	
味噌	残存or分解	有り	消失	無し	商品によっては可	不可or相当困難	不可	不可	
醤油	分解	有り	消失	無し	不可	不可	不可	不可	
きな粉	残存or分解	有り	消失	無し	商品によっては可	不可or相当困難	不可	不可	
煮豆	残存	有り	消失	無し	可能	不可or相当困難	不可	不可	
大豆缶詰	残存	有り	消失	無し	可能	不可or相当困難	不可	不可	
植物蛋白	残存	有り	消失	無し	可能	不可or相当困難	不可	不可	
植物蛋白使用食品	残存or分解	有り	消失	無し	可能	不可or相当困難	不可	不可	
大豆油	除去	無し			不可	不可	不可	不可	
その他									
大豆粉を含むパン粉	残存	有り	可能性有り	残存可能性	可能	不可or相当困難	可能性有り	可能性有り	
煎り豆	残存	有り	消失	無し	可能	不可or相当困難	不可	不可	
2　トウモロコシ関係									
トウモロコシ	有り	有り	有り	有り	可能	一定条件下で可	可能	可能	
コーン原材料（グリッツ、フラワー、ミール）	残存	有り	可能性有り	残存可能性	可能	一定条件下で可	可能性有り	可能性有り	
コーンフラワー使用食品	残存	有り	消失	残存可能性	可能	不可or相当困難	可能性有り	可能性有り	

（天ぷら粉、ホットケーキ等）									
コーンスターチ	残存or分解	ほとんど無し	消失	残存可能性	商品によっては可	不可or相当困難	可能性有り	可能性有り	
コーンスターチ使用食品	残存or分解	無し			商品によっては可	不可or相当困難	不可	不可	
コーンフレーク	分解	有り	消失	消失	不可	不可	不可	不可	
スナック菓子	残存or分解	有り	消失	残存可能性	商品によっては可	不可or相当困難	可能性有り	可能性有り	
ホップコーン	残存	有り	消失	残存可能性	可能	不可or相当困難	可能性有り	可能性有り	
水飴	除去	無し			不可	不可	不可	不可	
水飴使用食品（ジャム等）	除去	無し			不可	不可	不可	不可	
液糖	除去	無し			不可	不可	不可	不可	
液糖使用食品（シロップ等）	除去	無し			不可	不可	不可	不可	
デキストリン	除去	無し			不可	不可	不可	不可	
デキストリン使用食品（スープ等）	除去	無し			不可	不可	不可	不可	
コーン油	除去	無し			不可	不可	不可	不可	
3　ジャガイモ関係									
ジャガイモ	有り	有り	有り	有り	可能	一定条件下で可	可能	可能	
マッシュポテト	分解	有り	消失	消失	不可	不可	不可	不可	
ジャガイモ澱粉	除去	ほとんど無し	消失	消失	不可	不可	不可	不可	
ポテトフレーク加工品（ポテトチップ等）	分解	有り	消失	消失	不可	不可	不可	不可	
冷凍食品	分解	有り	消失	消失	不可	不可	不可	不可	
缶詰	分解	有り	消失	消失	不可	不可	不可	不可	
レトルト	分解	有り	消失	消失	不可	不可	不可	不可	
4　ナタネ関係									
ナタネ油	除去	無し			不可	不可	不可	不可	
5　ワタ関係									
綿実油	除去	無し			不可	不可	不可	不可	

注1：遺伝子組換えによって生じた新しいタンパク質の酵素活性が残存しているかどうかということを意味する。

注2：遺伝子組換えによって生じた新しいタンパク質について酵素抗体法（ELISA）による分析が可能かどうかということを意味する。現在のところ、大豆以外は、酵素抗体法の実用化にはいたっていない。他の作物については、将来、実用化されれば、遺伝子組換えによって生じた新しいタンパク質についての酵素抗体法による分析が可能かどうかということを意味する。

注3：「一定条件下で可」とは、原材料等の均一なサンプルでGMOの混入が低濃度の場合に、分子生物学的な研究レベルの分析を行うことにより定量分析しうる可能性があることを意味する。

別紙3　遺伝子組換え作物の流通実態

作物	流通実態	IPハンドリングの実態	確認方法	意図せざる混入の可能性	GMOの推定作付け比率（1998年）	GMO流通への適用可能性	備考
大豆	国産　15万トン（3%） 輸入　506万トン 米国　389万トン（75%） ブラジル　56万トン（11%） パラグアイ　30万トン（6%） 中国　17万トン（3%） その他　14万トン（3%）	米国からのものは、搾油用大豆はほぼ全量が分別流通されておらず、食用大豆の一部で、特定品種や有機等について、19万トンが分別流通されている	流通事業者等が、分別流通の証明書をだす等で実施されている	積み替え等が極めて多く、非常に厳密な分別流通（袋詰め等）でも0.5%、一般の分別流通（IOMのバルク輸送等）では5%程度はGMOの混入は起こりうる	米国 約27%	GMO品種が導入されていないバラエティの拡大とIOMの分別流通の二つの道筋が考えられる。前者は、通常の取引の中で分別流通が行われており、かつ、これまでは、逐次供給量が拡大しているので、ニーズに応えた供給の拡大は特段の問題はないと考えられる。他方、後者は、新たな分別流通の取り組みとなることから、コスト上昇は避けられないが、徐々に拡大することは可能と思われる。	
トウモロコシ	国産　0万トン（0%） 輸入　1470万トン 米国　1280万トン（87%） アルゼンチン　129万トン（9%） ハンガリー　19万トン（1%） 中国　17万トン（1%） その他　25万トン（2%）	飼料用と加工用は一体として流通しており、現時点ではほとんど分別流通されていない			米国 23～34%	飼料用と一体として流通しているので、IOM大豆の分別流通以上の困難が予想されるが、コストをかければ、ある程度の限定された量の分別流通が行われる可能性がある。	
ジャガイモ	国産　334万トン 農産物としての輸入は無いが、加工したもの（冷凍、紛状、乾燥、フライドポテト、マッシュポテト等）を70万トン輸入	加工したものが輸入されているが、現在のところ遺伝子組換えの比率が少ないこともあり、分別して流通している			米国 約5%	現在程度の遺伝子組換えの比率であれば、分別流通が可能であると思われる。	
ナタネ	国産　0.1万トン（0%） 輸入　206万トン カナダ　180万トン（87%） オーストラリア　24万トン（12%） その他　2万トン（1%）	搾油用であり、分別流通されていない			カナダ 約38%	搾油用であり、コストをかけて極めて限られた量を分別流通することは不可能ではないが、分別流通の拡大は困難である。	
ワタ	国産　0万トン 輸入綿実　17万トン （この内の約2割から搾油、他は飼料用） オーストラリア産　16万トン（93%） 米国産　0.1万トン	搾油用又は飼料用であり分別流通されていない			米国 約39%	搾油用等であり、コストをかけて極めて限られた量を分別流通することは不可能ではないが、分別流通の拡大は困難である。	

別紙4　遺伝子組換えしていないことの証明書（例）

1. BREEDER CERTIFICATE：（育種家証明書）
・種子がNON-GMOであることの証明書
2. PRODUCER CERTIFICATE：（生産者証明書）
・農家がNON-GMOの大豆を生産したことの証明書
3. STORAGE CERTIFICATE：（倉庫証明書）
・他の大豆と別に保管していることの証明書
4. BULK TRANSPORTATION CERTIFICATE：（積み荷輸送証明書）
・倉庫から選別調理場までの輸送したことの証明書
5. CONDITIONER CERTIFICATE：（選別調整者証明書）
・調整場で混ざらないことの証明書
6. CONTAINER CERTIFICATE：（輸送者証明書）
・輸送で混ざらないことの証明書

品目ごとの遺伝子組換え農作物原料使用状況—2

品目	主要原料の使用実態	遺伝子組換えの状況（注）	流通実態	備考
ミール）及びその使用食品（スナック菓子等）				
コーンスターチ及びその使用食品、水あめ、糖類等	トウモロコシ需要量3600千トン 全量輸入（主として米国から）	組換えが混ざっている	バラ積みによる不分別流通	
ホップコーン	ホップ種	現在のところ遺伝子組換え品種ではない		
冷凍、缶詰用	カーネルコーン 輸入量 52千トン うち米国 43千トン（83％） ニュージーランド 8千トン（15％）	現在のところ遺伝子組換え品種ではない	収穫直後に加工され、分別流通	
コーン油	コーンスターチ業界から胚芽を購入して搾油（生産量100千トン）	組換えが混ざっている	原料トウモロコシは扱っていない	
	製品（コーン油）輸入 1千トン 全量米国より	組換えが混ざっている		
3．ジャガイモ関係				
ジャガイモ	生食用としては輸入されない 冷凍、粉状、乾燥、フライドポテト、マッシュポテト等として700千トン輸入			
ポテトチップ	国産ジャガイモから製造 300千トン（94％）	組換えでない		
	米国産乾燥ポテトから製造 10千トン（3％）	現在のところ遺伝子組換え比率が少ないこともあり、遺伝子組換えでないものを輸入		
	米国からの製品輸入 10千トン（3％）	不明		
冷凍食品	冷凍ポテト輸入量 267千トン（うち90％以上は外国で加工されたフライドポテト） うち米国産 235千トン（88％） カナダ産 25千トン（9％）	現在のところ遺伝子組換え比率が少ないこともあり、遺伝子組換えでないものを輸入		
4．ナタネ関係				
ナタネ油	ナタネ需要量 2063千トン			
	うちカナダ産 1802千トン（87％）	組換えが混ざっている	バラ積みによる不分別流通	
	オーストラリア産 244千トン（12％）	不明		
	その他外国産 16千トン（1％）	不明		
	国産 1千トン（0％）	組換えでない		
	製品（ナタネ油）輸入 4千トン			
	うちカナダ産 3千トン	組換えが混ざっている		
5．ワタ関係				
綿実油	輸入綿実 174千トン （この内の約2割から搾油して7千トンの綿実油を生産、他は飼料用）			
	うちオーストラリア産 161千トン（93％）	不明		
	製品（綿実油）輸入 12千トン			
	うち米国産 8千トン（64％）	組換えが混ざっている可能性		
	オーストラリア産 4千トン（36％）	不明		

注：「遺伝子組換えの状況」欄は、輸入事業者、実需社、外国政府関係者からの聞き取り

別紙5　品目ごとの遺伝子組換え農作物原料使用状況―1

品目	主要原料の使用実態	遺伝子組換えの状況（注）	流通実態	備考
1．大豆関係				
枝豆	輸入量　68千トン うち中国産　35千トン 台湾産　24千トン	現在のところ遺伝子組換え品種ではない		
大豆もやし		現在のところ遺伝子組換え品種ではない		
豆腐、豆腐加工品、豆腐関連品（凍豆腐、豆乳を除く）	大豆需要量　494千トン			
	うちIOM　324千トン（66％）	組換えが混ざっている	バラ積みによる不分別流通	
	バラエティ　130千トン（26％） （白目大豆、有機大豆等）	組換えでない	分別流通	
	中国産　10千トン（2％）	組換えでない		
	国産　30千トン（6％）	組換えでない		
凍豆腐	大豆需要量　30千トン			
	大部分はIOM	組換えが混ざっている	バラ積みによる不分別流通	
	中国産等は　1千トン程度	組換えでない		
豆乳	大豆需要量　3千トン			
	中国産または米国産有機大豆	組換えでない	米国産有機大豆は分別流通	
納豆	大豆需要量　120千トン			
	うち米国又はカナダ産　95千トン（79％） （小粒品種）	組換えでない	分別流通	
	中国産　19千トン（16％）	組換えでない		
	国産　6千トン（5％）	組換えでない		
味噌	大豆需要量　165千トン			
	うち中国産　110千トン（67％）	組換えでない		
	米国又はカナダ産　50千トン（30％） （白目大豆）	組換えでない	分別流通	
	国産　5千トン（3％）	組換えでない		
醤油	大豆需要量			
	脱脂加工大豆　168千トン（86％）	搾油用大豆は組換えが混ざっているので、その大豆油かすにも組換えが混ざっている		
	丸大豆　27千トン（14％）			
	うち米国　25千トン（13％）	組換えが混ざっている	バラ積みによる不分別流通	
	有機　1.5千トン（1％）	組換えでない		
	国産　0.3千トン（0％）	組換えでない		
煮豆・惣菜	大豆需要量　33千トン			
	大部分が国産原料	組換えでない		
	一部はバラエティ（有機等）	組換えでない	分別流通	
植物性蛋白及びその使用食品	脱脂大豆が原料 （植物蛋白製品として40千トン）	搾油用大豆は組換えが混ざっているので、その大豆油かすにも組換えが混ざっている		
大豆油	大豆需要量　3616千トン 主として米国産	組換えが混ざっている	バラ積みによる不分別流通	
2．トウモロコシ関係				
トウモロコシ		現在のところ遺伝子組換えがあるものは加工または飼料用のデント種のみ		
コーン原材料（グリッツ、フラワー、	トウモロコシ需要量　300千トン 全量輸入（主として米国）	組換えが混ざっている	バラ積みによる不分別流通	

参考１

食品表示問題懇談会遺伝子組換え食品部会における技術的検討のための小委員会名簿

（敬称略）

	氏　名	役　　職
	飯村彰	日本生活協同組合連合会開発企画部長
座長	○貝沼圭二	生物系特定産業技術研究推進機構理事
	倉沢璋伍	日本国際生命科学協会バイオテクノロジー研究委員会委員長
	倉重満雄	（社）日本油料検定協会分析技術センター所長
	助川文朗	（財）食品産業センター・コーデックス連絡協議会専門部会アドバイザー
	日野明寛	農林水産省食品総合研究所分子機能開発研究室長
	深澤親房	農林水産省食品総合研究所生物機能開発部上席研究官
	伏見行雄	全国農業協同組合連合会総合企画部総合課長
	○山口将二	油糧輸出入協議会専務理事
	○渡邊武	（財）競馬・農林水産情報衛星通信機構会長

○印は食品表示問題懇談会遺伝子組換え食品部会委員

参考２　技術的検討のための小委員会の開催状況

①3月26日　第１回小委員会
小委員会の進め方等について

②4月15日　第１回科学的検証及び社会的検証ワーキング
分析法、流通実態等の聞き取り

③4月20日　第2回科学的検証及び社会的検証ワーキング
大豆関係事業者等からの聞き取り及び大豆関係の分析法及び流通実態の検討

④5月18日　第3回科学的検証及び社会的検証ワーキング
トウモロコシ、ジャガイモ、ナタネ、ワタ関係事業者等からの聞き取り及びそれらの作物関係の分析法及び流通実態の検討

⑤5月26日　第4回科学的検証及び社会的検証ワーキング
聞き取り、分析結果を踏まえた検討

⑥6月17日　第2回小委員会
論点整理の検討

⑦6月25日　第5回科学的検証及び社会的検証ワーキング
論点整理の検討

⑧7月13日　第3回小委員会
小委員会報告書（案）の検討

参考3　作物由来DNAの残存についてのPCR法分析（別紙１）に用いたDNA抽出方法

今回の小委員会報告に記載されている別紙１「作物由来DNAの残存についての分析結果（PCR法）」は、下記に示す、CTAB－フェノール法を用いて農産物及び加工食品からDNAを抽出し、PCR法による分析を行った。

○DNA抽出方法

試料　少量乳鉢に採取
↓　石英砂少々、CTAB抽出液　4 ml
磨砕
↓
1.5 mlチューブに移す
↓
インキュベート　60℃　30 min
遠心分離　14000 rpm　3 min
上澄み採取
PCI除タンパク２回　　＊試料溶液にPCI（又はCIA）を加え２分程度激しく振り
CIA除タンパク３回　　　14000 rpm　3 mim遠心分離する。
↓
上澄みを約600 μl採取
↓　イソプロパノール　600 μl
30秒程度ゆっくりと撹拌
遠心分離　12000 rpm程度で短時間
液を捨てる
↓　70%エタノール　800 μl
30分間放置
遠心分離　12000 rpm程度で短時間
液を捨てる
↓　70%エタノール　800 μl
30分間放置
遠心分離　14000 rpm　3 min
液を捨て乾かす（減圧乾燥　5分間）
↓　TE　100 μl　RNase(10 mg/ml)　2 μl
冷蔵

○試薬

DNA抽出液；5 mlの2Mトリス塩酸緩衝液（pH8.0）、4 mlの0.5 M EDTA、8.182gの塩化ナトリウム、2 gのCTAB（セチルメチルアンモニウムブロミド）、1 gのポリビニルピロリドンを温めながら全量100 mlに溶かし、オートクレーブ滅菌の後、冷めたら200 μlのメルカプトエタノールを加える。

クロロホルム：イソアミルアルコール（24：1）（CIAと略）
フェノール：クロロホルム：イソアミルアルコール（25：24：1）（PCIと略）
イソプロピルアルコール
100 mM酢酸アンモニウムを含む70%エタノール
TE（10 mMトリス塩酸：1 mM　EDTA）
RNase（RNA分解酵素）

◎資料

「クローン牛」に関する公開質問と回答及び質疑応答（一九九八年三月二十六日）

「クローン牛」を考える市民ネットワーク v.s. 農水省畜産試験場

〔解説〕バイオテクノロジーの諸問題に係わる複数の市民グループの集まり「クローン牛」を考えるネットワークが一九九八年三月二十六日、農水省畜産試験場に公開質問状を送付した。その背景には、クローン羊「ドリー」の誕生以降日本でも活発になった体細胞クローン牛の開発があった。

それに対して五月六日に畜産試験場から回答があった。あらかじめ「文書で」と申し出てあったが、同試験場を訪れた市民団体を前に、事前に用意した文書を三上仁志・企画調整部長が読み上げるという形で行なわれることになった。「畜産試験場の公式見解と認識してほしい」とのことである。本稿には質問と回答の全文、その後の質疑応答の一部を掲載する。なお質疑応答の収録に際しては文意を損なわない範囲で若干構成しなおした箇所がある。文責は編集部にあること明記しておく。（編集部）

【公開質問と回答】

一九九八年三月二十六日

農林水産省畜産試験場長　山下良弘殿

貴職、貴研究機関が、日本の畜産振興と国民生活に欠くことの出来ない安全な畜産物の安定供給のため、平素より試験・研究に邁進されていることを高く評価し、また大きな期待を抱いているところです。

さて、この度、貴研究機関において、クローン技術を駆使し、体細胞によるクローン牛の着床（妊娠？）に成功し、この八月には数頭の同一遺伝子からなるクローン牛が誕生されるとの報道がなされております。

私達は、このような生命倫理に深く関わる大きな研究が国の研究機関によって、国民が知れされないままに、農水省あるいは、研究機関の独自の判断で行なわれていることに驚き、危惧の念を禁じ得ません。つきましては、「クローン牛」に関る研究の目的や内容等を明らかにするため、以下の私達、国民の疑問や意見について、誠意を持って、ご回答頂きますよう御願い申し上げます。

なお、この質問状は、食料問題、生命倫理その他、国民の生活に極めて重要な問題を含んでおりますので、その内容を広く国民に公開するとともに、その回答についても、公にされなければならないと考えております。質問状への回答は、貴試験場が国民の税金で運営される国立の研究機関であることの社会的な役割を十分理解し、二週間後をめどに、文書により行なわれることを求めます。

質問1　昨年三月、英国ロスリン研究所のグループがクローン羊「ドリー」を誕生させたことは、世界に衝撃を与え、大きな社会問題となりました。そのため、イギリス政府は、急遽、同研究所への研究費の停止を発表しています。このような中で、「クローン牛」プロジェクト研究に踏み切った理由と背景は、どのようなものだったのですか。

質問1に対する回答　体細胞からのクローン個体の作成が実現すれば、世代を経ることなく優秀な個体をそのまま増加させることが可能となるため、例えば、高品質の乳肉を安定的に供給できるようになる等、畜産業にとって画期的な成果をもたらすものと期待されています。当試験場では、体細胞クローンのこのような有用性に着目して研究を開始したものです。

なお、ロスリン研究所に対して研究費が停止された事実はなく、研究は現在も継続されています。

質問2　生命倫理や畜産など社会的影響の大きな今回の研究について、国民は全く情報のないまま、突然、問題を突きつけられていますが、クローン牛プロジェクトを進めるにあたり、貴研究機関はどのような議論をし、手続きをした上で結論を得たのですか。

質問2に対する回答　研究開始までの経過は以下のとおりです。一九九七年二月二八日、『ネイチャー』でドリーに対する論文が発表された。三月二一日、科学技術会議政策委員会において、人のクローンに関する研究に当面政府資金の配布を差し控えることが決まったことが、科学技術庁科学技術政策局長より農林水産省農林水産技術会議事務局長宛て等に通知された。三月三一日、上記通知を踏まえ、体細胞を利用した家畜のクローンに関する研究は、科学技術会議で決定される基本方針を見定めた上で対応していくことが適当あるよし、農林水産技術会議事務局先端産業技術研究課長及び畜産局家畜生産課長より畜産試験場長等宛てに通知された。七月二八日に開催された科学技術会議において、「ライフサイエンスに関する研究開発基本計画」が内閣総理大臣に対し答申された。その中で、同クローン技術を用いた畜産動物、医学実験動物、絶滅寸前の希少動物等の動物クローン個体の作成や、個体を生み出さない人細胞の培養等については、畜産科学研究、希少種の保護、医薬品の製造等において、大きな意義を有する一方で、人間の倫理の問題等に直接触れるものでないことから、適宜推進することとすべきである。その際でも、哺乳類のクローン個体の作成については、情報の公開を進めつつ行なうことが必要であることが示された。同日、上記答申における基本方針を踏まえ、体細胞を利用した家畜のクローン個体の作成について、情報公開を進めつつ推進することが、農林水産技術会議事務局先端産業技術研究課長及び畜産局家畜生産課長より畜産試験場長等宛てに通知された。八月四日、畜産試験場では、研究担当者及び研究管理者による検討を経て、体細胞を利用したクローン研究を開始した。

質問3　クローン牛プロジェクトを進める上で、どのような社会的合意形成に向けた努力がなされたのですか。国民の声を聞こうとする努力、あるいは広く内容を国民に知らせ、意見を聞く努力をしたのですか。それとも、そうしたことは必要ないと判断されたのですか。

質問3に対する回答　科学技術会議においても、クローン研究は畜産分野にとってきわめて意義深いものであるとされています。また、本年一月二〇日、当試験場において体細胞クローン牛の研究状況について記者発表を行なった他、農林水産省においては当試験場を中心としてクローン研究について、雑誌、新聞、テレビ等での解説、公開講演等の開催や説明者の派遣、インターネットでの情報公開等を行なっています。今後ともこのような研究に関する情報を積極的に公開するとともに、クローン研究の重要性について理解を得るように努めていきます。

質問4　今回の研究は、国立の研究機関で、しかも国費（国民の税金）で実施されていますが、今回のクローン牛作出研究について、国民の中に一種の嫌悪感や胡散臭さを感じ、即時中止を求める声があったとすれば、貴研究機関は、どう対処をするおつもりですか。

質問4に対する回答　我が国の畜産業は、農業の基幹部門の一つとして、良質な動物性蛋白質の供給をとおして国民の食生活の向上に寄与するとともに、国民に就労及び所得の機会を与え、また、国土の有効利用等に大きな役割を果たしています。さらに、畜産物の利用は長期的に今後とも拡大すると見通しされています。しかしながら、近年の輸入自由化にともない我が国の畜産業は厳しい国際競争の中にあり、自給率は低下しているのが現状です。このような状況のもと、近年急速に発展しているバイオテクノロジーへの期待は大きく、国立試験研究機関である畜産試験場においても積極的に研究開発を進めています。体細胞を利用したクローン研究も、これまで推進してきた人工受精技術、受精卵移植技術、体外受精技術、胚由来細胞によるクローン研究といった一連の生殖工学研究の延長上にあるという認識のもとに実施しています。今後とも、研究情報の公開や本研究の有益性、重要性に関する情報提供等を通じて幅広く理解をいただくように努めていきます。

質問5　今回のクローン化技術は、将来的には生物の遺伝的多様性を脅かすことが危惧されます。すなわち、人間に有益な系統のみが増殖される傾向が、畜産業の現場で加速されると思われますが、畜産業が特定のクローン個体群のみで成り立つ心配はないのですか。あるいは、それが目指す方向なのですか。

質問5に対する回答　国内においては、消費者側から高品質化、生産者側から高付加価値化が求められ、畜産物についても銘柄化が急速に進んでいます。銘柄の中では均質化が目標となり、クローン技術がこれを加速する可能性はあります。クローン技術の利点は優良家畜の増殖であり、さらに優れた家畜への改良という視点では、品種改良等の研究を積極的に進めていくことが重要です。また、需要の多様化への対応、新しい需要の掘り起こし、さらには予期しない遺伝的欠陥への対応等のためにも、家畜の遺伝的多様性の維持はきわめて重要であります。このことは、これまでの家畜改良の過程でもすでに配慮されてきたことであり、今後とも変わることはありません。なお、在来種を含む家畜の遺伝子源の保存は、農林水産ジーンバンク事業や国際機関で行なわれています。また、クローン技術は繁殖能力が衰弱し、絶滅が心配される希少品種の増殖にもきわめて有効であると期待されています。

質問6　外国での体細胞を用いたクローン動物研究・開発の目的は、医薬品生産や移植用臓器づくりが多いとされています。日本でも、クローン牛が成功しますと、医学・医療関連研究機関・民間企業と協力して、そのような技術を目指す可能性はあるのでしょうか。

質問6に対する回答　人の疾病治療を目的とした医薬品を分泌する家畜を作成するための研究は、遺伝子組み換え技術を用いてすでに一部の民間企業等で進められています。畜産試験場でも、胚由来の培養細胞核、胚性幹細胞株の作出のような遺伝子組み換えのための基盤的手法の開発は、従来から実施しています。今後、この分野の研究は社会的に重要性が増大するものと思われることから、当試験場としてもこれらを支える基盤的研究を着実に進めていく必要があると考えています。

質問7　仮に、畜産の将来が人間にとって有益なクローン個体群のみで成立するような事態になった場合、病原菌、ウイルスに対するリスクが高まる心配はないのですか。その結果、畜産物の安定供給が脅かされる心配はないのですか。

質問7に対する回答　質問5で回答しましたように、クローン技術が実用化されても遺伝的多様性の重要性は変わりませんので、ご指摘のような、家畜が特定のクローン個体群のみで構成されるといった事態が生じることはないと考えています。なお、クローン個体の衛生的安全性に対する対応は、現在の技術でも十分に対応できると考えています。

質問8　今回の「クローン牛」作出においても、着床（妊娠成功）率が四分の一程度と聞いていますが、動物、人間にとっての技術的安全性については、確認されているのですか。また、誕生が予定されているクローン牛の健康上の問題はまったくないのですか。

質問8に対する回答　ドリーの場合と比較すると、当試験場で実施した牛における体細胞クローンに関する妊娠成功率は非常に高く、胚細胞由来のクローン胚の場合とほぼ同等となっていますが、実用化のためには産子の生産に加え、妊娠成功率をさらに高めるための技術開発が必要となります。胚細胞を用いたクローンでは、これまでのところクローン特有の健康上の問題は報告されていません。体細胞を用いたクローン牛は、まだ国際的にも例数が少なくどのような機能を持っているかの解明は科学的に重要な研究課題であり、当試験場が現在取り組んでいる研究の目的の一つです。

質問9　ヒトの遺伝子を組み込んだクローンヒツジ「ポリー」の遺伝子を用いてつくったクローンヒツジの死亡率が極めて高いとの報道がありました。貴研究機関では、このような異常現象をどのように理解した上で、研究を進めておられるのでしょうか。

質問9に対する回答　ポリーについての詳しい状況は得ていませんが、組み換えた遺伝子の発現制御ができない場合は種々の障害が起きることが、海外でこれまでに行なわれた研究で報告されています。畜産試験場では、遺伝子の発現機構の解明、制御法の開発のための基礎的研究を進めています。

質問10　自然界で行なわれている正常な生物（大型ほ乳類）の繁殖行動には絶対起こり得ない今回のクローン牛誕生は、生命倫理（人間といえどもやってはいけない）に反するとは思わないのですか。

質問10に対する回答　ライフサイエンスに関する研究開発基本計画では、畜産動物のクローン個体の作成については人間の倫理の問題に直接触れるものではないとされています。家畜の人為的繁殖制御は産業として欠かすことのできない技術であり、長い歴史的過程を経て成立しています。現在では、牛の年間交配頭数二二〇万頭の九八％が人工受精により受精されています。また、現在年間約一万五〇〇〇頭が生産され、繁殖技術として定着している受精卵移植も自然界では起こり得ない現象を人為的に管理しているものです。体細胞クローン技術についても科学的解明が進み、繁殖技術の一つとして確率できれば、これまでの生殖工学技術と同じような過程で実用化が進むものと思われます。

質問11　クローン羊「ドリー」の誕生から今回の「クローン牛」まで、極めて短期間に進んだことから、ドリー以前に、体細胞によるクローン化技術は、ほぼ確立した技術であったと考えてよいのですか。もし、そうなら、クローン牛作出をためらわせたものは何だったのですか。

質問11に対する回答　体細胞クローン個体の作成は、まったく新しい発想に基づく研究です。そのため、当試験場では質問2で回答しました経過を経て研究に着手しました。ただし、培養技術等用いた技術自体は基本的にこれまで蓄積されてきたものの組み合わせであり、妊娠までの過程では再現性は高いと考えています。

質問12　今回の体細胞を使ったクローン牛の作出研究は、人間のクローン化技術へ容易に結びつくものと考えられますが、そうした危惧に対して、どのような姿勢で研究を進めているのですか。

質問12に対する回答　畜産試験場では、ライフサイエンスに関する研究開発基本計画を踏まえ家畜研究の領域で実施しています。当試験場において、人のクローン個体の作成をすることはあり得ませんが、人に関連したクローン研究の規制に関しては科学技術会議生命倫理委員会クローン小委員会にて現在検討がなされています。

質問13　家畜の体細胞によるクローン化技術が確立した場合、現在の畜産業に極めて大きな変化をもたらすと考えますが、それが本当に、畜産物の安全性と安定供給に寄与するとお考えですか。もっと他に地道で大切な研究課題があるのではないでしょうか。

質問13に対する回答　クローン技術を畜産技術として確率するまでには、多くの研究の積み重ねが必要であると考えています。その研究の中には、畜産物の安全性、安定供給に寄与するための研究も含まれ、それらの研究が実って初めて本技術が出現すると考えています。体細胞クローン個体の作成技術が繁殖技術として確率された場合には、高品質の乳肉を安定的に供給できるようになる等、畜産業に大きな発展をもたらすものと考えています。この他、畜産試験場では別紙にあるように大きく五つの研究分野について研究を実施しており、ゲノム研究や生殖工学のような基礎的な研究から畜産物の処理、流通の効率化技術の開発や家畜の糞尿処理問題への対応といった応用的な研究まで幅広く行なっています。

質問14　今回ならびに今後の実験について、すべての情報を公開する用意がおありですか。

質問14に対する回答　体細胞を用いたクローン家畜の作出については、現在でも積極的な情報公開を行ないながら研究を進めています。今後とも、研究における知的所有権等に配慮しつつ情報の公開に努めていきたいと考えています。

【質疑応答】

（アルファベットは質問者、「試験場」は農水省畜産試験場を指す）

A　質問2について、貴研究機関はどのような論議をし、手続きをした上でということです。お答えは科学技術会議等の話しか出てこなかったんですが、畜産試験場としては内部で議論を行なったのか、あるいは畜産試験場としての手続きはどうだったのか……。

試験場　最後に、八月四日に開始したというところですけど、もちろんドリーの誕生以来十分に情報を集め、研究担当者、あるいは直接の研究管理者で、体細胞クローンを使った研究を進めるかについて、半年の間、ずっと考えてきたんです。それで、七月二八日にゴーサインが出て、八月四日に始めたのが実状です。

A　畜産試験場には生命倫理等に関して、協議するような機関はないんですか？

試験場　「実験動物取り扱い委員会」とい

うのはありまして、当実験場で扱う実験動物についてはすべてその委員会で……

A　一応そこに諮って？

試験場　ええ、諮るというよりも、そこの課題として今までクローンについても。遺伝子組み換えについては、遺伝子組み換え実験安全指針に基づく委員会があります。

A　そういったところで議論された内容については、情報公開されるわけですね？

試験場　全場検討会というのがありまして、中身そのものについては非公開です。

A　一番知りたいのは、試験場の中でどういう議論が行なわれて、どういう手続きが行なわれて、それでゴーサインが出たかということです。それを知るにはどうすればいいのか、ということなんですが。

試験場　まず一般論でいいますと、最初に、そういう課題を、研究担当者が自分の発想に基づいてまず部内検討会で検討します。その部内検討会を経たものが今度は全場検討会、これは研究室長以上全員参加の検討会で、その論議の中で、実験動物の取り扱いについても、異議があれば……。

A　この場合は異議は出なかった？

試験場　ええ、出ておりません。

体細胞と胚細胞はどう違う？

A　先程のお答え聞いてますと、研究の有用性をずっと述べられてるんですけども、有用性を考えるだけなら、ゴーサインしか出ないと思うんですね。例えば、クローンの研究を行なう前に、情報公開を積極的に行なって、議論を行なって、それから始めるべきだとか、そういう発言はなかったんですか？

試験場　先程からちょっと議論がかみ合っていない点はおそらく、体細胞クローンというものを特別に考えるかどうかという点だと思うんですね。それで、すでに胚細胞由来のクローン牛というのは、もう三〇〇頭以上生まれてまして、畜産の研究者たちは、国際的にも国内的にもその研究の継続線上として、当然考えているわけです。体細胞と胚細胞をどこで区別するかという論議は、ヒトのほうでは非常に大きな問題だろうと思っております。家畜で、その境目をどういうふうに考えるかという点が、我々研究者の考え方と違うんじゃないかなという気がしてますが。そのあたりがむしろ、今回の、体細胞について質問があったという背景じゃないかなという気がしています。

A　根本的に違うと思ってるんですね、体細胞と胚細胞では。

試験場　どこが違うんでしょうか？

A　例えば、胚細胞の場合は必ず父親と母親が必要ですよね。体細胞の場合には雌だけでできてしまう。

試験場　それは発生のステージが違うだけで。

A　発生のステージが違うだけでかなり違うと思うんですが。

試験場　マウスなんかですと、四細胞ぐらいで、いわゆる全能性というのがなくなるんです。牛の場合ですと六四ぐらいまではあるというふうに、遺伝子がロックされるメカニズムとかわかってないわけですから、今までの知識ではそうであったけれども、そこが六四までは胚でそれ以上になったら胎児と呼ぶのかとか、そういう論議というのはまったく……。

A　そのへんについてはどうお考えになってるんですか？

試験場　それは今後、科学的に解明されなければならない一番重要な問題なんですね、分子生物学的に今一番大きな問題になっている。

A　例えば、人間でも体外受精の時に問題になったのは、いつから生命が始まるのかということですね。私たち一般市民の感覚として重要なのは、そういう議論がなされないで、技術ばっかりが進んでいくところが非常に問題なんですよ。倫理がいつも後からついていく感じなんですね。

試験場　それは家畜の倫理？

A　牛の場合は体細胞と胚細胞の境目が曖昧だといわれましたけど。私たちから見れば動物と人間の境目は曖昧なんですよ。動物で行なわれていることは、だんだん人間に応用されてきているんですね。人工授精以来、体外受精もそうですし、受精卵移植もそうですし、次から次へと応用されてきてるんですね。ですから、こういうことをお尋ねしてるんですよ。

試験場　我々の立場でお答えできる話でもなくなっちゃうんですよ、人と家畜との境目という……。

A　ただ、重要なのは倫理というものがいつも後から議論されて、技術が先行してしまうということ。

試験場　畜産試験場で家畜については研究やってますけども、人とのそういう問題については、当然、厚生省でもなければ……。

B　じゃあ、それは気にしていないと。

試験場　それは、先程述べました科学技術会議の生命倫理委員会で公開でやってますので、そういう論議が当初出たと思いますが。

どこで議論は行なわれたか

C　先日、本庄重男さん（元国立予防衛生研究所長）をお呼びして、勉強会をやったんですけど、その時に、体細胞と胚細胞を使ったクローンっていうのは、受精卵を使ったのは自然にできる双子とか、自然現象になぞって人工的にやったことだから、まあ許せるとしても、体細胞を使ったクローンっていうのは分化してしまった細胞を、未分化の細胞に戻すような作業ということです。どうして体細胞じゃなくちゃいけないのかなってことが、私にはわかりません。なんでそんな面倒臭いことをわざわざやるのかなって理解できません。

試験場　例えば乳牛、優秀な乳牛になりますと、人工授精で、年間に二〇〇〇頭とか三〇〇〇頭は子供をとるわけです。そういう優秀な雄牛を選ぶことは非常に重要なんですが、悲しいかな雄牛は乳を出さないんですね。そうすると、雄牛の能力を調べようとすると、現在やられている方法としては、たくさんの娘牛をとって、その娘牛の能力をはかって、父親の能力を知るわけです。日本の現状でいいますと、年間、一八五頭の候補となる雄牛を用意して、それに五万頭の雌牛を交配するんです。五万頭の雌牛を交配して、産まれてきた子供のなかから雌を選んで、五〇頭ぐらいの雌を育てるわけです。育てただけじゃ乳の量がわからないですから、育てた雌牛が今度は親になって、交配して子供を産んではじめて乳を出すわけですね。その乳の量を記録していく。そうしますと、一頭の雄牛の能力を調べるために、年数でいうと、四、五年以上、莫大な経費をかけてはかっていることになります。そういった経費負担は、結局、税金であり生産者の負担です。これは日本だけじゃなくて国際的にすべてそうなんですが。もし体細胞が可能になれば、優秀な雄牛と同じものができれば、そういう作業ははるかに少なくなるわけですね。それから、同じように肉用牛でも、いろんな批判があると思うんですが、ただ、これも殺してみなければ本当の肉質がわからないというのがありまして、したがって優秀な雄牛を選ぶためには、やはり同じような手間ひまかけて選んでいく。ですから、クローンの意義というのは、そういうところで大変に期待が大きい。

C　それは受精卵じゃだめなんですか？

試験場　受精卵では能力がまだわからないですからね。要するに、同じ交配で同じものが産まれても、競走馬と同じで、一頭ずつ、一個体がもっている遺伝子というのは多様なわけですね。

誰のためになるのですか？

E　それが誰のためになるのですか？　植物で遺伝子組み換えされたものがかなり出回ってますよね。で、それに対して、かなり消費者団体から反発が出てるんですよ。必ずしも今の科学技術が、消費者のためになってるか、生産者のためになってるか、我々そこを問題にしているんですよ。それが本当に消費者のためになるのですか？　生産者のためになるのですか？　そういう議論はされてるんですか？　そういう議論はどこでされてるんですか？

試験場　家畜がそもそも家畜になったのは、紀元前七〇〇〇年ぐらいから、ずっと改良されてきたわけですね。そういう実態から、もう野生から切り離されて、人の役に立つようにという過程を経てきているわけです。したがって、遺伝子組み換え、クローンなんていう次元の前にですね、もうすでに一九世紀の末ぐらいには、乳量四〇〇〇キロとか五〇〇〇キロ出してたわけです。

A　そうですよ、物凄い歴史的過程があって出てきたわけですよね。それは僕は理解できる。

試験場　一九〇〇年代に入ってから、メンデル遺伝が発見されてから、それから一九三〇年に入って、統計遺伝学が入って速度がはやまってるんですね。ですから、技術開発にともなって改善速度がはやまっているのは、事実だと思うんですよね。

A　それはわかってますよ、それと誰のためにかというのは何が関連するんですか？　僕らそんなもん食べたくないですよ。

試験場　ミルク飲みたくないですか？

A　はい。違います？

試験場　そうなりますと、もう論議が……。

B　では具体的に、質問4の答えで、国際競争力の強化につながるとおっしゃった。

現在、選び出すのに年月とコストがかかるんだとおっしゃいましたが、現在の日本の畜産農家における、コスト部分にどれぐらいの割合を占めているのですか。それとアメリカなどとの比較ではどうなんですか？　今研究しているクローン技術が成功したあかつきには、情報は公開して知的所有権の部分は公開できないと、いうことですが、知的所有権で日本が優秀な品種をおさえて国際競争力を強化しようと、そういうお話なんでしょうか？

試験場　ええ、それもあります。豚でいいますと、生産コストでいうと、EC、ヨーロッパ諸国に比べますと、国によって違うでしょうけど、数倍、四倍とかですね、アメリカですと五倍ぐらいですね。

B　コストの大部分っていうのは、飼育の部分で多いわけで、優秀なものを畜産農家が手に入れるためのコストっていうのは計算されてます？

試験場　ええ、してます。

B　それはどのぐらいの割合なんですか？

試験場　今、数字もってませんけども、生産コストを下げる一方で、当然、非常に狭い土地のなかでやる畜産ですから、たぶんコストだけでは競争できないだろうということで、商品の価値化、輸入品にはない優れたところを見つけていくということで生産者はなんとか生き残ろうとしているわけです。

B　ですから、誰のためかということは、やはり安くて、畜産農家も現状よりは生産コストが大幅に下がって、国際的な価格競争のなかで生き延びて、ということを具体的にいってもらわないと。どうなるかわからないけども狙ってるんだよというのでは……。

試験場　お知りになりたいのは生産コストですか？

B　いや、生産コストのなかで、現在、畜産試験場で進められているクローン技術を反映させると、どれぐらいのコスト的なメリットがあるのか、生産者のメリットであり同時に消費者のメリットになってくるわけですが。そういうところを具体的におっしゃらないと、誰の利益になるのかなと。

それともうひとつは、さっきの知的所有権は公開できない。そうするとその知的所有権は、畜産試験場でやってるぶんには、それは国のものだからなんらかの形で公開されるかもしれない、日本の畜産農家にはね。だけど、往々にしてある程度研究が進むと、民間企業とタイアップして進めるわけですね、そうすると民間企業の利益にはなっても、個々の畜産農家には特別高いもの買わされる。

組み換え動物とクローン

C　少し話が戻りますけど、体細胞と胚細胞とは一緒だという趣旨に聞こえたんですが、こうやって会合に来るからには、市民感覚としてはそこは全然違う。それから、クローン技術と、遺伝子組み換えをした細胞を使ったクローン技術ですね、これはまだ手をつけられていないんですか？

試験場　遺伝子組み換えをやった個体をクローンで増やすということですか？

C　はい、そうです。

試験場　クローン技術がもし確立すれば当然、それで増やせるということになれば、現在の遺伝子組み換えに必要としているコストがかなり安くなるということで、積極的に進むと思うんですね。これは、ここでやるとかではなくて、世界的にです。それで当然、当実験場でも、必要な基礎的なところから研究を進めていくという最中です。

C　質問8で、着床率が四分の一ぐらいと申し上げたと思うんですが、回答では、具体的な数値というのは発表できないんでしょうか？

試験場　これはですね、一月二十日に一回発表して、そのあとに畜産学会で、我々のグループだけじゃなくて、やってるところは全部発表していると思うんですが。

C　この間、質問状を提出した時に二頭流産で、八頭残っているとおっしゃってましたけど、その後は？

試験場　うちは一頭、今残ってます。鹿児島は三頭ですね。

C　じゃあ、一〇頭のうち四頭が残ってるってことね。

試験場　従来ですとこういうことは、産まれてから発表してたわけですね。産まれるかどうかもわからないものを、研究者とすると途中でいうのは、まあ変な言葉ですが、あんまりかんばしくない結果に終わると……。まあ情報公開ということでですね。

C　去年、農業環境研究所のほうで、害虫耐性遺伝子を組み込んだトウモロコシだとか、なぜそういうものを作るんですかって伺いましたらね、僕たちはやりたくないんだけど、皆さん正直でいらっしゃるから、あんまりそういう研究したくないんだけど、大臣の命令だからしょうがないんですよっておっしゃったんですね（笑）。ここでもそういうこととありますか？

試験場　そういうことはないですね（笑）。クローン自体、遺伝子組み換えみたいに、そんなにお金がかかるものではないんですね、遺伝子組み換えが入ればかかるんでしょうけど。それだからこそ逆に、県とかね、小さな民間会社でもいつでもできるような、そういう操作なんですね。実際、動物さえいればなんとかなる。

C　遺伝子組み換えをした胚を使ってクローンを作るのは、まだやってないんでしょうけど、その場合は臓器移植のためとか医薬品を作るとかそういうことなんですか？

試験場　いや、今のところはまだ基盤的な研究しかしてませんので、それこそまず研究者のなかで十分に論議して、やらんといかんと思ってます。

C　人間のクローンを作らなくたって、人間の臓器を作れば、似たような、いやな感じはしますよね。

試験場　イギリスあたりではそういうことされてると聞きますけど、日本でも医学部関係では、実験動物分野で、そういうことを試行されてるところがあるかなと思いますけど。畜産分野では現状では、あんまり聞かない。

A　これは特許申請はするんですか？

試験場　産まれてみて、できるところがあればします。ただドリーについていうと、相当な範囲で特許申請がされてるんですね。クローン技術については、ほとんどあそこにおさえられているんじゃないか。

歯止めはどこに

Ａ　我々が聞きたいのは、あなたたちのなかで、今回のクローン牛を作るのにどういう話しがなされたのか、例えば生命倫理の話であるとか食糧問題の話だとか、そういう問題がどういうふうに議論されたのか、そこここそが情報として公開されるべきであって、生命倫理は他の機関で審議してるんで私のところは知りませんというのであれば……。

試験場　いや、関係ありませんと言ったのは、機関としては関係ないわけですが、小委員会には私も入ってますし、まったくの公開でやられています。どなたでも聞けるような格好でやられてますので、そのへんは科学技術庁が最近は非常に気をつかって、マスコミの方だけじゃなくて一般の方も聞けるような格好でやってますから。

Ａ　実際に畜産試験場のなかでどういう論議がなされたのかってお尋ねしているんですよ。

試験場　先程もお話したんですが、胚由来のクローンはかなりの歴史的にやってきて、その流れとして我々は考えている。

Ａ　では、やっぱり生命倫理の話とか出ないんですね、生命倫理っていった場合には幅広いわけですね、生命ですから、家畜の議論をすることは、当然、家畜以外の生物に対する影響ですとか、そういうものも含めて議論しなければいけないと。

試験場　そうすると、それは体細胞よりもですね、先程いいましたようにそもそも人工受精からはじまって、ずっとやってきてるわけですね。

Ａ　この問題をどう議論したのですか。

試験場　ですから、その延長で、どこまでさかのぼってということになると思うんですね。

Ａ　いや、さかのぼってというよりも、このクローン牛についてどういう議論をしたかっていうことが聞きたいんです。体細胞のクローンが根本的に違うと私たちは考えているんですよ、そこでどういう議論がなされたのかに興味あるんですよ。それと同時に今後、こういうクローニングのような技術が広がっていく時に、やはり歯止めになるのか、それともわっといっちゃうのかっていう境目にもなると思うんですよね。そういう問題、考えませんか？

試験場　十分考えてやってると思います。初期化の問題についてどういうふうに考えるかというところまでね、研究担当者とね、一般の方とは違うと思うんですが。初期化というところが、本当に今までの生命倫理をくつがえすような話なのか、そうじゃないのかというのは、これはサイエンスとして解明していかなければならない点だと思うんですね。人で論議してるのは、別に体細胞だけではなくて、当然、胎児からの、胚からのクローンも規制のなかに入ってくるわけで、そこんところで区別してるわけでは決してない。初期化とは、そんなに特別なことをするわけではないんですね。

Ａ　初期化の問題じゃないんですよ、私たちが言いたいのは。私たちの庶民的な発想をもうちょっと理解していただきたいんですが。例えば競馬の馬、一般庶民がこのクローン羊が誕生した時にどういうことを話していたかってことなんですよ。ナリタブライアンみたいに強い馬がいて、あれをクローニングしたら凄い馬がたくさんできるんじゃないか。そういう話をする。おそらく付加価値がつく。競馬の馬が一番金儲けになるわけですから。ダービーに出て、みんなナリタブライアンの体細胞からできた馬が一〇頭一斉にスタートする、こういうのを私たちは、嫌悪感とかうさん臭さって表現してるんですよ。ナリタブライアンって雄ですから、精子を使ってできた子供っていうのは、ナリタブライアンと違う子供がたくさんできるわけですよ。ところが、同じ馬がたくさんできて一斉にスタートするような、そんな社会を私たちは見たくないということなんですよ。ですから、そういうところをどういうふうに議論してるのかっていうことなんですよ。

試験場　それですと、我々のほうの議論ではこういうのがあるんです。例えば、搾乳労働っていうのは、農家にとって物凄い負担なわけですね、酪農家は非常に苦しいと。そのなかで搾乳ロボットの開発というのは非常に大きなテーマで、オランダあたりを中心にしてかなり進んできているんです。で、機械はどんどん開発されるんですが、今度はその機械がセンサーを使って乳がどこにあるか探して、搾乳するわけです。そこの時に我々サイドに要求されるのは、例えば乳が同じ格好をしてね、同じ大きさの牛をそろえてくれと。もし本当にそういうことを要求する農家があれば、ひとつの方法としてクローンもあるでしょう。ですから、要求としては、見たいとか見たくないとかじゃなくて、管理するほうからすると、現実として均質化はあるわけですから。

A　ですから、均質化が進むと多様性が失われる、多様性が失われるってことは生物学的に脆弱化する危険性ってのは非常に高くなる、そういうのはどういう形で議論されているんですか?

試験場　現在、ジーンバンクがあるんですけど、牛はだいたい世界で七〇〇種類登録されている。豚で五〇〇種類ぐらいです。そのうち例えば乳牛でいうとホルスタインわずか一種だけについて議論しているわけです。

A　実際、技術って動き出すとどんどん広がっていくわけですから。

試験場　商品価値があまりないようなものをクローンで金かけて増やそうとはほとんどしないんじゃないですか。

A　そりゃわかりますけど、例えば遺伝子組み換えの作物にしても、まさかこんなに広がるとは……あっという間ですからね。しかもそれを特定の企業が特許でおさえてしまう。

試験場　クローンでいいますと、ここの細胞があれば全部できるわけじゃなくて、この細胞と、入れるための未受精卵が必要です。それと、一番重要なのはそれをつける牛が必要なんです。ですから、そんなクローンができたからって、突然植物みたいにある種が増えることはありません。

研究は幅広く……

A　研究者の方とお話しすると、いつもギヤップを感じるのです。研究されている方が、例えば研究所で考えている感覚と、実際に応用されて、それが広がった時のギャップが大きいんですよ。研究所でやってられる研究には、凄く立派な研究がたくさんあると思うんですね。でも、実際に企業が応用した時に広がっていくものは多いわけですね。その結果、後戻りができないケースがたくさんあるわけです。農薬の問題もそうですし、化学薬品の問題にしたってそうですね。環境ホルモンみたいな問題になって、もう手遅れじゃないかという。ですから、こういう研究をやる場合には出発点が大事なわけですね、出発点の時にどういう議論をしてどこまで応用の幅をおさえていくか、あるいはそういう制度だとか法規制だとか、それよりももっとゆるい倫理規定なのか、そういう歯止めが全然感じられないんですね、この問題で。例えば人間に応用するのだけはやめましょうと、世界的にそれだけなんですね。

試験場　例えば人工授精でも野放しではないんで、したがって実用化するまでには、かなりいろんな行政的なステップはあると思うんですけど。

C　四月一五日の説明会にきて、ある研究員の方の話を聞いたんですけど、その時はクローンの技術の問題ですね。最後にどういうメリットがあるかってことで、薬品を作るとか優秀な肉をたくさん作るとか臓器移植のための臓器を作るとか、そういうふうなことだけでした。だから、迷っているようなことはありませんでしたよ。

試験場　家畜については、産業実験動物取り扱いの法律が一応あるんですね、それで十分とはいいませんけども。幅広く考えると、私は肉なんか食べないんだから家畜なんか必要ないって方もいらっしゃるだろうし、いろんな考え方があると思うんです。それらをすべて受け入れたのでは、とても畜産業は成り立たない。研究というのはね、それ全体に対応できるようなね、幅広さが求められているんじゃないかと思って、お配りした資料にも、ただ生殖工学だけをやってるわけじゃなくて、かなり幅広く一般的な問題もやっております。

A　質問4で、実際に声が出た時の対応についてはお話しされなかったんですか？

試験場　どういうレベルの話かレベルがわからないんですが、一応、それぞれの段階で、委員会なり審議会なりを開いて、当然、そういうことを論議していると思います。ですから、ひとつ我々がよりどころとしているのは、科学技術会議の委員会の答申ということです。

A　科学技術会議をよりどころとするということは、畜産試験場独自のものは考えていないと受け止めていいわけですね？

試験場　いいえ。農林水産省ですから、農林水産省の答申があります。

A　ということは、研究機関としては科学技術会議や農水省の結論待ちと考えていいわけですね？　どう対処するかという場合には。

試験場　どう対処するかというと？

D　やめてくれーって私たちがいった場合ですよ（笑）。

試験場　それは、ケースバイケースがあろうかと思いますが、本日のようにお答えすることもあると思いますし、やめてくれーっていう人がいれば、やってくれっていう人もいるでしょうし……。

A　ですから、こういうことなんですよ、上のほうからやれっていわれたからやる、やめろっていわれたからやめる。どうも科学技術会議をよりどころにすると、すべてが上のほうからきてるような感じがするんですが。

試験場　研究というのは本来的には、研究者の発想が最優先されるものであって、当然、研究者の発想があってそれにいろんな観点が加わるというものだと思うんですね。

A　そうしますと、今の場合、研究者っていうのは研究所だけじゃいけないわけですね。生命を扱う人は生命倫理という問題が必要になってくる。研究を進めると同時に、それはどういう価値観のもとで進めるのかということが問われていくわけです。当然、それが畜産試験場のなかで議論されなければいけないし、個々の研究者はもっていなければいけないと思う。

A　ドリーができた時に、あれだけ全世界で問題になりましたよね。ところで、同じことをやろうとした時に、研究所のなかでそれはやめたほうがいいって誰も言わなかったんですか？

試験場　そういう声はなかったと思います。

A　なかった？　そうなんですか。どんなこと言われていたか知ってますか、マスコミで。あれはあなたたちには関係ないんですか？

試験場　人への応用っていう論議が大部分だったと思うんですね。我々は、人への応用という点に関しては、先程からの繰り返しになりますが、人に応用されるからやめなさいという論議はしてません。

A　やっぱりするべきなんじゃないかなっていうのが、私どもの率直な感想なんですがね。

試験場　科学技術というのはですね、いい面があれば悪い面もありますよね。ただ、動物の生殖関係の研究っていうのは、悪い面もあったかもしれませんが、多くの人に貢献してるわけですね。

A　これはやばいって思いませんでした？　ちょっと待てよって誰もいわなかったんですか？

試験場　だから、その点、ヨーロッパやアメリカに半年間遅れをとってます、確実に。

A　ちょっと待てよって議論はあった？

試験場　いえ、ドリーが報道されてから、二月から八月までの間は、日本はどの研究者も待ってたものですから……。欧米のほうは開始していました。

A　倫理的に問題があるから待ってるというよりも、上のほうからちょっと待てよっていうから待ってるという感じがしたんですけど。

試験場　政府の方針がすぐ出ましたからね、新聞でご存じのように。

人への応用のためではありません

A　家畜と人との技術的な境界について、境目っていうのはどういうふうに考えていらっしゃるのか。人工授精にしろこれまで家畜で開発された技術っていうのは、どんどん人間に応用されていきますよね。ですから、クローンというのもすぐ人間に応用されるのではないか、そういうような議論もなかった?

試験場　人への応用っていう点ではないですね。ですから、我々の技術っていうのは、そういう道をたどってきてますから。

A　たどってきてますよね、ずっと人間への応用。ですから今度のクローンもこれをずっと進めていくと……。

試験場　人への応用のために研究しているのではないということは、はっきりとしています。

A　それは重々わかってますけども、これまでの歴史が人間に応用されてきたわけですから、そういう可能性はどうなのかという……。

試験場　ですから人間への応用は、我々はいい面に応用されるほうが非常に多いと考えているわけですね。これは産婦人科のほうでも認めているところで。そういう評価を受けてます。我々は人への応用のために研究しているわけではないし、研究者も考えてはいないと思うんです。

A　そうすると、例えば体細胞クローンが人間に応用されても、いい面で応用されるんじゃないかって考えてるんですか?

試験場　ですからそれは、そりゃいけないというのならば、ガイドラインができるでしょうし、法律ができるでしょう。

A　いけないと考えるじゃなくて、皆さんがいけないと考えているかどうかってことなんです。

試験場　それは、それは個人個人で違うんじゃないですかね。それを我々の研究所のなかで強制的にね、考え方まで変えろって言えない。

A　考え方じゃなくて、実際に研究を進めていく場合には、必然的にそういう応用範囲って広がっていくわけですから。

試験場　我々は家畜の卵しか使いませんし。

A　そりゃわかってますよ。だから、そういう研究が人間に応用されるっていうことに関する議論っていうのは、行なわれていないんですかっていうことなんです。

試験場　行なわれていないです。

D　行なわれていないんですね。ただ、成功した場合に責任はあると思うんです。あとで人間に応用されて問題になった時に、畜産試験場があんなクローン牛を作ったからだって、責任の一端はあるんじゃないでしょうか。

試験場　そういうふうに言われれば……。

D　だって簡単に応用できるでしょ。

試験場　どうですかねー、私もヒトのほうは専門じゃないからわからないですが。

E　この体細胞を用いた「クローン牛」の技術がいったい誰のためになるんだという話が出ましたけど、それに関連して、質問5に対する回答の中で、消費者が高品質を求めていると、いうお話があったと思いますが、その根拠といいますか、何か明確なデータなりですね、世論調査なりを行なった上で、こういう結論に至ったのか。

試験場　高品質っていうのは幅広い言葉で、必ずしもグルメが食べるようなものが高品質っていうわけではなくて、むしろ多様性が非常に増えてきた中で、誰が見ても粗悪な、例えば、豚肉なんかでいいますと、適正な体重で殺してなくて、一五〇キロとか二〇〇キロとかね、そんな体重で殺しちゃったような、非常に硬い、誰が見てもおいしくない肉とか、そういうのは当然、高級な肉でないわけですね。ですから、あんまり狭い範囲でくくってるわけじゃない。

E　おいしいかどうかというのは、個人の価値基準による判断だと思う。例えば、体細胞を用いたクローン技術はこうですよという説明をつけた上で、それで生み出した牛をあなたは高品質とみなして、さらにそれを求めますかと。日本全国でランダムサンプリングして、何名の方から回答を得て、何パーセントの人がクローンの牛を高品質とみなして求めるかと、そういうデータをとるということは、ある意味ひとつの根拠になると思うんですね。だから、そういうデータ的なものがあった上で、消費者が高品質を求めているとおっしゃっているのかお伺いしたいんですけど。

試験場　少なくとも、畜産試験場にはないです。他の機関については何ともいえません。

（構成・西村浩一、村上茂樹）

【執筆者紹介】

●**天笠啓祐**（あまがさ　けいすけ）
1947年東京都生まれ。早大理工学部卒。フリー・ジャーナリスト。『原発はなぜこわいか』（高文研）、『脳死は密室殺人である』（ネスコ）、『危険な暮らし』（晩聲社）、『電磁波はなぜ恐いか』『ハイテク食品は危ない』（緑風出版）、『くすりの常識・非常識』（日本評論社）、『優生操作の悪夢』（社会評論社）、『遺伝子組み換え動物』（現代書館）、『環境ホルモンの避け方』（コモンズ）ほか。

●**石田 勲**（いしだ　いさお）
1967年生まれ。慶応義塾大学法学部卒。朝日新聞記者。阪神支局、東京本社科学部などを経て、99年から東京本社社会部所属。この間、環境、医療問題を担当する。

●**小野南海子**（おの　なみこ）
1942年生まれ。東京都立大学卒。有機農産物の産直運動にかかわっている。日本消費者連盟会員。「遺伝子組み換え食品いらない！キャンペーン」会員。

●**粥川準二**（かゆかわ　じゅんじ）
1969年愛知県生まれ。フリーライター。共著書に『遺伝子組み換え食品の危険性』（緑風出版）、『別冊宝島　遺伝子・大疑問』（宝島社）、『石油文明の破綻と終焉』（現代書館）など。共訳書にエドワード・テナー著『逆襲するテクノロジー』（早川書房）など。

●**河田昌東**（かわた　まさはる）
1940年秋田県生まれ。1963年東京教育大学理学部卒業。1968年名古屋大学理学部大学院満了。1964年名古屋大学理学部分子生物学研究施設助手。現在名古屋大学理学部生命理学科助手。1970年代に公害反対運動に、1980年代から反原発運動に参加。遺伝子と環境の問題に関心を持つ。現在「チェルノブイリ救援・中部」事務局長。

●**堤 茂治**（つつみ　しげはる）
1960年神奈川県生まれ。出版社、編集プロダクションをへて、現在は編集、DTPによる版下製作などを営むかたわら執筆をする。共著に『汚染物質対策マニュアル』（同文書院）、『石油文明の破綻と終焉』（現代書館）など。

●**アキコ・フリッド**（Akiko Frid）
1965年群馬県高崎市生まれ。93年よりスウェーデン在住。96年夏よりスウェーデン人の夫と共に遺伝子組み換え食品に反対すべく活動を開始。97年からスウェーデン消費者連合に参加。同年秋より日本の「遺伝子組み換え食品いらない！キャンペーン」との情報交換をはじめる。憂慮する主婦。生命特許の禁止が目下の課題。

●**安田節子**（やすだ　せつこ）
1990年より日本消費者連盟事務局員。食の安全と食料問題担当。1997年より市民団体「遺伝子組み換え食品いらない！キャンペーン」の事務局長。著書に『遺伝子組み換え食品Q&A』（岩波ブックレット）ほか。共著に『飽食日本とアジア』（家の光協会）、『世界コメ連鎖』（創森社）、『遺伝子組み換え食品の危険性』（緑風出版）、『おしよせる遺伝子組み換え食品』（かもがわ出版）。

●**和田正江**（わだ　まさえ）
1931年東京都生まれ。東京都立駒場高等学校卒業。主婦連合会に参加して40年を越える。主婦連合会常任委員、副会長を経て現在、会長。表示、食と農、食の安全、税制などの運動に関わる。現在、食品衛生調査会、食品表示問題懇談会、税制調査会等の委員。

クリティカル・サイエンス—3

遺伝子組み換え食品の争点

定価2200円＋税

2000年2月20日初版1刷発行

編　者　緑風出版編集部©
発行者　高須次郎
発行所　株式会社 緑風出版
〒113-0033 東京都文京区本郷2-17-5ツイン壱岐坂102
☎03-3812-9420　FAX 03-3812-7262　振替00100-9-30776
E-mail：RXV11533@nifty.ne.jp
http://www.netlaputa.ne.jp/~ryokufu/
装　幀　堀内朝彦　編集協力　天笠啓祐、村上茂樹
組　版　M企画
印　刷　長野印刷商工
製　本　トキワ製本所
用　紙　木邨紙業　E3000

Printed in Japan　ISBN4-8461-0001-4　C0040